ライフステージ 実習栄養学

健康づくりのための栄養と食事 第7版

●編著

城田 知子

林　 辰美

●著

内田 和宏

大石 明子

改元　 香

武部 幸世

森脇 千夏

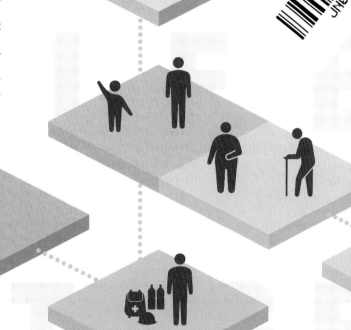

医歯薬出版株式会社

【編著者】
城田知子 中村学園大学名誉教授
林 辰美 下関市立大学

【著 者】（五十音順）
内田和宏 中村学園大学准教授
大石明子 平岡栄養士専門学校
改元 香 鹿児島女子短期大学准教授
武部幸世 精華女子短期大学准教授
森脇千夏 中村学園大学短期大学部教授

This book is originally published in Japanese
under the title of :

RAIFUSUTEJI JISSYUEIYOUGAKU
— KENKOUDUKURI NO TAMENO EIYOU TO SYOKUJI

(The Practice of Life Stage Nutrition)

Editors :

SHIROTA, Tomoko
Emeritus Professor, Nakamura University

HAYASHI, Tatsumi
Shimonoseki City University

© 1998 1st ed.
© 2021 7th ed.

ISHIYAKU PUBLISHERS, INC.
7-10, Honkomagome 1 chome, Bunkyo-ku,
Tokyo 113-8612, Japan

第7版改訂にあたって

2017年1月に本書の第6版を上梓しました．今回の改訂は，2019（令和元）年12月に「日本人の食事摂取基準（2020年版）」が公表されたことによる内容の見直しが中心となります．加えて，本書は初版発行（1998年）からすでに22年が経過しており，新しく加わった著者とともに，本書が"応用栄養学の実習書である"という初版で整備したオリジナリティの内容等の見直しを行いました．

2002（平成14）年に改正施行された栄養士法の趣旨を踏まえて，管理栄養士・栄養士養成カリキュラムが実施されました．そのような中で，少子・高齢化など社会状況の変化や，多様化・高度化する国民のニーズに対応できる管理栄養士・栄養士の養成が大きな課題となり，2017（平成29）年に厚生労働省は「管理栄養士・栄養士養成のための栄養学教育モデル・コア・カリキュラム」の検討を日本栄養改善学会に委託しました．本書では，その検討の結果において示された「ライフステージと栄養管理の実践」をもとに，章立ての検討を行いました．

第1章　栄養学実習の基本理念　　第2章　献立作成の基礎知識

第3章　妊娠期，授乳期の栄養　　第4章　新生児期，乳児期の栄養

第5章　幼児期，学童期，思春期の栄養　第6章　成人期，更年期の栄養

第7章　高齢期の栄養　　　　　　第8章　スポーツ栄養

第9章　災害時の栄養（現代的な課題として取り上げました）

今回公表された「食事摂取基準（2020年版）」の策定の方向性において，従来の「健康日本21（第二次）」の推進方策に加えて"国民の栄養評価・栄養管理の標準化と質の向上"のために管理栄養士等の有効活用が示されています．

国がめざす国民の"健康づくり"や"生活習慣病の発症予防・重症化予防"には毎日の食生活が基本になることはいうまでもありません．これらの背景を踏まえて策定された食事摂取基準の正しい理解と運用を基本に，関連教科で学んだ知識や技術をいかしつつ，ライフステージごとに"おいしい食事"が提供できる管理栄養士・栄養士をめざしていただくよう，引き続き本書の活用を願っています．

今回の改訂にあたり，これまでご執筆いただいた先生方に御礼を申し上げますとともに今後ともご指導賜りますようにお願い申し上げます．また，改訂にあたり多大なご尽力をいただいた医歯薬出版株式会社編集部の皆様に厚く御礼を申し上げます．

2020年12月

著者一同

発刊にあたって

　日本人の平均寿命は世界一になっていますが，果たして健康な生活を送っている人が増加しているのでしょうか．いまや生活習慣病の時代を迎え，さらに高齢化に伴う心身機能の低下への対応や，小児の食環境の整備，充実などへの対応をめぐって，私たちは健康の尊さについて今一度真剣に見直していかなければなりません．生活習慣病は，加齢によって起こるいろいろな病気や前病状態のこと，すなわち高血圧，高脂血症，糖尿病，痛風，骨粗鬆症，更年期障害をはじめ心臓病，脳血管疾患，さらに癌や老人性認知症にいたるまで多くのものを含んでいます．その原因は特定できないものが多いのですが，若いころからの生活習慣（ライフスタイル）の歪みが問題となっています．日常生活における代表的な七つの健康習慣（Breslow ら）は，標準体重の維持，適度な運動，非喫煙，適量の飲酒，朝食の習慣，間食の制限，十分な睡眠です．こうしてみても，健康づくりの主軸は，栄養と運動，休養であることがわかります．ここでは，特に栄養（食生活）について，最近の知見によりながら生活習慣病予防ひいては，健康づくりの立場から考えていきます．

　私たちの食生活は，長い歴史をもつ "米" を主食として，魚，大豆，野菜などを組み合わせた伝統的な食パターンに，肉，牛乳・乳製品，油脂，果実など多様な食材が豊富に加わって栄養摂取の面からも大きく変化してきました．この変化が生活習慣病の増加と無関係であるとはいえません．栄養学実習においては，このような歴史的な推移を踏まえて，栄養学総論・各論との連携のなかで，"健康づくり" に視点をおいて，それぞれのライフサイクルごとに，献立作成の実習・演習を展開していきます．人間の栄養状態を評価，判定することを nutritional assessment とよんでいますが，あくまでも，個人の栄養状態に応じた個人対応が基本になります．栄養素等摂取量は，多すぎても少なくてもよくありません．質においても極端な片寄りは修正が必要です．さらに，一日のなかの食事量の配分も大切です．成人における好ましい食事の比率は，朝食 30%，昼食 30%，夕食 40% などが示されていますが，子どもにおいてはさらに間食も栄養学的に重要な意義があります．高齢者においても，十分な配慮が求められます．しかも，季節感を取り入れた心やさしいおいしい料理が提供されなければ，どんなに高邁な理論構築があっても何の役にも立ちません．関連教科である "食品学" や "調理学" さらに "調理学実習" などとの連携学習が重要になってきます．

　栄養学実習では，栄養所要量の正しい理解と運用，食品構成の作り方や使い方などはもとより，食膳の構成を基本として献立作成理論からの展開をしていきます．栄養士を目指す学生のほかに，すでに現場で働いている多くの栄養士，管理栄養士の方々に使っていただき，ご意見をいただければ幸甚に存じます．

　本書を作成するにあたりご支援いただきました医歯薬出版編集部に心より御礼申しあげます．

1998 年 9 月

著者一同

https://www.ishiyaku.co.jp/corrigenda/

「日本人の食事摂取基準」等の最新補足情報につきましては，上記 URL 補足情報をご参照ください．

妊娠中の体重増加指導の目安について

日本産科婦人科学会では，妊娠中の体重増加の目安を下記のとおり策定した．本書 p.10.

妊娠中の体重増加指導の目安*

妊娠前体格**	BMI　kg/m^2	体重増加量指導の目安
低体重	＜18.5	12 〜 15 kg
普通体重	18.5≦〜＜25	10 〜 13 kg
肥満（1度）	25≦〜＜30	7 〜 10 kg
肥満（2度以上）	30≦	個別対応 （上限5 kg までが目安）

*「増加量を厳格に指導する根拠は必ずしも十分ではないと認識し，個人差を考慮したゆる
　やかな指導を心がける」産婦人科診療ガイドライン産科編 2020　CQ010 より
**体格分類は日本肥満学会の肥満度分類に準じた．

（日産婦誌，73（6）：642，2021.）

食物アレルギーの診療の手引き

「食物アレルギーの診療の手引き 2017」→「〜2023」と改定された．本書 p.40，74.

食物アレルギーの栄養食事指導の手引き

「食物アレルギーの栄養食事指導の手引き 2017」→「〜2022」と改定された．本書 p.40，41，74.

原因食物別完全除去の場合の食事

「食物アレルギーの栄養食事指導の手引き 2022」で以下のように改定された．本書 p.41. 表 5-1.

・鶏卵アレルギー／ 3．鶏卵の主な栄養素と代替栄養

　鶏卵 M 玉 1 個（約 50g）あたりたんぱく質約 6.0g

　　⇨肉（豚・牛肉の赤身）25〜35g，鶏（ささみ）25g，魚 25〜35g，豆腐（木綿）85g. ☆主食（ごはん，パン，
　　　麺など）主菜（肉，魚，大豆製品など），副菜（野菜，芋類，果物など）のバランスに配慮する．

・牛乳アレルギー／ 2．牛乳が利用できない場合の調理の工夫

　「市販のアレルギー用ルウを利用する．」→「市販の乳不使用のルウを利用する．」

・牛乳アレルギー／ 3．牛乳の主な栄養素と代替栄養

　普通牛乳 100mL あたり カルシウム 110mg

　　⇨調整豆乳 360mL，干しひじき 10g（小鉢 1 杯），アレルギー用ミルク 200mL ☆主食（ごはん，パン，麺など），
　　　主菜（肉，魚，大豆製品など），副菜（野菜，芋類，果物など）のバランスに配慮する．

・小麦アレルギー／ 2．小麦が利用できない場合の調理の工夫

　「市販の米パンを利用することもできる．グルテンフリーのものを選ぶ」→「市販の米パンを利用すること
もできる．」

・小麦アレルギー／3. 小麦の主な栄養素と代替栄養

食パン6枚切1枚あたり（薄力粉・強力粉45g相当）エネルギー150kcal

⇨ごはん100g, 米麺（乾麺）40〜50g, 米粉パン60g, 米粉40g程度. ☆主食（ごはん, 米麺, 米パンなど）, 主菜（肉, 魚, 大豆製品など）, 副菜（野菜, 芋類, 果物など）のバランスに配慮する.

保育所におけるアレルギー対応ガイドライン

平成23年3月→平成31年4月と改定された. 本書 p.43.

学校給食摂取基準

「学校給食実施基準の一部改定について」次のように改定された. 告示：平成30年7月31日→令和3年2月12日, 施行：平成30年8月1日→令和3年4月1日. 「児童」→「小学生以下」,「生徒」→「中学生以上」. 本書 p.56.

学校給食のエネルギー算出／学校給食において摂取すべき各栄養素の基準値等

「文部科学省・学校給食における児童生徒の食事摂取基準策定に関する調査研究協力者会議：学校給食摂取基準の策定について（報告）」（令和2年12月）で以下のように改定された. 本書 p.57.

表5-3 学校給食のエネルギー算出

年齢	身体活動レベル	身長（平均値）(R1学校保健統計調査)※4月1日現在の満年齢			標準体重	基礎代謝量	推定エネルギー必要量	推定エネルギー必要量男女平均	学校給食のエネルギー
5歳	1.45	5歳（幼稚園）	男子	110.3	18.9	1,034	1,510	1,460	490
			女子	109.4	18.5	965	1,410		
6〜7歳	1.55	7歳（小2）	男子	122.6	24.0	1,064	1,664	1,599	530
			女子	121.4	23.3	976	1,533		
8〜9歳	1.6	9歳（小4）	男子	133.5	30.3	1,237	2,005	1,936	650
			女子	133.4	30.0	1,148	1,867		
10〜11歳	1.65	11歳（小6）	男子	145.2	38.4	1,438	2,412	2,337	780
			女子	146.6	38.9	1,353	2,262		
12〜14歳	1.7	13歳（中2）	男子	160.0	49.1	1,521	2,605	2,502	830
			女子	154.8	47.2	1,396	2,398		
15〜17歳	1.75	16歳（高2）	男子	169.9	59.6	1,610	2,828	2,572	860
			女子	157.7	52.1	1,318	2,316		

（文部科学省・学校給食における児童生徒の食事摂取基準策定に関する調査研究協力者会議：学校給食摂取基準の策定について（報告）. 令和2年12月）

表5-4 学校給食において摂取すべき各栄養素の基準値等

	エネルギー	たんぱく質	脂質	食物繊維	ビタミンA	ビタミンB₁	ビタミンB₂	ビタミンC	ナトリウム（食塩相当量）	カルシウム	マグネシウム	鉄
	(kcal)	(%エネルギー)	(%エネルギー)	(g)	(μgRAE)	(mg)	(mg)	(mg)	(g)	(mg)	(mg)	(mg)
5歳	490	13〜20	20〜30	3以上	190	0.3	0.3	15	1.5未満	290	30	2
6〜7歳	530	13〜20	20〜30	4以上	160	0.3	0.4	20	1.5未満	290	40	2
8〜9歳	650	13〜20	20〜30	4.5以上	200	0.4	0.4	25	2未満	350	50	3
10〜11歳	780	13〜20	20〜30	5以上	240	0.5	0.5	30	2未満	360	70	3.5
12〜14歳	830	13〜20	20〜30	7以上	300	0.5	0.6	35	2.5未満	450	120	4.5
15〜17歳	860	13〜20	20〜30	7.5以上	310	0.5	0.6	35	2.5未満	360	130	4

表に掲げるもののほか, 亜鉛についても示した摂取について配慮すること.
亜鉛…5歳：1mg, 6〜7歳：2mg, 8〜9歳：2mg, 10〜11歳：2mg, 12〜14歳：3mg, 15〜17歳：3mg.

（文部科学省・学校給食における児童生徒の食事摂取基準策定に関する調査研究協力者会議：学校給食摂取基準の策定について（報告）. 令和2年12月）

適切なエネルギー摂取量

「糖尿病診療ガイドライン2016」で以下のように目安として改定された．本書 p.76.

＜目標体重の目安＞

65歳未満：目標体重＝［身長］×［身長］×22

65〜74歳：目標体重＝［身長］×［身長］×22〜25

75歳以上：目標体重＝［身長］×［身長］×22〜25*

　＊：75歳以上の後期高齢者では現体重に基づき，フレイル，ADL低下，併発症，体組成，身長の短縮，摂食状況や代謝状態の評価を踏まえ，適宜判断する．

エネルギー産生栄養素のバランス

「糖尿病診療ガイドライン2019」で以下のように改定された．本書 p.78.

糖尿病の予防・管理のための望ましいエネルギー産生栄養素比率について，一定の目安としてこれを設定する明確なエビデンスはない．

P：F：C＝20％以下：20〜30％：50〜60％（脂質が25％を超える場合は，多価不飽和脂肪酸を増やすなど，脂肪酸の構成に配慮をする）は一定の目安としてよい．

国民健康・栄養調査結果の概要

「平成30年国民健康・栄養調査結果の概要」→「令和4年〜」と改定された．本書 p.96.

嚥下調整食学会分類

「嚥下調整食学会分類2013」→「〜2021」と改定された．p.103，104.

妊娠前からはじめる妊産婦のための食生活指針

「妊産婦のための食生活指針」（2006年）は「妊娠前からはじめる妊産婦のための食生活指針」として以下のように改定された．本書 p.140.

妊娠前からはじめる妊産婦のための食生活指針

・妊娠前から，バランスのよい食事をしっかりとりましょう

・「主食」を中心に，エネルギーをしっかりと

・不足しがちなビタミン・ミネラルを，「副菜」でたっぷりと

・「主菜」を組み合わせてたんぱく質を十分に

・乳製品，緑黄色野菜，豆類，小魚などでカルシウムを十分に

・妊娠中の体重増加は，お母さんと赤ちゃんにとって望ましい量に

・母乳育児も，バランスのよい食生活のなかで

・無理なくからだを動かしましょう

・たばことお酒の害から赤ちゃんを守りましょう

・お母さんと赤ちゃんのからだと心のゆとりは，周囲のあたたかいサポートから

（厚生労働省，2021年3月）

健康づくりのための睡眠ガイド 2023

　「健康づくりのための睡眠指針 2014——睡眠 12 箇条（2014）」は「健康づくりのための睡眠ガイド 2023」として以下のように改定された．本書 p.141.

全体の方向性： 個人差等を踏まえつつ，日常的に質・量ともに十分な睡眠を確保し，心身の健康を保持する

高齢者	●長い床上時間が健康リスクとなるため，床上時間が 8 時間以上にならないことを目安に，必要な睡眠時間を確保する． ●食生活や運動等の生活習慣や寝室の睡眠環境等を見直して，睡眠休養感を高める． ●長い昼寝は夜間の良眠を妨げるため，日中は長時間の昼寝は避け，活動的に過ごす．
成人	●適正な睡眠時間には個人差があるが，6 時間以上を目安として必要な睡眠時間を確保する． ●食生活や運動等の生活習慣，寝室の睡眠環境等を見直して，睡眠休養感を高める． ●睡眠の不調・睡眠休養感の低下がある場合は，生活習慣等の改善を図ることが重要であるが，病気が潜んでいる可能性にも留意する．
こども	●小学生は 9〜12 時間，中学・高校生は 8〜10 時間を参考に睡眠時間を確保する． ●朝は太陽の光を浴びて，朝食をしっかり摂り，日中は運動をして，夜ふかしの習慣化を避ける．

健康づくりのための身体活動・運動ガイド 2023

　「健康づくりのための身体活動指針（アクティブガイド）（2013）」は「健康づくりのための身体活動・運動ガイド 2023」として以下のように改定された．本書 p.142.

全体の方向性： 個人差等を踏まえ，強度や量を調整し，可能なものから取り組む　今よりも少しでも多く身体を動かす

	身体活動		座位行動
高齢者	歩行又はそれと同等以上の（3 メッツ以上の強度の）身体活動を 1 日 40 分以上（1 日約 6,000 歩以上）（＝週 15 メッツ・時以上）	**運動** 有酸素運動・筋力トレーニング・バランス運動・柔軟運動など多要素な運動を週 3 日以上【筋力トレーニング※1 を週 2〜3 日】	座りっぱなしの時間が長くなりすぎないように注意する（立位困難な人も，じっとしている時間が長くなりすぎないように少しでも身体を動かす）
成人	歩行又はそれと同等以上の（3 メッツ以上の強度の）身体活動を 1 日 60 分以上（1 日約 8,000 歩以上）（＝週 23 メッツ・時以上）	**運動** 息が弾み汗をかく程度以上の（3 メッツ以上の強度の）運動を週 60 分以上（＝週 4 メッツ・時以上）【筋力トレーニングを週 2〜3 日】	
こども （※身体を動かす時間が少ないこどもが対象）	（参考） ・中強度以上（3 メッツ以上）の身体活動（主に有酸素性身体活動）を 1 日 60 分以上行う ・高強度の有酸素性身体活動や筋肉・骨を強化する身体活動を週 3 日以上行う ・身体を動かす時間の長短にかかわらず，座りっぱなしの時間を減らす．特に余暇のスクリーンタイム※2 を減らす．		

※1　負荷をかけて筋力を向上させるための運動．筋トレマシンやダンベルなどを使用するウエイトトレーニングだけでなく，自重で行う腕立て伏せやスクワットなどの運動も含まれる．

※2　テレビや DVD を観ることや，テレビゲーム，スマートフォンの利用など，スクリーンの前で過ごす時間のこと．

目次

第 7 版改訂にあたって ………………………………………………………………………………………… iii

発刊にあたって ………………………………………………………………………………………………… v

第 1 章 `page 1`

栄養学実習の基本理念
城田知子

1. 食事と健康のかかわり ……………………………………………………………… 1
2. 食事の食文化的かかわり …………………………………………………………… 1
3. 食事の基本パターン ………………………………………………………………… 2

第 2 章 `page 3`

献立作成の基礎知識
城田知子

1. 健康な人の食品構成 ………………………………………………………………… 3
2. 献立作成の手順 ……………………………………………………………………… 7

第 3 章 `page 9`

妊娠期，授乳期の栄養
森脇千夏
城田知子

1. 妊娠期の栄養 ………………………………………………………………………… 9
   妊娠期栄養の特性 ………………………………………………………………… 9
   妊娠期の疾病と胎児への影響 ………………………………………………… 13

   献立例
   妊娠初期の食事：つわり予防（目標エネルギー 2,000 kcal）………………… 14
   妊娠後期の食事：妊娠高血圧症候群予防（目標エネルギー 2,450 kcal）……… 16
2. 授乳期の栄養 ………………………………………………………………………… 18
   授乳期栄養の特性 ………………………………………………………………… 18

   献立例
   授乳婦の食事：目標エネルギー 2,350 kcal ……………………………………… 20

第 4 章 `page 23`

新生児期，乳児期の栄養
森脇千夏
城田知子

1. 乳児期の栄養 ………………………………………………………………………… 23
   乳児期栄養の特性 ………………………………………………………………… 23
   乳児期の区分 ……………………………………………………………………… 23
   乳児期の食事摂取基準 …………………………………………………………… 23
   乳児期栄養の実際 ………………………………………………………………… 24
2. 離乳期の栄養 ………………………………………………………………………… 29
   離乳の定義 ………………………………………………………………………… 29
   離乳の必要性と役割 ……………………………………………………………… 29
   離乳の開始 ………………………………………………………………………… 30
   離乳の完了 ………………………………………………………………………… 30
   離乳食の進め方の目安 …………………………………………………………… 30

献立例

離乳期の食事：離乳食中期 7 〜 8 か月頃 ･････････････････････････ 36

第5章 page 37

幼児期，学童期，思春期の栄養

林　辰美
武部幸世

1. 幼児期の栄養 ･･ 37
　幼児期栄養の特性 ･･･ 37
　幼児期の食事摂取基準 ･････････････････････････････････････ 37
　食生活上の留意点 ･･･ 37
　保育所給食 ･･･ 40

献立例

　幼児期の食事：3 〜 5 歳児 ･･･････････････････････････････ 44
　幼児期の食事：間食 ･･･････････････････････････････････････ 46
　保育所給食：1 〜 2 歳時 ･････････････････････････････････ 49
　保育所給食：3 〜 5 歳児 ･････････････････････････････････ 51

2. 学童期の栄養 ･･ 53
　学童期栄養の特性 ･･･ 53
　学童期の食事摂取基準 ･････････････････････････････････････ 54
　食生活上の留意点 ･･･ 54
　献立作成上の留意点 ･･･････････････････････････････････････ 54
　小児生活習慣病の予防と食事 ･･･････････････････････････････ 55
　学校給食 ･･･ 55

献立例

　小児期の生活習慣病予防の食事 ･････････････････････････････ 59
　学校給食：高学年 10 〜 11 歳 ････････････････････････････ 59
　学童期の食事：貧血予防（10 〜 11 歳，女子，身体活動レベルⅡ）････ 64

3. 思春期の栄養 ･･ 66
　思春期栄養の特性 ･･･ 66
　思春期の食事摂取基準 ･････････････････････････････････････ 66
　肥満予防の食事 ･･･ 66
　献立作成上の留意点 ･･･････････････････････････････････････ 67
　鉄欠乏性貧血予防の食事 ･･･････････････････････････････････ 67
　献立作成上の留意点 ･･･････････････････････････････････････ 68
　やせ予防の食事 ･･･ 68
　献立作成上の留意点 ･･･････････････････････････････････････ 69
　起立性調節障害の予防に備えての日常の食事 ･････････････････ 69

献立例

　思春期の食事：生活習慣病予防（10 〜 15 歳，男性，身体活動レベルⅡ）･･ 70
　思春期の食事：貧血予防（12 〜 14 歳，女性，身体活動レベルⅡ）･･････ 72

第**6**章　page 75

成人期，更年期の栄養
林　辰美
改元　香

1. **成人期の栄養** ……………………………………………… 75
　成人期栄養の特性 …………………………………………… 75
　成人期の食事摂取基準および食品構成 ………………… 75
　生活習慣病予防の食事 …………………………………… 75
　肥満とメタボリックシンドローム予防の食事 ………… 76
　献立作成上の留意点 ……………………………………… 76
　インスリン抵抗性と糖尿病予防の食事 ………………… 77
　献立作成上の留意点 ……………………………………… 77
　高血圧症予防の食事 ……………………………………… 78
　献立作成上の留意点 ……………………………………… 78
　脂質異常症予防の食事 …………………………………… 80
　献立作成上の留意点 ……………………………………… 80
　脳血管疾患の予防の食事 ………………………………… 81
　虚血性心疾患の予防の食事 ……………………………… 81
　献立作成上の留意点（脳血管疾患，虚血性心疾患）… 82

　献立例
　成人期の食事：肥満予防（18 〜 29 歳，男性，身体活動レベルⅡ）………… 83
　成人期の食事：高血圧予防（30 〜 49 歳，男性，身体活動レベルⅡ）……… 86
　成人期の食事：脂質異常症予防（50 〜 64 歳，女性，身体活動レベルⅡ）‥ 89

2. **更年期の栄養** …………………………………………… 92
　更年期栄養の特性 ………………………………………… 92
　更年期の食事摂取基準および食品構成 ………………… 92
　献立作成上の留意点 ……………………………………… 92
　骨粗鬆症予防の食事 ……………………………………… 93
　献立作成上の留意点 ……………………………………… 93

　献立例
　更年期の食事：骨粗鬆症予防（50 〜 64 歳，女性，身体活動レベルⅠ）…… 94

第**7**章　page 97

高齢期の栄養
大石明子

1. **健康な高齢者の食事** …………………………………… 97
　高齢期栄養の特性 ………………………………………… 97
　高齢期の食事摂取基準と食品構成 ……………………… 97
　献立作成上の留意点 ……………………………………… 98

2. **低栄養予防** ……………………………………………… 99
　低栄養状態の要因 …………………………………………100
　低栄養リスクのスクリーニング …………………………100
　高齢者の「食べること」の意義 …………………………100
　低栄養を予防するために …………………………………100

3. 咀しゃく，嚥下機能が低下している場合の食事 ……………… 100
   嚥下機能が低下している場合 …………………………………… 101
4. 訪問栄養食事指導 …………………………………………………… 105
5. 公的食事サービス …………………………………………………… 105
  献立例
   高齢期の食事：保健食 ……………………………………………… 106
   高齢期の食事：嚥下調整食（コード 4）………………………… 108

第8章 page 111

スポーツ栄養
内田和宏

   スポーツ栄養の特性 ………………………………………………… 111
   スポーツ栄養の基本的考え方 ……………………………………… 111
   給与栄養目標量 ……………………………………………………… 112
   食事計画 ……………………………………………………………… 114
  献立例
   スポーツ選手の食事 ………………………………………………… 116

第9章 page 119

災害時の栄養
林　辰美
改元　香

1. 災害発生時に配慮を必要とする人たちの栄養問題とその備え … 119
   乳幼児 ………………………………………………………………… 119
   妊婦・授乳婦 ………………………………………………………… 120
   高齢者 ………………………………………………………………… 120
   慢性疾患および食物アレルギー …………………………………… 120
2. 災害時の備えと栄養支援 …………………………………………… 120
3. 災害時の栄養・食生活の実際 ……………………………………… 121
   フェイズ0〜1（災害発生から72時間以内）…………………… 121
   フェイズ2〜3（災害発生4日目〜1か月）…………………… 121
4. 献立作成の留意点 …………………………………………………… 122
  献立例
   災害時の食事 ………………………………………………………… 124

参考資料1—日本人の食事摂取基準（2020年版）………………… 127
参考資料2—幼児食の基本と具体的な幼児食 …………………… 136
参考資料3—食生活・休養・睡眠・身体活動指針（厚生労働省）………… 139

表紙・扉：イトーデザインスタジオ，本文組体裁：編集工房プシケ

第1章
栄養学実習の基本理念

1. 食事と健康のかかわり

　私たちは，食べ物がなければ生命を維持することができない．この生命現象を維持し，さらに健康を保持増進していくうえで"食べる"という行動は，人間にとって第一義に位置する営みである．

　昔から食べるという営みを，"めしを食う"とか"めしにしようか"という言葉で表現しているが，これは，主食である「米」と，炭水化物という栄養素のことがその意味に内在しているのである．すなわち，人間が外界から摂取する食物に含まれる栄養素が，生命維持や健康の保持増進に重要な働きをしていることを示しているのである．

　WHO の憲章にある「健康」の定義で考えてみると，健康を肉体的だけにとどまらず，精神的，社会的にも良好な状態であることとしている．"食べる"という行動の目的には，健康の維持増進だけではなく，精神的な安定や喜びをともない，さらに，多くの人々の幸せに貢献するということにまで発展していくものである．

　この栄養学実習では，個々人の生理的な必要条件を満たすだけではなく，入手できた食材を"どのように調理して""どのような料理をつくり""どのような食器に盛り"それを食べる人がおいしいと感じ，満足と喜びが得られるように，栄養学，食品学，調理学等の理論にあわせて体得していくものである．

2. 食事の食文化的かかわり

　人間の生活は，居住している環境，すなわち自然やその気候風土に影響を受けて営まれている．その基本となる食生活は，環境に適した食物の生産，流通，そして，これを調理・加工して配膳し，食べ方やその形式まで影響を受け，そこに適合した習慣が生まれ食文化として伝承されてきている．

　日本では，米を主食として一汁三菜に箸，欧米では，スープ，肉・魚の主料理，野菜とパンにナイフ，フォーク，スプーン，東南アジアでは米に具たくさんのスープ，その他にスプーンといった食べ方の形式がみられる．献立を立てるとき，これらのことは大きな条件となる．

　日本の食文化は，稲作の普及により米の比重が高い食生活が営まれるようになり，米，麦などを主食とし，野菜，豆，いも，魚介，海藻など国内で入手できる食品を副食として

組み合わせた伝統的なものであった．しかし，明治以降外国から入ってきた食品や調理方法による食の西欧化に加え，とくに，戦後の食料不足のときを経て，経済の復興，高度成長はまたたく間に畜肉類や乳類の増加をもたらし，さらに，食の外部化・社会化などを大きく進展させた．その結果，国民の多くに主要な生活習慣病の発症・重症化の増大などの課題をもたらしている．

栄養学実習では，日本の食文化と健康の保持増進，生活習慣病の発症予防等の食事について，正しい知識，技術，態度を身に付けていただきたい．

3. 食事の基本パターン

わが国における現在の食生活は，和，洋，華料理や多国籍料理などが混在している．もちろん，日本料理，西洋料理，中華料理だけで組み立てた献立もある．これらを整理する意味で，もっとも合理的と考えられるのが，皿別に組み立てたパターンである．それには一汁三菜の五器盛（ごけもり）（**図 1-1**）の形の応用が適している．日本料理における献立とは，室町時代から江戸時代の初期にかけて形式や分類が定められた．日本料理（和食）における基本的な構成要素は"飯""汁""菜""漬物（香の物）"である．

この五器盛を基本として，料理の内容や栄養的内容をチェックするとよい．一汁三菜の各皿の栄養的特徴が満たされるとバランスのよい食事となる．

すなわち，主食で穀類，汁で野菜や海藻・その他，主菜で主に動物性食品，副菜でいも，野菜，副々菜で食品や栄養素の不足を補っていけばよい．

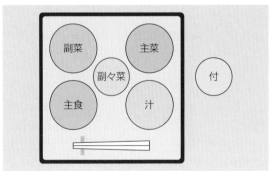

図 1-1　食膳の基本パターン（五器盛）

◀ 参考文献 ▶

1）江原絢子：食文化や和食の構成要素など，和食と食育（熊倉功夫，監）. pp8-9, アイ・ケイコーポレーション，2014.
2）大久保洋子，富岡典子，中澤弥子，他：日本の食文化形成と展開，日本の食文化—その伝承と食の教育（江原絢子，石川尚子，編）. 5版，pp22-29，アイ・ケイコーポレーション，2011.
3）奥村彪生：五器盛の項目　包丁，箸，器，膳のかかわり，講座　食の文化第四巻（石毛直道，監）. pp177-181，財団法人農山漁村文化協会，1999.

第2章
献立作成の基礎知識

　献立を作成する場合，まず，対象を把握することが重要である．喫食をする対象は健康であるか否か，性別，年齢，身体活動レベル，嗜好傾向，さらに予算等が前提条件になる．そのうえで，「日本人の食事摂取基準」により摂取目標栄養量を決める．人間は栄養素そのものを食べているのではなく，食品を調理して料理をつくり，それを喫食した結果，その食品や料理からエネルギーや各種栄養素が摂取されるのである．

1. 健康な人の食品構成

　「日本人の食事摂取基準（2020年版）」（身体活動レベルⅠ，Ⅱ）を基本にした各栄養素等の摂取目安量を示す（**表2-1，2**）．

　食事摂取基準がきまったら，これを満たすための食品群ごとの使用量である「食品構成」を作成する．食品群の分類にはいろいろあるが，栄養指導や給食管理の現場に従事する担当者が対象の実情に応じて作成し，活用すればよい．いくつかの例をあげると，女子栄養大学が推奨する「四群点数法」がある．また，日本糖尿病学会編著による「食品交換表」の活用もある．その例を**表2-3**に示す．また，65～74歳，75歳以上の男性，18～74歳の女性を想定した1,600 kcalの食品構成例（**表2-4**），および75歳以上の女性を想定した1,200 kcalの食品構成例（**表2-5**）も参考になるであろう．「日本人の食事摂取基準（2020年版）」については，巻末の**参考資料1**を参照されたい．

　献立作成にあたっては，諸条件を考慮しながら，食品構成の目安量を参考にするが，日々の献立による評価においては，1週間や1旬間などの平均でチェックすればよい．ちなみに，日々のエネルギー量では±10%，その他の栄養素では±5%程度であればよいと考える．

表2-1 食事摂取基準による各栄養素等の摂取目安量（身体活動レベルⅡの場合の例示）

男性

年齢階級（歳）	エネルギー（kcal/日）	たんぱく質（g/日） EAR	RDA	脂質（g/日） DG下限	DG上限	炭水化物（g/日） DG下限	DG上限	食物繊維（g/日） DG	ビタミンA（μgRAE/日） EAR	RDA	UL	ビタミンB₁（mg/日） EAR	RDA	ビタミンB₂（mg/日） EAR	RDA	ビタミンC（mg/日） EAR	RDA	食塩相当量（ナトリウム）（g/日） EAR	DG	カルシウム（mg/日） EAR	RDA	UL	鉄（mg/日） EAR	RDA	UL
1〜2	—	15	20	—	—	—	—	—	300	400	600	0.4	0.5	0.5	0.6	35	40	—	<3.0	350	450	—	3.0	4.5	25
3〜5	—	20	25	—	—	—	—	≧8	350	450	700	0.6	0.7	0.7	0.8	40	50	—	<3.5	500	600	—	4.0	5.5	25
6〜7	1,350	25	30	30	45	170	220	≧10	300	400	950	0.7	0.8	0.8	0.9	50	60	—	<4.5	500	600	—	5.0	5.5	30
8〜9	1,600	35	40	35	55	200	260	≧11	350	500	1,200	0.8	1.0	0.9	1.1	60	70	—	<5.0	550	650	—	6.0	7.0	35
10〜11	1,950	40	45	45	65	245	315	≧13	450	600	1,500	1.0	1.2	1.1	1.4	70	85	—	<6.0	600	700	—	7.0	8.5	35
12〜14	2,300	50	60	50	75	290	375	≧17	550	800	2,100	1.2	1.4	1.3	1.6	85	100	—	<7.0	850	1,000	—	8.0	10.0	40
15〜17	2,500	50	65	55	80	315	405	≧19	650	900	2,500	1.3	1.5	1.4	1.7	85	100	—	<7.5	650	800	—	8.0	10.0	50
18〜29	2,300	50	65	50	75	290	375	≧21	600	850	2,700	1.2	1.4	1.3	1.6	85	100	1.5	<7.5	650	800	2,500	6.5	7.5	50
30〜49	2,300	50	65	50	75	290	375	≧21	650	900	2,700	1.2	1.4	1.3	1.6	85	100	1.5	<7.5	600	750	2,500	6.5	7.5	50
50〜64	2,200	50	65	50	75	275	360	≧21	650	900	2,700	1.1	1.3	1.2	1.5	85	100	1.5	<7.5	600	750	2,500	6.5	7.5	50
65〜74	2,050	50	60	45	70	255	335	≧20	600	850	2,700	1.1	1.3	1.2	1.5	80	100	1.5	<7.5	600	750	2,500	6.0	7.5	50
75以上	1,800	50	60	40	60	225	290	≧20	550	800	2,700	1.0	1.2	1.1	1.3	80	100	1.5	<7.5	600	700	2,500	6.0	7.0	50

女性

年齢階級（歳）	エネルギー（kcal/日）	たんぱく質（g/日） EAR	RDA	脂質（g/日） DG下限	DG上限	炭水化物（g/日） DG下限	DG上限	食物繊維（g/日） DG	ビタミンA（μgRAE/日） EAR	RDA	UL	ビタミンB₁（mg/日） EAR	RDA	ビタミンB₂（mg/日） EAR	RDA	ビタミンC（mg/日） EAR	RDA	食塩相当量（ナトリウム）（g/日） EAR	DG	カルシウム（mg/日） EAR	RDA	UL	鉄（mg/日） EAR	RDA	UL
1〜2	—	15	20	—	—	—	—	—	250	350	600	0.4	0.5	0.5	0.5	35	40	—	<3.0	350	400	—	3.0	4.5	20
3〜5	—	20	25	—	—	—	—	≧8	350	500	850	0.6	0.7	0.6	0.8	40	50	—	<3.5	450	550	—	4.0	5.5	25
6〜7	1,250	25	30	30	40	155	205	≧10	300	400	1,200	0.7	0.8	0.7	0.9	50	60	—	<4.5	450	550	—	4.5	5.5	30
8〜9	1,500	30	40	35	50	190	245	≧11	350	500	1,500	0.8	0.9	0.9	1.0	60	70	—	<5.0	600	750	—	6.0	7.5	35
10〜11	1,850	40	50	40	60	230	300	≧13	400	600	1,900	0.9	1.1	1.0	1.3	70	85	—	<6.0	600	750	—	10.0	12.0	35
12〜14	2,150	45	55	50	70	270	350	≧17	500	700	2,500	1.1	1.3	1.2	1.4	85	100	—	<6.5	700	800	—	10.0	12.0	40
15〜17	2,050	45	55	45	70	255	335	≧18	500	650	2,800	1.0	1.2	1.2	1.4	85	100	—	<6.5	550	650	—	8.5	10.5	40
18〜29	1,700	40	50	35	55	210	275	≧18	450	650	2,700	0.9	1.1	1.0	1.2	85	100	1.5	<6.5	550	650	2,500	8.5	10.5	40
30〜49	1,750	40	50	40	60	220	285	≧18	500	700	2,700	0.9	1.1	1.0	1.2	85	100	1.5	<6.5	550	650	2,500	9.0	10.5	40
50〜64	1,650	40	50	35	55	205	270	≧18	500	700	2,700	0.9	1.1	1.0	1.2	85	100	1.5	<6.5	550	650	2,500	9.0	11.0	40
65〜74	1,550	40	50	35	50	195	250	≧17	500	700	2,700	0.9	1.1	1.0	1.2	80	100	1.5	<6.5	550	650	2,500	5.0	6.0	40
75以上	1,400	40	50	30	45	175	230	≧17	450	650	2,700	0.8	0.9	0.9	1.0	80	100	1.5	<6.5	500	600	2,500	5.0	6.0	40

表 2-2　食事摂取基準による各栄養素等の摂取目安量（身体活動レベルⅡの場合の例示）

男性

年齢階級（歳）	エネルギー（kcal/日）	たんぱく質（g/日） EAR	RDA	脂質（g/日） DG下限	DG上限	炭水化物（g/日） DG下限	DG上限	食物繊維（g/日） DG	ビタミンA（μgRAE/日） EAR	RDA	UL	ビタミンB₁（mg/日） EAR	RDA	ビタミンB₂（mg/日） EAR	RDA	ビタミンC（mg/日） EAR	RDA	食塩相当量（ナトリウム）（g/日） EAR	DG	カルシウム（mg/日） EAR	RDA	UL	鉄（mg/日） EAR	RDA	UL
1～2	950	15	20	20	30	120	155	—	300	400	600	0.4	0.5	0.5	0.6	35	40	—	<3.0	350	450	—	3.0	4.5	25
3～5	1,300	20	25	30	45	165	210	≧8	350	450	700	0.6	0.7	0.7	0.8	40	50	—	<3.5	500	600	—	4.0	5.5	25
6～7	1,550	25	30	35	50	195	250	≧10	300	400	950	0.7	0.8	0.8	0.9	50	60	—	<4.5	500	600	—	5.0	5.5	30
8～9	1,850	35	40	40	60	230	300	≧11	350	500	1,200	0.8	1.0	0.9	1.1	60	70	—	<5.0	550	650	—	6.0	7.0	35
10～11	2,250	40	45	50	75	280	365	≧13	450	600	1,500	1.0	1.2	1.1	1.4	70	85	—	<6.0	600	700	—	7.0	8.5	35
12～14	2,600	50	60	60	85	325	425	≧17	550	800	2,100	1.2	1.4	1.3	1.6	85	100	—	<7.0	850	1,000	—	8.0	10.0	40
15～17	2,800	50	65	60	95	350	455	≧19	650	900	2,500	1.3	1.5	1.4	1.7	85	100	—	<7.5	650	800	—	8.0	10.0	50
18～29	2,650	50	65	60	90	330	430	≧21	600	850	2,700	1.2	1.4	1.3	1.6	85	100	1.5	<7.5	650	800	2,500	6.5	7.5	50
30～49	2,700	50	65	60	90	340	440	≧21	650	900	2,700	1.2	1.4	1.3	1.6	85	100	1.5	<7.5	600	750	2,500	6.5	7.5	50
50～64	2,600	50	65	55	85	325	420	≧21	650	900	2,700	1.1	1.3	1.2	1.5	85	100	1.5	<7.5	600	750	2,500	6.5	7.5	50
65～74	2,400	50	60	55	80	300	390	≧20	600	850	2,700	1.1	1.3	1.2	1.5	80	100	1.5	<7.5	600	750	2,500	6.0	7.5	50
75以上	2,100	50	60	45	70	260	340	≧20	550	800	2,700	1.0	1.2	1.1	1.3	80	100	1.5	<7.5	600	700	2,500	6.0	7.0	50

女性

年齢階級（歳）	エネルギー（kcal/日）	たんぱく質（g/日） EAR	RDA	脂質（g/日） DG下限	DG上限	炭水化物（g/日） DG下限	DG上限	食物繊維（g/日） DG	ビタミンA（μgRAE/日） EAR	RDA	UL	ビタミンB₁（mg/日） EAR	RDA	ビタミンB₂（mg/日） EAR	RDA	ビタミンC（mg/日） EAR	RDA	食塩相当量（ナトリウム）（g/日） EAR	DG	カルシウム（mg/日） EAR	RDA	UL	鉄（mg/日） EAR	RDA	UL
1～2	900	15	20	20	30	115	145	—	250	350	600	0.4	0.5	0.5	0.5	35	40	—	<3.0	350	400	—	3.0	4.5	20
3～5	1,250	20	25	30	40	155	205	≧8	350	500	850	0.6	0.7	0.6	0.8	40	50	—	<3.5	450	550	—	4.0	5.5	25
6～7	1,450	25	30	30	50	180	235	≧10	300	400	1,200	0.7	0.8	0.7	0.9	50	60	—	<4.5	450	550	—	4.5	5.5	30
8～9	1,700	30	40	40	55	215	275	≧11	350	500	1,500	0.8	0.9	0.8	1.0	60	70	—	<5.0	600	750	—	6.0	7.5	35
10～11	2,100	40	50	45	70	265	340	≧13	400	600	1,900	0.9	1.1	0.9	1.3	70	85	—	<6.0	600	750	—	10.0	12.0	35
12～14	2,400	45	55	55	80	300	390	≧17	500	700	2,500	1.0	1.3	1.1	1.4	85	100	—	<6.5	700	800	—	10.0	12.0	40
15～17	2,300	45	55	50	75	290	375	≧18	500	650	2,800	1.0	1.2	1.0	1.4	85	100	—	<6.5	550	650	—	9.5	10.5	40
18～29	2,000	40	50	45	65	250	325	≧18	450	650	2,700	0.9	1.1	1.0	1.2	85	100	1.5	<6.5	550	650	2,500	8.5	10.5	40
30～49	2,050	40	50	45	70	255	335	≧18	500	700	2,700	0.9	1.1	1.0	1.2	85	100	1.5	<6.5	550	650	2,500	9.0	10.5	40
50～64	1,950	40	50	45	65	245	315	≧18	500	700	2,700	0.9	1.1	1.0	1.2	85	100	1.5	<6.5	550	650	2,500	9.0	11.0	40
65～74	1,850	40	50	40	60	230	300	≧17	500	700	2,700	0.9	1.1	0.9	1.2	80	100	1.5	<6.5	550	650	2,500	5.0	6.0	40
75以上	1,650	40	50	35	55	205	270	≧17	450	650	2,700	0.8	0.9	0.8	1.0	80	100	1.5	<6.5	500	600	2,500	5.0	6.0	40

表2-3 単位制による食品構成表

表	食品群	2,700kcal 単位	2,500kcal 単位	2,300kcal 単位	2,000kcal 単位	1,800kcal 単位	1,600kcal 単位
1	米　　　　　　　飯 いも・糖質の多い食品	19.5	17.5	16.0	13.5	11.5	9.0
2	果　　　　　　　実	1.0	1.0	1.0	1.0	1.0	1.0
3	魚　　　　　　　介	1.5	1.5	1.5	1.5	1.5	1.5
	肉	1.5	1.5	1.5	1.5	1.5	1.5
	卵・チーズ	1.5	1.5	1.3	1.0	1.0	1.0
	大豆・大豆製品	1.0	1.0	1.0	1.0	1.0	1.0
4	牛乳・乳製品	1.5	1.5	1.5	1.5	1.5	1.5
5	油脂・多脂性食品	4.3	3.7	3.0	2.0	1.5	1.5
6	野菜・海藻・きのこ	1.2	1.2	1.2	1.2	1.2	1.2
調味料	砂　　　　　　　糖	0.4	0.4	0.4	0.4	0.4	0.4
	み　　　　　　　そ	0.4	0.4	0.4	0.4	0.4	0.4
計		33.8	31.2	28.8	25.0	22.5	20.0
エネルギー比	たんぱく質エネルギー比（%）	14.3	14.9	15.3	16.2	17.1	18.0
	脂肪エネルギー比（%）	24.9	25.0	24.3	23.2	23.6	26.5
	炭水化物エネルギー比（%）	60.8	60.1	60.4	60.6	59.3	55.5
栄養素	たんぱく質（g）	97.2	93.2	88.6	81.2	77.2	72.2
	脂質（g）	75.0	69.6	62.3	51.8	47.3	47.3
	炭水化物（g）	412.4	376.4	349.2	303.9	267.9	229.9

注：1単位；80kcal.　　　（日本糖尿病学会，編：糖尿病食事療法のための食品交換表 第7版．文光堂，2013 より作成）

表2-4 65～74歳，75歳以上の男性，18～74歳の女性（1,600kcal）の食品構成例

食品群別予定 給与栄養量平均値	重量 (g)	エネルギー (kcal)	たんぱく質 (g)	脂質 (g)	炭水化物 (g)	食塩相当量 (g)	カリウム (mg)	カルシウム (mg)	鉄 (mg)	ビタミンA (μgRAE)	ビタミンB₁ (mg)	ビタミンB₂ (mg)	ビタミンC (mg)
1　穀類	360.0	636.1	12.2	3.5	133.6	0.8	137.2	33.5	0.8	3.2	0.13	0.09	0.0
2　いも類	50.0	33.4	0.6	0.1	7.9	0.0	153.9	9.7	0.2	0.3	0.03	0.01	6.6
3　砂糖・甘味料類	5.0	18.8	0.0	0.0	4.9	0.0	0.9	0.2	0.0	0.0	0.00	0.00	0.0
4　種実類	5.0	25.0	0.9	2.0	1.2	0.0	26.9	24.9	0.3	0.3	0.02	0.01	0.2
5　野菜類（計）	400.0	96.2	4.3	0.7	21.2	0.1	768.4	128.3	1.5	808.4	0.13	0.14	52.2
a　緑黄色野菜	140.0	40.0	2.1	0.3	8.5	0.0	366.2	62.0	0.8	782.9	0.06	0.09	26.9
b　その他の野菜	260.0	56.2	2.2	0.4	12.7	0.1	402.2	66.3	0.7	25.5	0.07	0.05	25.3
6　果実類	150.0	86.9	0.8	0.3	22.7	0.0	250.7	14.1	0.2	85.8	0.07	0.03	44.9
7　きのこ類	20.0	3.9	0.5	0.1	1.4	0.0	47.1	0.5	0.1	0.0	0.02	0.03	0.0
8　海藻類	10.0	2.3	0.3	0.0	0.8	0.1	44.5	9.7	0.2	19.6	0.01	0.01	0.7
9　主たんぱく質類（計）	220.0	343.3	31.7	20.6	4.8	1.0	458.2	132.1	2.8	133.6	0.30	0.40	3.3
9-1　豆類	60.0	72.1	5.4	4.4	2.7	0.0	126.1	71.9	1.0	0.0	0.05	0.06	0.0
9-2　魚介類	70.0	104.7	13.4	4.5	1.6	0.7	193.4	37.0	0.7	29.1	0.06	0.11	0.8
9-3　肉類	50.0	105.9	7.8	7.7	0.3	0.2	87.1	2.7	0.4	47.2	0.13	0.08	2.5
9-4　卵類	40.0	60.6	5.1	4.0	0.2	0.1	51.6	20.5	0.7	57.3	0.02	0.16	0.0
10　乳類	200.0	151.8	7.5	7.9	12.4	0.3	298.0	246.4	0.1	73.4	0.07	0.30	1.5
11　油脂類	10.0	88.3	0.0	9.6	0.0	0.0	0.5	0.2	0.0	11.7	0.00	0.00	0.0
12　菓子類	20.0	67.4	1.2	2.3	10.3	0.1	33.7	10.2	0.2	12.9	0.02	0.03	0.6
13　嗜好飲料類	400.0	58.8	0.7	0.1	5.6	0.0	113.2	14.0	0.3	1.2	0.01	0.10	9.0
14　調味料・香辛料類	60.0	65.5	2.6	3.1	6.5	4.5	116.3	17.9	0.6	4.8	0.03	0.04	0.3
合計	1,910.0	1,677.7	63.3	50.3	233.3	6.9	2,449.5	641.7	7.3	1,155.2	0.84	1.19	119.3

（食事摂取基準の実践・運用を考える会，編：日本人の食事摂取基準〈2020年版〉の実践・運用．第一出版，2020 より）

表 2-5 75 歳以上の女性（1,200kcal）の食品構成例

食品群別予定 給与栄養量平均値	重量 (g)	エネルギー (kcal)	たんぱく質 (g)	脂質 (g)	炭水化物 (g)	食塩相当量 (g)	カリウム (mg)	カルシウム (mg)	鉄 (mg)	ビタミンA (μgRAE)	ビタミンB₁ (mg)	ビタミンB₂ (mg)	ビタミンC (mg)
1 穀類	240.0	413.3	7.5	1.8	88.1	0.3	85.2	17.5	0.4	1.0	0.07	0.05	0.0
2 いも類	35.0	25.3	0.4	0.0	5.9	0.0	123.0	7.1	0.2	0.2	0.02	0.01	4.6
3 砂糖・甘味料類	5.0	18.6	0.0	0.0	4.8	0.0	1.2	0.3	0.0	0.0	0.00	0.00	0.0
4 種実類	5.0	25.6	0.9	2.1	1.2	0.0	26.8	29.1	0.3	0.3	0.02	0.01	0.2
5 野菜類（計）	355.0	84.1	3.6	0.6	18.8	0.1	715.0	117.5	1.4	712.1	0.12	0.12	45.4
a 緑黄色野菜	120.0	34.9	1.8	0.3	7.6	0.0	321.4	56.3	0.7	681.4	0.05	0.07	21.9
b その他の野菜	230.0	48.3	1.8	0.3	11.0	0.1	383.6	59.6	0.6	20.9	0.06	0.04	22.9
6 果実類	150.0	87.3	0.8	0.2	23.0	0.0	256.4	14.9	0.2	101.3	0.07	0.03	47.3
7 きのこ類	5.0	1.0	0.1	0.0	0.3	0.0	11.9	0.1	0.0	0.0	0.01	0.01	0.0
8 海藻類	5.0	1.2	0.1	0.0	0.4	0.1	24.6	5.0	0.1	7.9	0.00	0.01	0.3
9 主たんぱく質類（計）	160.0	249.3	23.4	14.7	3.8	0.8	337.8	106.4	2.2	119.0	0.20	0.30	2.4
9-1 豆類	45.0	54.8	4.0	3.2	2.4	0.0	95.5	53.5	0.8	0.0	0.04	0.04	0.0
9-2 魚介類	45.0	70.3	8.9	3.1	1.0	0.5	128.4	33.3	0.5	19.2	0.05	0.08	0.5
9-3 肉類	40.0	79.9	6.4	5.6	0.2	0.1	68.3	2.2	0.3	61.6	0.10	0.06	2.0
9-4 卵類	30.0	45.4	3.8	3.0	0.1	0.1	38.9	15.3	0.5	42.5	0.02	0.12	0.0
10 乳類	200.0	140.2	7.2	7.1	11.8	0.3	303.8	240.0	0.1	70.0	0.08	0.30	1.7
11 油脂類	6.0	53.0	0.0	5.8	0.0	0.0	0.2	0.1	0.0	7.6	0.00	0.00	0.0
12 菓子類	20.0	62.2	1.1	1.2	11.7	0.1	21.6	6.9	0.2	7.6	0.01	0.02	0.2
13 嗜好飲料類	150.0	14.6	0.3	0.0	1.1	0.0	39.5	4.4	0.2	0.8	0.00	0.05	5.8
14 調味料・香辛料類	60.0	63.5	3.3	2.3	7.2	5.2	128.5	19.9	0.8	4.0	0.02	0.05	0.5
合計	1,396.0	1,239.2	48.7	35.8	178.1	6.9	2,075.5	569.2	6.1	1,031.8	0.62	0.96	108.4

（食事摂取基準の実践・運用を考える会，編：日本人の食事摂取基準〈2020 年版〉の実践・運用. 第一出版，2020 より）

2. 献立作成の手順

献立を作成する場合の手順は下記のとおりである（給食施設の場合の手順は**図 2-1**）.

① 目的の明確化（健康食，治療食，介護食など）

② 対象の把握

  ・性別

  ・年齢

  ・身体活動レベル

  ・体格（身長，体重，BMI）

  ・個人，集団の別（集団のサイズ）

③ 食事摂取基準の決定

④ 食品構成の作成

⑤ 付帯条件の検討

  ・予算（食材料費）

  ・嗜好傾向の把握

  ・施設・設備の状況確認

  ・食品の入手状況

  ・調理時間と調理に携わる労力など

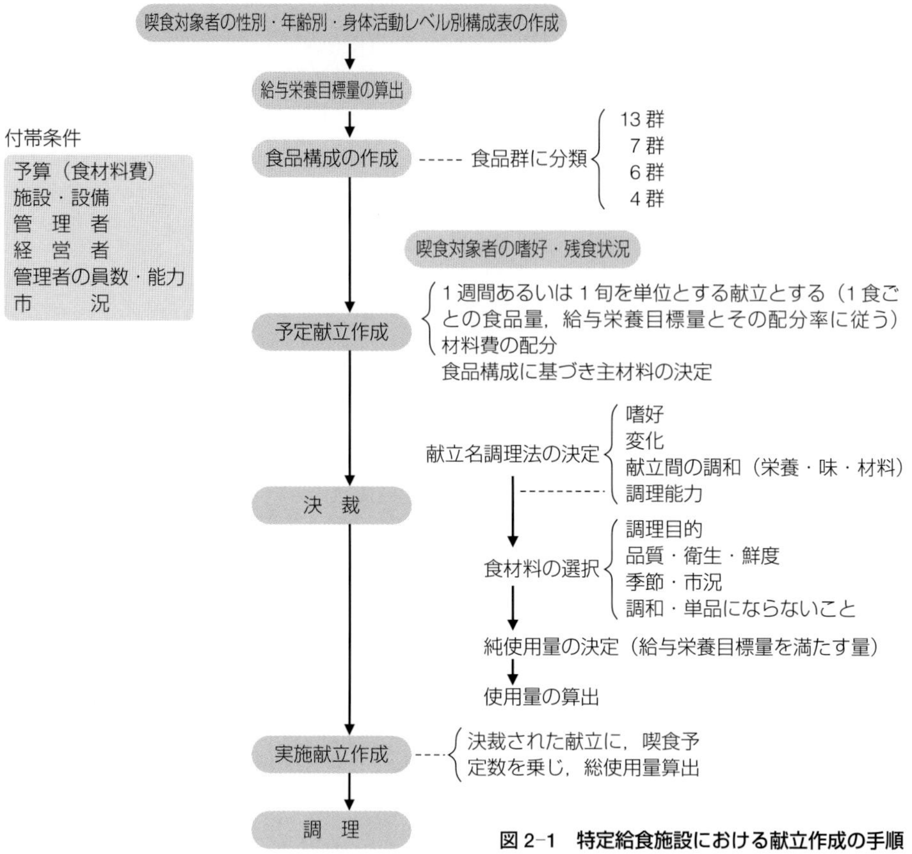

喫食対象者の性別・年齢別・身体活動レベル別構成表の作成

↓

給与栄養目標量の算出

↓

食品構成の作成 ----- 食品群に分類 { 13 群 / 7 群 / 6 群 / 4 群 }

付帯条件
予算（食材料費）
施設・設備
管　理　者
経　営　者
管理者の員数・能力
市　　　　況

喫食対象者の嗜好・残食状況

予定献立作成 { 1週間あるいは1旬を単位とする献立とする（1食ごとの食品量，給与栄養目標量とその配分率に従う） / 材料費の配分 / 食品構成に基づき主材料の決定 }

献立名調理法の決定 { 嗜好 / 変化 / 献立間の調和（栄養・味・材料） / 調理能力 }

決　裁

↓

食材料の選択 { 調理目的 / 品質・衛生・鮮度 / 季節・市況 / 調和・単品にならないこと }

純使用量の決定（給与栄養目標量を満たす量）

↓

使用量の算出

実施献立作成 ----- { 決裁された献立に，喫食予定数を乗じ，総使用量算出 }

調　理

図 2-1　特定給食施設における献立作成の手順

⑥ 予定献立の作成

⑦ 実施献立の作成

◀ **参考文献** ▶

1）香川明夫，監：七訂食品成分表（2017）．資料編，バランスのよい食事法―四群点数法，pp76-81，女子栄養大学出版部，2017.
2）日本糖尿病学会，編：糖尿病食事療法のための食品交換表．第7版，文光堂，2018.
3）食事摂取基準の実践・運用を考える会，編：日本人の食事摂取基準（2020年版）の実践・運用．第一出版，2020.

第**3**章
妊娠期，授乳期の栄養

1. 妊娠期の栄養

　妊娠とは，受精卵の着床から胎児およびその付属物（卵膜，羊水，臍帯，胎盤）が母体外に排出する（分娩）までの状態をいう．世界保健機関（**WHO**）によると最終月経の第1日を0週0日として起算し，分娩予定日は40週0日目（満280日）となる．

　妊娠期を妊娠初期（〜13週6日），妊娠中期（14週0日〜27週6日），妊娠末期（28週0日〜）の3区分としている．食事摂取基準では，妊娠末期を妊娠後期とした（**表3-1**）．

　妊娠末期に胎児は身長約50 cm，体重約3,000 gとなり，胎児の成長に合わせて母体は著しく変化する．

妊娠期栄養の特性

栄養の特性　妊娠期の栄養は，母体の必要量に加えて，胎児や胎盤の発育，母体の子宮や乳腺などの発達，血液や水分，皮下脂肪の貯留による体重増加もともない増加する．
○妊娠期間中の基礎代謝は，前半約5〜15%，後半20〜30%亢進する．
○循環血液量が増加（非妊娠時の40〜45%増），さらに血漿量の増加により血液は希釈状態となるため貧血になりやすい．
○胎児や付属物，乳汁分泌や分娩時の出血に備え，たんぱく質を蓄積する．

表3-1　妊娠期間中の母体・胎児の変化

時期	初期				中期			後期			
月	第1月	第2月	第3月	第4月	第5月	第6月	第7月	第8月	第9月	第10月	第11月
週	0 1 2 3	4 5 6 7	8 9 10 11	12 13	14 15	16 17 18 19	20 21 22 23	24 25 26 27	28 29 30 31	32 33 34 35	36 37 38 39	40 41	42 43 44
	流産					早産					正期産	過期産
母体と胎児	最終月経　排卵		11週末 身長：約9 cm 体重：約20 g	15週末 身長：約16 cm 体重：約100 g 子宮底長：12 cm	19週末 身長：約25 cm 体重：約250 g 子宮底長：15 cm	23週末 身長：約30 cm 体重：約650 g 子宮底長：21 cm	27週末 身長：約35 cm 体重：約1,000 g 子宮底長：24 cm	31週末 身長：約40 cm 体重：約1,500 g 子宮底長：27 cm	35週末 身長：約45 cm 体重：約2,000 g 子宮底長：30 cm	39週末 身長：約50 cm 体重：約3,000 g 子宮底長：33 cm	
胎児の成長	着床　妊娠成立	胎盤形成開始7週 ・中枢神経，心臓，肺形成 ・胎芽心拍動	・四肢運動 ・性差決定	胎盤完成15週 ・排尿行動 ・胎便形成	・聴覚機能完成 ・呼吸様運動 ・嚥下運動		・肺の構造完成	羊水量ピーク800 mL　➡ ・母体からのIgG移行が増加	・肺が成熟 ・児頭が骨盤内へ下降し固定	羊水量減少500 mL ・全器官が完成 ・腎の発生完了	○40週0日予定日 ・羊水過少 ・羊水混濁 ・胎便吸引の危険
母体の変化		つわり症状開始5週 妊娠反応陽性4週	つわり症状消失12週頃	動悸・息切れ 心拍数・拍出量増加	インスリン抵抗性が上昇 ⇒妊娠糖尿病 胎動を感じる	心拍出量最大	循環血液量最大 ⇒貧血傾向 心拍数最大	胎盤重量平均500 g	胎盤機能が徐々に低下
注意点		器官形成期：薬剤や風疹，放射線，高血糖等により奇形リスクが上昇 葉酸不足で二分脊椎 妊娠悪阻			妊娠高血圧症候群 妊娠糖尿病					分娩異常 分娩時の大量出血

表 3-2　体格区分別妊娠中の推奨体重増加量

非妊娠時の体格区分	妊娠全期間を通しての 推奨体重増加量	妊娠中期から末期における 1週間あたりの推奨体重増加量
低体重（やせ） BMI 18.5 未満	9 〜 12 kg	0.3 〜 0.5 kg/ 週
ふつう BMI 18.5 以上 25.0 未満	7 〜 12 kg（注 1）	0.3 〜 0.5 kg/ 週
肥満 BMI 25.0 以上	おおよそ 5 kg を目安（注 2）	医師に要相談

（注 1）体格区分が「ふつう」の場合，BMI が「低体重（やせ）」に近い場合には推奨体重増加量の上限側に近い範囲，「肥満」に近い場合には推奨体重増加量の下限側に近い範囲の体重増加が望ましい.
（注 2）BMI が 25.0 をやや超える程度の場合は，おおよそ 5 kg を体重増加量の目安とする. BMI が 25.0 を著しく超える場合には，他のリスクなどを考慮しながら，個別に対応する必要があるので，医師などに相談することが望ましい.

表 3-3　妊娠期の食事摂取基準（身体活動レベル※がふつうの場合）

年齢		エネルギー (kcal/ 日)	たんぱく質 (g/ 日)	カルシウム (mg/ 日)	鉄 (mg/ 日)	ビタミン A (μgRAE/日)	ビタミン B₁ (mg/ 日)	ビタミン B₂ (mg/ 日)	葉酸* (μg/ 日)	ビタミン C (mg/ 日)	食塩相当量 (g/ 日)
18 〜 29 歳		2,000	50	650	6.5	650	1.1	1.2	240	100	< 6.5
妊婦 (付加量)	初期	+ 50	+ 0	+ 0	+ 2.5	+ 0	+ 0.2	+ 0.3	—	+ 10	—
	中期	+ 250	+ 5	+ 0	+ 9.5	+ 0	+ 0.2	+ 0.3	+ 240	+ 10	—
	後期	+ 450	+ 25	+ 0	+ 9.5	+ 80	+ 0.2	+ 0.3	+ 240*	+ 10	—

※エネルギーは推定エネルギー必要量，食塩相当量は目標量，それ以外の栄養素は推奨量を示している.
*妊娠を計画している女性，妊娠の可能性がある女性および妊娠初期の妊婦は，胎児の神経管閉鎖障害のリスク低減のために，通常の食品以外の食品に含まれる葉酸（狭義の葉酸）を 400 μg/ 日摂取することが望まれる. 付加量は，中期および後期にのみ設定した.
妊娠初期・中期のたんぱく質は，13 〜 20％エネルギーとし，後期の目標量は 15 〜 20％とした.

○胎児の発育は糖質に依存，妊娠時は多量の糖質が母体維持と胎児発達に要求される.
○プロゲステロン増加により消化管平滑筋の弛緩と運動性が低下し，さらに子宮が消化管を圧迫し便秘になる.

体重管理　非妊娠時に BMI 25.0 以上の「肥満」に該当する場合，妊娠高血圧症候群，妊娠糖尿病，帝王切開，死産や巨大児および児の神経管閉塞障害などのリスクが高まる. やせ女性は切迫早産，低出生体重児分娩のリスクが高い.

　厚生労働省は，より良好な妊娠状態を維持する一つの目安として，妊娠期における望ましい体重増加量を非妊娠時の体格区分別に「妊娠全期間を通しての推奨体重増加量」および「妊娠中期から末期における 1 週間あたりの推奨体重増加量」として設定した（妊娠期の至適体重増加チャート：**表 3-2**）.

食事摂取基準　妊娠期は，胎児の発育と妊娠経過に必要なエネルギーおよび栄養素を考慮し，非妊娠時の年齢階級別の食事摂取基準を踏まえたうえで，妊娠期特有の変化，すなわち胎児発育にともなう蓄積量と妊婦の体蓄積量を考慮し，付加量を設定した（**表 3-3,3-4**）.

表 3-4　妊産婦・授乳婦の食事摂取基準と食品構成（試案）

身体活動レベルⅡ		18 ～ 29 歳	妊婦（後期）	授乳婦
エネルギー（＋付加量）	（kcal）	2,000	2,450（＋ 450）	2,350（＋ 350）
たんぱく質（＋付加量）	（g）	50	75（＋ 25）	70（＋ 20）
脂肪エネルギー比	（%）	20 ～ 30（25）	20 ～ 30（25）	20 ～ 30（25）
食品構成	（g）			
穀類		280	340	310
いも類		60	100	100
砂糖類		7	10	10
菓子類		20	20	20
油脂類		15	20	20
豆類		70	100	100
みそ		10	10	10
果物類		100	150	150
緑黄色野菜		120	120	120
その他の野菜		230	230	230
きのこ類		5	5	5
海藻類		5	5	5
魚介類		65	75	65
肉類		60	70	60
卵類		50	50	50
乳類		200	250	250
エネルギー	（kcal）	2,006	2,458	2,353
たんぱく質	（g）	69.8	83.2	78.3
脂肪エネルギー比	（%）	23.4	23.6	23.9

注：1. 日本人の食事摂取基準（2020 年版）から試算.
　　2. 年齢は 18 ～ 29 歳とし，身体活動レベルⅡから展開した.
　　3. 食品群別の栄養価計算は，大里らの食品群別荷重平均成分表を用いた（大里進子，他：演習栄養教育. p21, 医歯薬出版, 2017）.

栄養素の特徴　　妊娠期によって摂取すべき栄養素が変化する.

①たんぱく質：成長初期段階でのたんぱく質の不足は，その後の成長に大きく影響する. 脳の発達には胎生期から幼児期の栄養が重要で，とくに妊娠中のたんぱく質摂取が重要である. また胎児の身体を形成するためにも良質たんぱく質をバランスよく摂取する.

②脂質：バランスよく摂取するとともに，脂質の質に配慮し，神経組織の構成成分であるn-3系多価不飽和脂肪酸のドコサヘキサエン酸（DHA）などをとる.

③鉄：(a) 胎児の成長にともなう鉄貯蔵，(b) 臍帯・胎盤中への鉄貯蔵，(c) 循環血液量の増加にともなう赤血球量の増加による鉄需要の増加などにより貧血になりやすいため妊娠中は積極的に鉄分を多く含む食品をとる.

④カルシウム：妊娠期はカルシウムの吸収率が上昇し，多く取り込んだカルシウムは，母体の尿中に排泄されるため，推奨量である 650 mg/ 日をめざして摂取する. しかし，胎盤機能低下がみられる場合は，カルシウムの吸収率の上昇がみられないため，カルシウムを積極的に多く摂取する必要がある.

表3-5　妊婦が注意すべき魚介類の種類とその摂食量（筋肉）の目安

摂食量（筋肉）の目安	魚介類
1回約80gとして妊婦は2カ月に1回まで （1週間当たり10g程度）	バンドウイルカ
1回約80gとして妊婦は2週間に1回まで （1週間当たり40g程度）	コビレゴンドウ
1回約80gとして妊婦は週に1回まで （1週間当たり80g程度）	キンメダイ メカジキ クロマグロ メバチ（メバチマグロ） エッチュウバイガイ ツチクジラ マッコウクジラ
1回約80gとして妊婦は週に2回まで （1週間当たり160g程度）	キダイ マカジキ ユメカサゴ ミナミマグロ ヨシキリザメ イシイルカ クロムツ

（参考1）マグロの中でも，キハダ，ビンナガ，メジマグロ（クロマグロの幼
　　　　魚），ツナ缶は通常の摂食で差し支えない．バランスよく摂取する．
（参考2）魚介類の消費形態ごとの一般的な重量は次の通り．
　　　　寿司，刺身　一貫または一切れ当たり　15g程度
　　　　刺身　　　　一人前当たり　　　　　　80g程度
　　　　切り身　　　一切れ当たり　　　　　　80g程度
（厚生労働省：妊婦への魚介類の摂食と水銀に関する注意事項（平成22年6
月1日改訂））

⑤葉酸：葉酸は，DNA合成に必要なビタミンであり児の発育に欠かせない．とくに，妊娠初期の欠乏症は，胎児の神経管閉鎖障害や無脳症を引き起こす．ビタミンB_{12}と協調して造血作用がある．アルコールは，葉酸の吸収・代謝を妨げる．

⑥ビタミンA：妊娠初期は，上皮細胞，器官の成長や分化に関与するため，妊娠3カ月以内の継続的な過剰で奇形発生の危険性が高くなるといわれている．妊娠初期はレチノールの多いレバー類，ビタミンAの栄養補助食品（サプリメント）の習慣的な多量摂取は避けることが重要である．なお，野菜のビタミンA（βカロテン）は心配ない．

　妊娠後期は，この期の発達にとって必須であり，胎盤を介して肝臓に蓄積されるため移行蓄積量を付加する必要がある．

水銀：水銀は，食べ過ぎると中枢神経系への障害を及ぼす．水銀における胎児の発育への影響から，厚生労働省は「妊婦への魚介類の摂食と水銀に関する注意事項」の見直しを行った（**表3-5**）．妊娠期においては，注意が必要な魚については気をつけて食べるように心がける．

禁止または控えるべき嗜好品

たばこ：本人やまわりの副流煙に注意する……流産や早産，低出生体重児，胎盤機能不全など．

アルコール：控えるよう指導……胎児性アルコール症候群，先天異常，低出生体重児など．

カフェイン：控えるよう指導……流産，低出生体重児など．

妊娠初期：つわり（悪阻）の時期

妊娠初期は，前述のようにビタミンＡの過剰摂取と葉酸不足に気をつける．妊娠6週から3カ月頃まで「悪心・嘔吐・食欲不振」などのつわりの症状が現れる．胎児はこの時期，母体からの栄養をあまり必要としない．

食事のポイント

○好きなものを好きなときに食べられるだけ食べる，少量を頻回にとる．

○水分補給に注意する．

○冷たいものや清涼感のあるものが好まれる．

妊娠中期：体重管理と貧血予防の時期

胎盤の形成により循環血液量の増加，胎児の骨格・筋肉増加のための食事を心がける．

食事のポイント

○鉄を多く含む食品を毎食取り入れるよう工夫する．

○カルシウム，たんぱく質の摂取．

○つわりが落ち着くと食欲が亢進するため，バランスのよい食事を心がけ，エネルギーの過剰摂取に注意する

妊娠後期：合併症に注意

胎児の成長が急速に進む．また，合併症が起こりやすい．

食事のポイント

○バランスのよい食事をとる．

○栄養素の摂取量や種類に注意する．

妊娠期の疾病と胎児への影響

妊娠高血圧症候群

妊娠20週以降〜産後12週までに，高血圧が発症することを妊娠高血圧症候群という．さらに，高血圧のみの場合を妊娠高血圧症，高血圧とたんぱく尿を認める場合を妊娠高血圧腎症と分類する．

食事のポイント

○極端な食塩制限は行わず，過剰な食塩摂取は避ける．

○極端なエネルギー制限は行わない．

○高血圧合併の場合は妊娠前からの食事指導を継続する．

妊娠糖尿病

妊娠中に血糖値が高い状態がはじめてみられた場合を妊娠糖尿病という．母体では早産，妊娠高血圧症候群，羊水過多症，尿路感染症が，胎児には巨大児，新生児の低血糖が起きやすく，子宮内で胎児が死亡することもある．

食事のポイント

○糖尿病の食事療法に従うとともに，鉄の摂取を心がけ，食塩を控える．

妊娠初期の食事：つわり予防（目標エネルギー 2,000 kcal）

	献立名	食品名	1人分分量 (g)	エネルギー (kcal)	たんぱく質 (g)	脂質 (g)	カルシウム (mg)	鉄 (mg)	葉酸 (µg)	食塩相当量 (g)	調理法など
朝食	お に ぎ り	精 白 米	85	304	5.2	0.8	4	0.7	10	—	※おにぎり，卵焼きは
		押 麦	5	17	0.3	0.1	1	0.1	—	—	食欲がない時に少量ず
		水	135								つ食べられる．だいこ
		焼 き の り	1	2	0.4	—	3	0.1	19	—	んおろしは，消化を助
	み そ 汁	じゃがいも	30	23	0.5	—	1	0.1	6	—	ける．
		た ま ね ぎ	10	4	0.1	—	2	—	2	—	
		かつお・昆布だし	150	3	0.5	—	5	—	2	0.2	
		麦 み そ	10	20	1.0	0.4	8	0.3	4	1.1	こまつなとあさりのさっ
		葉 ね ぎ	3	1	0.1	—	2	—	3	—	と煮
	卵 焼 き	鶏 卵	50	76	6.2	5.2	26	0.9	22	0.2	1．こまつなを下ゆで
		かつお・昆布だし	8	—	—	—	—	—	—	—	し，3 cm 程度の長
		上 白 糖	1	4	—	—	—	—	—	—	さに切り水気を絞
		うすくちしょうゆ	1	1	0.1	—	—	—	—	0.2	る．
		酒	1	1	—	—	—	—	—	—	2．鍋にだし，しょうゆ，
		調 合 油	2	18	—	2.0	—	—	—	—	みりんを入れ一煮立
	だいこんおろし	だ い こ ん	40	7	0.2	—	10	0.1	14	—	ちしたらあさりを入
		こいくちしょうゆ	3	2	0.2	—	1	0.1	1	0.4	れ煮詰める．
	こまつなとあさりの	こ ま つ な	40	6	0.6	0.1	68	1.1	44	—	3．2に1のこまつなを
	さ っ と 煮	あさり（缶詰）	10	11	2.0	0.2	11	3.0	1	0.1	入れさっと火を通
		かつお・昆布だし	50	1	0.2	—	2	—	1	0.1	す．
		こいくちしょうゆ	1	1	0.1	—	—	—	—	0.1	※こまつな，あさりに
		み り ん	1	2	—	—	—	—	—	—	は鉄が豊富です．
	フ ル ー ツ	バ ナ ナ	30	26	0.3	0.1	2	0.1	8	—	
	ヨ ー グ ル ト	ヨーグルト（無糖）	80	50	2.9	2.4	96	—	9	0.1	
		小 計		580	20.9	11.3	242	6.6	146	2.5	
間食	マカロニきな粉	マ カ ロ ニ	10	38	1.2	0.2	2	0.1	1	—	
		き な 粉	5	23	1.8	1.3	10	0.4	11	—	
		砂 糖	3	12	—	—	—	—	—	—	
	抹 茶	抹 茶	3	10	0.9	0.2	13	0.5	36	—	※抹茶は鉄と葉酸が豊
		お 湯	120								富です．抹茶 1.5 g に
		小 計		83	3.9	1.7	25	1.0	48		お湯が 60 mL が基本．
昼食	冷やしそうめん	そうめん-ゆで	240	305	8.4	1.0	14	0.5	5	0.5	冷やしそうめん
		ブラックタイガー	15	12	2.8	—	10	—	2	0.1	1．えびをゆで半分に切
		乾 し し い た け	2.5	5	0.5	0.1	—	—	6	—	り．
		しいたけだし	20	1	—	—	—	—	—	—	2．干ししいたけを戻し，
		上 白 糖	1	4	—	—	—	—	—	—	しいたけだし，上白
		うすくちしょうゆ	1	1	0.1	—	—	—	1	0.2	糖，うすくちしょう
		き ゅ う り	20	3	0.2	—	5	0.1	5	—	ゆで軟らかく煮て，
	（ つ け 汁 ）	かつお・昆布だし	70	1	0.2	—	2	—	1	0.1	千切りにする．
		うすくちしょうゆ	5	3	0.3	—	1	0.1	2	0.8	3．きゅうりを千切りに
		み り ん	3.5	8	—	—	—	—	—	—	する．
		ご ま 油	2	18	—	2.0	—	—	—	—	4．そうめんをゆで，1．
		い り ご ま	3	18	0.6	1.6	36	0.3	5	—	2．3を盛りつける．
		葉 ね ぎ	1.5	—	—	—	1	—	2	—	5．ねぎを小口切り，しょ
		し ょ う が	2.5	1	—	—	—	—	—	—	うがをみじん切りに
	なすそぼろ	な す	80	18	0.9	0.1	14	0.2	26	—	し，だし，しょうゆ，
	あ ん か け	若鶏・ひき肉	20	37	3.5	2.4	2	0.2	2	—	みりん，ごま，ごま
		調 合 油	3	28	—	3.0	—	—	—	—	油を混ぜ合わせる．
		し ょ う が	1	—	—	—	—	—	—	—	
		上 白 糖	2	8	—	—	—	—	—	—	
		こいくちしょうゆ	4	3	0.3	—	1	0.1	1	0.6	
		かつお・昆布だし	50	1	0.2	—	2	—	1	0.1	
		じゃがいもでんぷん	2	7	—	—	—	—	—	—	
		葉 ね ぎ	3	1	0.1	—	2	—	3	—	

献立名	食品名	1人分分量 (g)	エネルギー (kcal)	たんぱく質 (g)	脂質 (g)	カルシウム (mg)	鉄 (mg)	葉酸 (µg)	食塩相当量 (g)	調理法など
昼食（つづき） トマトとオクラのレモン和え	ト マ ト	50	10	0.4	0.1	4	0.1	11	—	※つわりの時は、麺類や酢の物、さっぱりした料理が好まれる.
	オ ク ラ	20	6	0.4	—	18	0.1	22	—	
	レ モ ン 汁	5	1	—	—	—	—	1	—	
	塩	0.1	—	—	—	—	—	—	0.1	
	小　　　計		500	18.9	10.3	112	1.7	96	2.5	
間食 りんごワイン煮	りんご（皮つき）	100	61	0.2	0.3	4	0.1	3	—	
	水	20								
	上 白 糖	5	19	—	—	—	—	—	—	
	赤 ワ イ ン	5	4	—	—	—	—	—	—	
	レ モ ン 汁	5	1	—	—	—	—	1	—	
	シナモン（粉）	0.05	—	—	—	1	—	—	—	
	生 ク リ ー ム	10	43	0.2	4.5	6	—	—	—	
	上 白 糖	2	8	—	—	—	—	—	—	
	バニラエッセンス	0.1								
ミルクティー	普 通 牛 乳	85	57	2.8	3.2	94	—	4	0.1	
	紅茶（浸出液）	50	1	0.1	—	1	—	2	—	
	上 白 糖	4	15	—	—	—	—	—	—	
	小　　　計		209	3.3	8.0	106	0.1	10	0.1	
夕食 えだまめご飯	精 白 米	80	286	4.9	0.7	4	0.6	10	—	えだまめご飯 1. えだまめをゆで、さやをむく. 2. 米を洗米し押麦、塩、酒を入れ炊飯する. ※えだまめには、葉酸が多く含まれています.
	押 麦	5	17	0.3	0.1	1	0.1	1	—	
	え だ ま め	20	27	2.3	1.2	12	0.5	64	—	
	水	127								
	塩	0.1	—	—	—	—	—	—	0.1	
	酒	1.5	2	—	—	—	—	—	—	
さけ包み焼き	さ け	70	93	15.6	2.9	10	0.4	14	0.1	
	塩	0.3	—	—	—	—	—	—	0.3	
	白 ワ イ ン	3	2	—	—	—	—	—	—	
	食塩不使用バター	3	23	—	2.5	—	—	—	—	
	ぶ な し め じ	20	4	0.5	0.1	—	0.1	6	—	
	た ま ね ぎ	20	7	0.2	—	4	—	3	—	
	に ん じ ん	10	4	0.1	—	3	—	2	—	
	青 ピ ー マ ン	10	2	0.1	—	1	—	3	—	
	マ ヨ ネ ー ズ	10	70	0.2	7.5	1	—	—	0.2	
	レ モ ン	10	5	0.1	0.1	7	—	3	—	
	ミ ニ ト マ ト	20	6	0.2	—	2	0.1	7	—	
ながいものぽん酢和え	な が い も	50	33	1.1	0.2	9	0.2	4	—	
	あ お の り	0.3	—	0.1	—	2	0.2	1	—	
	ぽん酢しょうゆ	6	3	0.2	—	1	—	1	0.3	
す ま し 汁	かつお・昆布だし	150	3	0.5	—	5	—	2	0.2	
	塩	0.3	—	—	—	—	—	—	0.3	
	うすくちしょうゆ	3	2	0.2	—	1	—	1	0.5	
	うずら卵（水煮）	15	27	1.7	2.1	7	0.4	7	0.1	
	生 し い た け	8	2	0.2	—	—	—	—	—	
	み つ ば	5	1	—	—	2	—	3	—	
果 物	キウイフルーツ	50	27	0.5	0.1	17	0.2	18	—	
	小　　　計		646	29.0	17.5	89	2.8	149	2.1	
	合　　　計		2,018	76.0	48.8	574	12.2	449	7.2	

栄養評価		当該献立	目標値
穀類エネルギー比	%	47.9	40 〜 50
動物性たんぱく質比	%	46.1	40 〜 50
動物性脂質比	%	45.7	40 〜 50
たんぱく質エネルギー比	%	15.1	13 〜 20
脂肪エネルギー比	%	21.8	20 〜 30
炭水化物エネルギー比	%	63.1	50 〜 65

妊娠後期の食事：妊娠高血圧症候群予防（目標エネルギー 2,450 kcal）

献立名	食品名	1人分分量 (g)	エネルギー (kcal)	たんぱく質 (g)	脂質 (g)	カルシウム (mg)	鉄 (mg)	VA (μgRAE)	食塩相当量 (g)	調理法など
朝食 麦ご飯	精白米	85	304	5.2	0.8	4	0.7	—	—	牛乳仕立てのみそ汁
	押麦	5	17	0.3	0.1	1	0.1	—	—	1. 野菜を千切りにする.
	水	135								2. だし汁に1とあさり
牛乳仕立ての みそ汁	あさり水煮	15	17	3.0	0.3	17	4.5	1	0.2	の水煮を入れ, 野菜
	たまねぎ	20	7	0.2	—	4	—	—	—	が軟らかくなるまで
	にんじん	10	4	0.1	—	3	—	72	—	煮る.
	はくさい	10	1	0.1	—	4	—	1	—	3. 2に牛乳を入れ沸騰
	葉ねぎ	5	2	0.1	—	4	0.1	6	—	直前まで温める. み
	かつお・昆布だし	80	2	0.2	—	2	—	—	0.1	そをときいれ葉ねぎ
	普通牛乳	80	54	2.6	3.0	88	—	30	0.1	を散らす.
	米みそ	10	19	1.3	0.6	10	0.4	—	1.2	※減塩, カルシウムの
ココット	鶏卵	50	76	6.2	5.2	26	0.9	75	0.2	補給.
	ほうれんそう	70	14	1.5	0.3	34	1.4	245	—	
	食塩不使用バター	2	15	—	1.7	—	—	16	—	ココット
	こしょう	0.01	—	—	—	—	—	—	—	1. ほうれんそうを下
	パルメザンチーズ	5	24	2.2	1.5	65	—	12	0.2	ゆでし水気を切り3
だいこん さっぱりサラダ	だいこん	40	7	0.2	—	9	0.1	—	—	cm程度に切る. フ
	きゅうり	15	2	0.2	—	4	—	4	—	ライパンにバターを
	にんじん	5	2	—	—	1	—	35	—	熱しほうれんそうを
	穀物酢	7	2	—	—	—	—	—	—	軽く炒め, こしょう
	うすくちしょうゆ	2	1	0.1	—	—	—	—	0.3	をする.
	上白糖	2	8	—	—	—	—	—	—	2. 耐熱皿に1を敷き,
果物	りんご	75	43	0.1	0.2	2	0.1	1	—	中央に凹みをつくり
小計			621	23.6	13.7	278	8.3	498	2.3	生卵を落とす. パル
昼食 麦ご飯	精白米	85	304	5.2	0.8	4	0.7	—	—	メザンチーズを振り
	押麦	5	17	0.3	—	1	—	—	—	かけ, ラップをし蒸
いわしフライ	まいわし	70	118	13.4	6.4	52	1.5	6	0.1	す.
	塩	0.3	—	—	—	—	—	—	0.3	
	こしょう	0.01	—	—	—	—	—	—	—	いわしフライ
	ねりからし	2	6	0.1	—	1	—	—	0.1	1. まいわしを手開きす
	強力粉	10	37	1.2	0.2	2	0.1	—	—	る. 塩こしょうをし,
	鶏卵	10	15	1.2	1.0	5	—	15	—	ねりからしをまんべ
	乾燥パン粉	15	56	2.2	1.0	5	0.2	—	0.2	んなく身に塗る. 強
	調合油	15	138	—	15.0	—	—	—	—	力粉, 卵, パン粉の
	キャベツ	30	7	—	0.1	13	—	1	—	順につけフライをつ
	トマト	15	3	0.1	—	1	—	7	—	くる.
	レモン	10	5	—	—	7	—	—	—	2. 油で揚げ, 野菜と共
筑前煮	若鶏・もも(皮なし)	10	13	1.9	0.5	1	—	2	—	に盛りつける.
	調合油	1	9	—	1.0	—	—	—	—	
	ごぼう	15	10	0.3	—	7	0.1	—	—	ひじきサラダ
	乾ししいたけ	2	4	0.4	—	—	—	—	—	1. ひじきをもどし水気
	にんじん	10	4	0.1	—	3	—	69	—	を切る. フライパン
	板こんにゃく	10	1	—	—	4	—	—	—	に油を薄くひき, ひ
	ゆでれんこん	15	10	0.2	—	3	0.1	—	—	じきを炒める. ひじ
	かつお・昆布だし	80	2	0.2	—	2	—	—	0.1	きに火が通りねっと
	上白糖	2	8	—	—	—	—	—	—	りしてきたら, しょ
	酒	2	2	—	—	—	—	—	—	うゆをふりかけ炒め
	こいくちしょうゆ	5	4	—	—	1	—	—	0.7	海藻臭さを取る.
	本みりん	2	5	—	—	—	—	—	—	2. たまねぎを薄く千切
ひじきサラダ	ほしひじき乾	5	7	0.5	0.2	50	—	18	0.2	りし酢をふりかけ苦
	調合油	0.5	5	—	0.5	—	—	—	—	みを取る.
	こいくちしょうゆ	0.5	—	—	—	—	—	—	0.1	3. きゅうりを輪切りに
	たまねぎ-生	15	6	0.2	—	3	—	—	—	する.
	穀物酢	1	—	—	—	—	—	—	—	4. 2に3, 調味料, 1
	まぐろ缶	5	13	0.9	1.1	—	—	—	—	を入れ混ぜる.
										5. 皿にサラダ菜を敷き, 4を盛りつける.

献立名	食品名	1人分分量(g)	エネルギー(kcal)	たんぱく質(g)	脂質(g)	カルシウム(mg)	鉄(mg)	VA(μgRAE)	食塩相当量(g)	調理法など
昼食(つづき)	きゅうり	20	3	0.2	—	5	0.1	6	—	
	いりごま	3	18	0.6	1.6	36	0.3	—	—	ごまラスク
	穀物酢	5	1	—	—	—	—	—	—	1. 生クリームと黒砂糖を弱火で溶かし、ふつふつしてきたらごまを入れ火を止める。
	こいくちしょうゆ	3	2	0.2	—	1	0.1	—	0.4	
	サラダな	15	2	0.2	—	8	0.4	27	—	2. 食パンを半分に切り170度に予熱したオーブンで2分焼く。
	小　計		835	29.6	29.4	215	3.6	151	2.2	
間食 ごまラスク	食パン	30	79	2.8	1.3	9	—	—	0.4	3. 2に1を塗り、さらに7分ほどきつね色になるまで焼く。
	生クリーム	7	30	—	3.2	4	—	27	—	
	黒砂糖	5	18	0.1	—	12	0.2	—	—	
	いりごま	9	54	1.8	4.9	108	0.9	—	—	
ジンジャーミルク	普通牛乳	200	134	6.6	7.6	220	—	76	0.2	
	しょうが	1	—	—	—	—	—	—	—	
	はちみつ	5	15	—	—	—	0.1	—	—	
	小　計		330	11.3	17.0	353	1.2	103	0.6	
夕食 麦ご飯	精白米	85	304	5.2	0.8	4	0.7	—	—	
	押麦	5	17	0.3	—	1	0.1	—	—	にんじんみそつくね
にんじんみそつくね	豚ひき肉	60	142	10.6	10.3	4	0.6	5	0.1	1. たまねぎ、にんじん、しょうがはみじん切りにし、炒める。
	若鶏レバー	20	22	3.8	0.6	1	1.8	2,800	—	2. 鶏レバーは下ゆでし、細かく刻む。
	たまねぎ	40	15	0.4	—	8	0.1	—	—	3. ボウルにひき肉、調味料、1、2を加え粘りがでるまで混ぜ合わせる。
	にんじん	40	14	0.3	—	10	0.1	276	—	
	しょうが	2	1	—	—	—	—	—	—	4. 形を整え両面を焼く。
	普通牛乳	6	4	0.2	—	7	—	2	—	
	パン粉(半生)	4	13	0.5	—	1	—	—	—	
	甘みそ	6	13	0.6	0.2	5	0.2	—	0.4	
	上白糖	2	8	—	—	—	—	—	—	
	調合油	2	18	—	2.0	—	—	—	—	
ほうれんそう磯辺和え	ほうれんそう	60	12	1.3	0.2	29	1.2	210	—	
	焼きのり	0.6	1	0.2	—	2	0.1	14	—	
	こいくちしょうゆ	4	3	0.3	—	1	0.1	—	0.6	
	かつお・昆布だし	4	—	—	—	—	—	—	—	
たまねぎとろとろスープ	たまねぎ	40	15	0.4	—	8	0.1	—	—	
	調合油	1	9	—	1.0	—	—	—	—	
	ベーコン	4	16	0.5	1.6	—	—	—	0.1	
	にんじん	4	1	—	—	1	—	28	—	
	鳥がらだし	120	8	1.3	0.2	2	0.6	—	0.1	
	塩	0.3	—	—	—	—	—	—	0.3	
	こしょう	0.01	—	—	—	—	—	—	—	
	パセリ	1	—	—	—	3	0.1	6	—	
果物	オレンジ	50	23	0.5	0.1	12	0.1	6	—	
	小　計		659	26.4	17.0	99	5.9	3,347	1.6	
	合　計		2,445	90.9	77.1	945	19	4,099	6.7	

栄養評価		当該献立	目標値
穀類エネルギー比	%	47.0	40～50
動物性たんぱく質比	%	58.4	40～50
動物性脂質比	%	47.2	40～50
たんぱく質エネルギー比	%	14.9	15～20
脂肪エネルギー比	%	28.4	20～30
炭水化物エネルギー比	%	56.7	50～65

2. 授乳期の栄養

授乳期栄養の特性

　授乳とは，乳汁（母乳または育児用ミルク）を子どもに与えることであり，授乳は子どもに栄養素等を与えるとともに，母子・親子の絆を深め，子どもの心身の健やかな成長・発達を促すうえできわめて重要である．

　授乳の支援　2019年「授乳・離乳の支援ガイド」が策定され，授乳の支援を進めるにあたってのポイントが示された（**表3-6**）．

表3-6　授乳等の支援のポイント

妊娠期
○母子にとって母乳は基本であり，母乳で育てたいと思っている人が無理せず自然に実現できるよう，妊娠中から支援を行う．
○妊婦やその家族に対して，具体的な授乳方法や母乳（育児）の利点等について，両親学級や妊婦健康診査等の機会を通じて情報提供を行う．
○母親の疾患や感染症，薬の使用，子どもの状態，母乳の分泌状況等のさまざまな理由から育児用ミルクを選択する母親に対しては，十分な情報提供のうえ，その決定を尊重するとともに，母親の心の状態に十分に配慮した支援を行う．
○妊婦および授乳中の母親の食生活は，母子の健康状態や母乳分泌に関連があるため，食事のバランスや禁煙等の生活全般に関する配慮事項を示した「妊産婦のための食生活指針」を踏まえた支援を行う．
授乳の開始から授乳のリズムの確立まで
○とくに出産後から退院までの間は母親と子どもが終日，一緒にいられるように支援する．
○子どもが欲しがるとき，母親が飲ませたいときには，いつでも授乳できるように支援する．
○母親と子どもの状態を把握するとともに，母親の気持ちや感情を受けとめ，あせらず授乳のリズムを確立できるよう支援する．
○子どもの発育は出生体重や出生週数，栄養方法，子どもの状態によって変わってくるため，乳幼児身体発育曲線を用い，これまでの発育経過を踏まえるとともに，授乳回数や授乳量，排尿排便の回数や機嫌等の子どもの状態に応じた支援を行う．
○できるだけ静かな環境で，適切な子どもの抱き方で，目と目を合わせて，優しく声をかける等授乳時の関わりについて支援を行う．
○父親や家族等による授乳への支援が，母親に過度の負担を与えることのないよう，父親や家族等への情報提供を行う．
○体重増加不良等への専門的支援，子育て世代包括支援センター等をはじめとする困った時に相談できる場所の紹介や仲間づくり，産後ケア事業等の母子保健事業等を活用し，きめ細かな支援を行うことも考えられる．
＜母乳の場合＞
○出産後はできるだけ早く，母子がふれあって母乳を飲めるように支援する．
○子どもが欲しがるサインや，授乳時の抱き方，乳房の含ませ方等について伝え，適切に授乳できるよう支援する．
○母乳が足りているか等の不安がある場合は，子どもの体重や授乳状況等を把握するとともに，母親の不安を受け止めながら，自信をもって母乳を与えることができるよう支援する．
授乳の進行
○母親等と子どもの状態を把握しながらあせらず授乳のリズムを確立できるよう支援する．
○授乳のリズムの確立以降も，母親等がこれまで実践してきた授乳・育児が継続できるように支援する．
○母乳育児を継続するために，母乳不足感や体重増加不良などへの専門的支援，困った時に相談できる母子保健事業の紹介や仲間づくり等，社会全体で支援できるようにする．

（厚生労働省：授乳・離乳の支援ガイド．1授乳編，2019）

表3-7　授乳期の食事摂取基準（身体活動レベル※がふつうの場合）

年齢		エネルギー (kcal/日)	たんぱく質 (g/日)	カルシウム (mg/日)	鉄 (mg/日)	ビタミンA (μgRAE/日)	ビタミンB₁ (mg/日)	ビタミンB₂ (mg/日)	葉酸* (μg/日)	ビタミンC (mg/日)	食塩相当量 (g/日)
18～29歳	非妊娠期	2,000	50	650	6.5	650	1.1	1.2	240	100	＜6.5
	授乳婦	＋350	＋20	＋0	＋2.5	＋450	＋0.2	＋0.6	＋100	＋45	—

※エネルギーは推定エネルギー必要量，食塩相当量は目標量，それ以外の栄養素は推奨量を示している．
食品構成表については，表3-4に示した．

食事摂取基準　　授乳期は，母体の快復と母乳の分泌のために多くのエネルギー，栄養素，水分の摂取が必要である．さらに，育児のための活動に良好な栄養状態を維持することが重要である．食事摂取基準では，エネルギー，各栄養素に付加量を示している（**表3-7**）．

食事のポイント

① 母体の健康維持，母乳の分泌に必要な栄養素等の量を確保する．

② 良質なたんぱく質，ビタミン，ミネラルをバランスよく，十分に摂取する．

③ 総脂質の総エネルギーに占める割合は，非妊娠期の女性と同じである．

④ 乳汁780 mL/日を分泌するためには，十分な水分摂取に配慮する．

巻末**参考資料3**に「妊産婦のための食生活指針」を示した．

授乳婦の食事：目標エネルギー 2,350 kcal

	献立名	食品名	1人分分量(g)	エネルギー(kcal)	たんぱく質(g)	脂質(g)	カルシウム(mg)	鉄(mg)	VA(μgRAE)	食塩相当量(g)	調理法など
朝食	麦ご飯	精白米	85	304	5.2	0.8	4	0.7	—	—	
		押麦	5	17	0.3	0.1	1	0.1	—	—	
		水	135								
	なめこみそ汁	なめこ	20	3	0.3	—	1	0.1	12	—	
		焼きのり	0.3	1	0.1	—	1	0.1	6	—	
		かつお・昆布だし	150	3	0.5	—	5	—	—	0.2	
		麦みそ	10	20	1.0	0.4	8	—	—	1.1	
		葉ねぎ	3	1	0.1	—	2	—	4	—	
	温泉卵	鶏卵	50	76	6.2	5.2	26	0.9	75	0.2	
		かつお・昆布だし	5	—							
		こいくちしょうゆ	2	1	0.2	—	1	—	—	0.3	
		葉ねぎ	3	1	0.1	—	2	—	4	—	
	こまつなとじゃこの煮浸し	こまつな	30	4	0.5	0.1	51	0.8	78	—	
		えのきたけ	15	3	0.4	—	—	0.2	—	—	
		にんじん	5	2	—	—	1	—	35	—	
		しらす干し	5	10	2.0	0.2	26	—	12	0.3	
		かつお・昆布だし	50	1	0.2	—	2	—	—	0.1	
		本みりん	2	5	—	—	—	—	—	—	
		うすくちしょうゆ	2	1	0.1	—	—	—	—	0.3	
	マスタードマリネ	きゅうり	30	4	0.3	—	8	0.1	8	—	
		たまねぎ	7	3	0.1	—	1	—	1	—	
		スイートコーン	7	6	0.2	—	—	—	1	—	
		ささ身	7	7	1.6	0.1	—	—	1	—	
		りんご酢	5	1	—	—	—	—	—	—	
		ブラックペッパー	0.05	—							
		粒入りマスタード	3	7	0.2	0.5	4	0.1	—	0.1	
	小計			481	19.6	7.4	144	3.1	237	2.6	きな粉クッキー
間食	きな粉クッキー	薄力粉	18	66	1.5	0.3	4	—	—	—	1. ビニール袋に材料をすべて入れ混ぜ合わせ，ひとかたまりにする．
		きな粉	2	9	0.7	0.5	4	—	—	—	
		上白糖	6	23	—	—	—	—	—	—	
		調合油	8	74	—	8.0	—	—	—	—	2. クッキングシートを敷いた天板に麺棒でのばし，スティック状に切れ目を入れフォークで数カ所穴を開ける．
	オレンジティー	紅茶（浸出液）	150	2	0.2	—	2	—	—	—	
		オレンジ	10	4	0.1	—	2	—	1	—	
	小計			178	2.5	8.8	12	—	1	—	
昼食	パセリライス	精白米	85	304	5.2	0.8	4	0.7	—	—	3. 180度に予熱したオーブンで10分焼く．
		押麦	5	17	0.3	0.1	1		—	—	
		水	135								
		食塩不使用バター	4	31	—	3.3	1	—	32	—	
		パセリ	1	—	—	—	3	0.1	6	—	
	豚肉ソテーマッシュルームソース	豚・ヒレ	70	91	15.5	2.6	2	0.6	2	0.1	
		塩	0.2	—	—	—	—	—	—	0.2	
		こしょう	0.01	—	—	—	—	—	—	—	
		薄力粉	4	15	0.3	0.1	1	—	—	—	
		調合油	3	28	—	3.0	—	—	—	—	
		マッシュルーム	20	2	0.6	0.1	1	0.1	6	—	
		調合油	1	9	—	1.0	—	—	—	—	
		白ワイン	20	15	—	—	2	0.1	—	—	
		からし（練り）	2	6	0.1	0.3	1	—	—	0.1	
		生クリーム	10	43	0.2	4.5	6	—	39	—	
		塩	0.2	—	—	—	—	—	—	0.2	
		こしょう	0.01	—	—	—	—	—	—	—	
		食塩不使用バター	3	23	—	2.5	—	—	24	—	
	付)	ブロッコリー	40	13	1.7	0.2	15	0.4	27	—	
		ミニトマト	20	6	0.2	—	2	—	16	—	

献立名		食品名	1人分分量 (g)	エネルギー (kcal)	たんぱく質 (g)	脂質 (g)	カルシウム (mg)	鉄 (mg)	VA (μgRAE)	食塩相当量 (g)	調理法など
昼食（つづき）	はくさいとりんごのサラダ	は く さ い	50	7	0.4	0.1	22	—	4	—	
		りんご（皮つき）	25	15	0.1	0.1	1	—	1	—	
		パ セ リ	0.5	—	—	—	1	—	3	—	
		フレンチドレッシング	10	41	—	4.2	—	—	—	0.3	
	じゃがいものポタージュ	じゃがいも	60	46	1.0	0.1	2	—	—	—	
		た ま ね ぎ	15	6	0.2	—	3	—	—	—	
		食塩不使用バター	2	15	—	1.7	—	—	16	—	
		洋 風 だ し	150	9	2.0	—	8	—	—	0.8	
		塩	0.2	—	—	—	—	—	—	0.2	
		こ し ょ う	0.01	—	—	—	—	—	—	—	
		生 ク リ ー ム	10	43	0.2	4.5	6	—	39	—	
		ク ル ト ン	2	5	0.2	0.1	1	—	—	—	
		小　　計		790	28.2	29.2	83	2.0	215	1.9	
間食	メロンパンクッキー	ホットケーキミックス	20	73	1.6	0.8	20	—	2	0.2	メロンパンクッキー
		調 合 油	4	37	—	4.0	—	—	—	—	1. 油と卵を混ぜ，バニラエッセンスを加えてからホットケーキミックスを入れる．生地ができたら丸く成形する．
		鶏 卵	5	8	0.6	0.5	3	—	8	—	
		バニラエッセンス	0.1	—	—	—	—	—	—	—	
		グ ラ ニ ュ ー 糖	2	8	—	—	—	—	—	—	2. 表面にナイフで網目状に筋をつける．グラニュー糖を振りかける．
	ホットミルク	普 通 牛 乳	200	134	6.6	7.6	220	—	76	—	
		小　　計		260	8.8	12.9	243	—	86	0.2	3. 180度に予熱したオーブンで15分くらい焼く．
夕食	かやくご飯	精 白 米	85	304	5.2	0.8	4	0.7	—	—	
		押 麦	5	17	0.3	0.1	1	—	—	—	
		水	130								
		あ さ り 水 煮	10	11	2.0	0.2	11	3.0	1	0.1	
		に ん じ ん	10	4	0.1	—	3	—	72	—	
		乾 し し い た け	1	2	0.2	—	—	—	—	—	
		ご ぼ う	10	7	0.2	—	5	—	—	—	
		油 揚 げ	10	29	1.8	2.3	23	0.3	—	—	
		清 酒	2	2	—	—	—	—	—	—	
		こいくちしょうゆ	3	2	0.2	—	1	—	—	0.4	
		グ リ ン ピ ー ス	5	5	0.3	—	1	0.1	2	—	
	あじのしょうが酢かけ	あ じ 切 り 身	60	76	11.8	2.7	40	—	4	0.2	
		じゃがいもでんぷん	4	13	—	—	—	—	—	—	
		調 合 油	6	55	—	6.0	—	—	—	—	
		うすくちしょうゆ	3	2	0.2	—	1	—	—	0.5	
		穀 物 酢	7	2	—	—	—	—	—	—	
		塩	0.1	—	—	—	—	—	—	0.1	
		上 白 糖	3	12	—	—	—	—	—	—	
		し ょ う が	0.5	—	—	—	—	—	—	—	
		だ い こ ん	30	5	0.1	—	7	0.1	—	—	
	付)	レモン（スライス）	5	3	—	—	3	—	—	—	
	付)	カットわかめ	1	1	0.2	—	8	0.1	2	0.2	
		き ゅ う り	20	3	0.2	—	5	0.1	6	—	
		赤 た ま ね ぎ	20	8	0.2	—	4	0.1	—	—	
	野菜の三色炒め	も や し	40	6	0.7	—	4	0.1	—	—	
		青 ピ ー マ ン	10	2	0.1	—	1	—	3	—	
		に ん じ ん	5	2	—	—	1	—	36	—	
		ベ ー コ ン	5	20	0.6	2.0	—	—	—	0.1	
		塩	0.1	—	—	—	—	—	—	0.1	
		こ し ょ う	0.01	—	—	—	—	—	—	—	
		調 合 油	2	18	—	2.0	—	—	—	—	
	すまし汁	は ん ぺ ん	10	9	1.0	0.1	2	0.1	—	0.2	
		生 し い た け	10	2	0.3	—	—	—	—	—	
		糸 み つ ば	3	—	—	—	1	—	8	—	
		かつお・昆布だし	150	3	0.5	—	5	—	—	0.2	

	献立名	食品名	1人分分量 (g)	エネルギー (kcal)	たんぱく質 (g)	脂質 (g)	カルシウム (mg)	鉄 (mg)	VA (μgRAE)	食塩相当量 (g)	調理法など
夕食（つづき）		うすくちしょうゆ	3	2	0.2	―	1	―	―	0.5	
		塩	0.3	―	―	―	―	―	―	0.3	
	果　　　物	グレープフルーツ	80	30	0.7	0.1	12	―	27	―	
		小　　　　　計		657	27.1	16.3	144	4.7	161	2.9	
		合　　　　　計		2,366	86.2	74.6	626	9.8	700	7.6	

栄養評価		当該献立	目標値
穀類エネルギー比	%	47.4	40 〜 50
動物性たんぱく質比	%	56.0	40 〜 50
動物性脂質比	%	46.2	40 〜 50
たんぱく質エネルギー比	%	14.6	15 〜 20
脂肪エネルギー比	%	28.4	20 〜 30
炭水化物エネルギー比	%	57.0	50 〜 65

第4章
新生児期，乳児期の栄養

1. 乳児期の栄養

乳児期栄養の特性

　この時期は，身体の構成成分の維持ならびに生命活動のために栄養素を必要とするだけでなく，発育・発達のために十分なエネルギーや栄養素を摂取しなければならない．また，次のような生理的特徴に合わせた食事を提供することが重要である．

○1歳までに身長が1.5倍，体重が3倍に達する．体重当たりの栄養必要量が大きい．

○胎盤を介した免疫が生後3か月で減少し生理的免疫不全になるため，感染や疾病に対する抵抗力が低い．

○3か月までは唾液アミラーゼが少ない．消化・吸収機能が未熟でたんぱく質や脂質の消化能も未熟である．

○運動機能や食べる機能も発達段階にあり，発達にあった支援が必要である．

○食欲・味覚・嗜好の発達には，さまざまな食経験が重要となる．

　以上のことから乳児期においては，食事の形態や食品の選び方や調理法，与え方には細心の注意が必要である．

乳児期の栄養学的特徴

○ビタミンKは胎盤を通過しにくく，母乳中のビタミンK含量が低いこと，腸内細菌での合成が低いことから新生児ではビタミンK欠乏に陥りやすい（ビタミンK欠乏性出血症）．

○ビタミンAは，妊娠中に胎盤を介して胎児に供給され蓄積する．

○日照機会が少ないとビタミンD欠乏による「くる病」を発症する可能性がある．

○胎児期の鉄の蓄積が生後9か月には枯渇し，貧血傾向がみられる．

乳児期の区分

　乳児期初期の4週未満は新生児期といわれる．新生児期を含めて満1歳未満を乳児期という（図4-1）．出生直後のエネルギー消費量は少ないが，日数とともに増大し，1週間

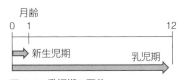

月齢

新生児期（生後1か月）…乳児期初期の4週未満をいう
乳児期…新生児期を含めて満1歳未満をいう

図4-1　乳児期の区分

表4-1 乳児期の食事摂取基準 (女性)

年齢	エネルギー (kcal/日)	たんぱく質 (g/日)	脂質(%)	カルシウム (mg/日)	鉄 (mg/日)	ビタミンA (μgRAE/日)	ビタミンB₁ (mg/日)	ビタミンB₂ (mg/日)	ビタミンC (mg/日)	食塩相当量 (g/日)
0〜5月	500	10 (1.7)*	50	200	0.5	300	0.1	0.3	40	0.3
6〜8月	600	15 (1.9)*	40	250	4.5	400	0.2	0.4	40	1.5
9〜11月	650	25 (3.0)*	40	250	4.5	400	0.2	0.4	40	1.5
成人女性	2,000	50 (1.0)*	20〜30	650	10.5	650	1.1	1.2	100	< 6.5

エネルギーは推定エネルギー必要量，鉄の6〜8月，9〜11月は推奨量，それ以外の栄養素は目安量で示している.
*（ ）内は，たんぱく質の体重当たりのおおよその目安量.
成人女性：18〜29歳，身体活動レベル（ふつう），食塩相当量は目標量，それ以外の栄養素は推奨量で示している.

表4-2 母乳の利点

●乳児が消化・吸収しやすく，発育に必要な成分が整っている

●感染症を防ぐ物質を含み，感染症の発症を防ぐ

●母子関係を良好にする

●産後の母体の回復を早める

●乳幼児突然死症候群（SIDS）*3 の発症が少ない

後には 120 kcal/kg となる. 乳児期の成長速度は著しく速く，体重当たりの栄養素の消費量も多い.

乳児期の食事摂取基準 （表4-1）

単位体重当たりのエネルギー，たんぱく質の必要量や脂肪エネルギー比率が成人女性に比し高いことがわかる.

乳児期栄養の実際

乳汁栄養

生後0日目〜5か月の乳児の栄養は，100% 乳汁に依存する.

母乳栄養

乳児を母乳で育てることを母乳栄養という. もっとも自然で母児にとって理想的な栄養法である. 分娩後，数日間出る母乳を初乳といい，その後，移行乳を経て，成熟乳となる. 初乳は成熟乳と比べて，感染症を防ぐ物質（免疫グロブリン*1 やラクトフェリン*2 など）を多く含む（表4-2）.

母乳は冷凍保存することが可能であるため，母親が就労している場合にも，環境や周囲の協力によって母乳栄養を継続することが可能である. 使用する際には，自然解凍または流水で解凍する.

＊1 **免疫グロブリン**：体内に入ったウイルスや病原体を排除する働きである免疫で役立つたんぱく質.
＊2 **ラクトフェリン**：抗菌作用をもつ糖たんぱく質.
＊3 **乳幼児突然死症候群（SIDS）**：睡眠中に乳幼児が，何の予兆や既往歴もないまま死に至る原因不明の病気である. 予防法は確立されていないが，「あおむけに寝かせる」「できるだけ母乳で育てる」「周囲の禁煙」が発症を防ぐポイントとされている.

表4-3　育児用ミルクの種類と特徴

育児用ミルクの種類	特　徴
乳児用調製粉乳	一般的には牛乳を原料に用い，母乳の成分に近づくよう調製されており，母乳の代替品となる.
低出生体重児用ミルク	NICU（新生児集中治療室）での治療を必要とする場合には低出生体重児用粉乳が用いられる. 乳児用調製乳に比べ，たんぱく質，ナトリウム，カルシウム，リン，ビタミンDが強化され，エネルギーも若干高く調製されている.
ペプチドミルク	たんぱく質を消化されやすい形（ペプチド）まで分解したもので，その組成を母乳に近づけてある. 未消化の牛乳たんぱく質を減らすことで乳児の消化負担が軽くなり，アレルゲン性も低減されているが，アレルギー予防やアレルギー治療のための育児用粉乳ではない.
特殊用途ミルク	牛乳のたんぱく質を酵素分解したミルクアレルギー疾患用粉ミルクや乳糖不耐症（乳糖を分解する酵素が欠損）の乳児のために乳糖を取り除いた無乳糖ミルクがある.
特殊治療ミルク	先天性代謝異常症（体内での代謝に必要なある酵素が欠損しているなど）の乳児の治療に用いるミルク.
フォローアップミルク	生後9カ月以降に利用できる栄養補給用のミルクであり，母乳の代替品ではない. 不足しがちな鉄やカルシウムなどが強化されている. 離乳が順調に進んでいれば，利用する必要はない.

人工栄養（育児用ミルク）

　乳児を母乳以外の乳汁（育児用ミルク）で育児することを，人工栄養という. 育児用ミルクには，一般的に粉ミルクといわれる乳児用調製粉乳のほか，低出生体重児用ミルクやペプチドミルク，特殊用途ミルク，特殊治療ミルク，フォローアップミルクなどがある（**表4-3**）. 乳児の月齢や身体状況に合わせて選択する. 近年では，乳児用粉ミルクに比べ，授乳者の負担軽減や安全面で利点があることや，災害時の備えとしても活用できるとして乳児用液体ミルクが販売されることとなった. **表**4-4に各社調製粉乳成分一覧表（育児用調製粉乳）について示した.

混合栄養

　乳児を母乳と育児用ミルクの両方で育児することを混合栄養という. 母乳が不足する場合や母親が就労している場合に用いる.

母乳栄養法

母乳栄養の動向

　平成27年度乳幼児栄養調査結果によると，10年前の調査と比し母乳栄養の割合が増加し，人工栄養の割合が減少した. 混合栄養も含めると，母乳を与えている割合は生後1か月で96.5%，生後3か月で89.8%であった.

初乳と成乳

　初乳：最初の数日間の乳汁は，色調が成乳より黄色が強く，粘調，濃厚. 分泌型免疫グ
　　　　ロブリンA（分泌型IgA）[*1]が成乳の3倍含まれる.
　移行乳：初乳から成乳に移行するまでの乳汁.

[*1]　**分泌型免疫グロブリンA**：分泌型IgAは粘膜表面で病原体や毒素に結合し，機能を無効化する. 乳児は分泌型IgAをつくることができないが，母乳中の分泌型IgAによって感染症から守られる. 近年では，消化管の分泌型IgAが生後の腸内細菌の定着や加齢にともなう腸内細菌叢の変動に重要な役割を果たし，腸内細菌叢の形成に寄与していることが報告されている.

表 4-4　各社調製粉乳成分一覧表（育児用調製粉乳）　　　　　　　　　　　　　　平成 27 年 12 月現在

品　　　　名	ビーンスタークすこやかM1		明治ほほえみ		レーベンスミルクはいはい		ドライミルクはぐくみ		ペプチドミルクE赤ちゃん	
会　　社　　名	ビーンスターク・スノー		明治		和光堂		森永乳業		森永乳業	
標　準　組　成	製品 100 g 中	13% 液 100 mL 中	製品 100 g 中	13.5% 液 100 mL 中	製品 100 g 中	13% 液 100 mL 中	製品 100 g 中	13% 液 100 mL 中	製品 100 g 中	13% 液 100 mL 中
たんぱく質　　　(g)	11.7**	1.52**	11.1**	1.50**	11.7**	1.52**	11.0***	1.43***	11.0***	1.43***
脂質　　　　　　(g)	27.8	3.61	26.1	3.52	27.7	3.60	27.0	3.51	○27.0	3.51
炭水化物　　　　(g)	55.5	7.22	57.7	7.79	55.8	7.25	57.0	7.41	○57.0	7.41
灰分　　　　　　(g)	2.2	0.29	2.3	0.31	2.4	0.31	2.3	0.30	○ 2.3	0.30
水分　　　　　　(g)	2.8		2.8		2.4		2.7		○ 2.7	
エネルギー　　(kcal)	514	66.8	506	68	518	67	512	67	512	67
フェニルアラニン(mg)	450*	59*	468*	63*	460	60	470	61	431	56
イソロイシン　(mg)	650	85	625	84	640	83	714	93	713	93
ロイシン　　　(mg)	1,150	150	1,088	147	1,150	150	1,193	155	1,188	154
バリン　　　　(mg)	690	90	690	93	690	90	654	85	650	85
メチオニン　　(mg)	240	31	241	33	240	31	268	35	257	33
スレオニン　　(mg)	670	87	660	89	660	86	672	87	682	89
トリプトファン(mg)	180	23	185	25	160	21	178	23	167	22
リジン　　　　(mg)	930	121	916	124	940	122	955	124	969	126
ヒスチジン　　(mg)	300	39	300	41	290	38	246	32	240	31
アルギニン　　(mg)	320	42	302	41	320	42	329	43	329	43
アスパラギン酸(mg)	1,080	140	1,046	141	1,060	138	1,077	140	1,082	141
シスチン　　　(mg)	190	25	203	27	190	25	200	26	200	26
グルタミン酸　(mg)	2,170	282	2,026	274	2,220	289	2,222	289	2,205	287
グリシン　　　(mg)	220	29	226	31	220	29	220	29	221	29
プロリン　　　(mg)	880	114	878	119	910	118	860	112	866	113
セリン　　　　(mg)	600	78	610	82	600	78	590	77	582	76
チロシン　　　(mg)	380	49	405	55	380	49	418	54	264	34
アラニン　　　(mg)	480	62	449	61	480	62	494	64	508	66
ビタミン A　　(μg)	450	58.5	390	53	420	55	410	53	410	53
ビタミン B₁　　(mg)	0.4	0.05	0.4	0.054	0.4	0.052	0.35	0.046	0.35	0.046
ビタミン B₂　　(mg)	0.8	0.10	0.6	0.081	0.6	0.078	0.7	0.091	0.7	0.091
ビタミン B₆　　(mg)	0.4	0.05	0.3	0.041	0.3	0.039	0.3	0.039	0.3	0.039
ビタミン B₁₂　(μg)	1.5	0.20	2.0	0.27	1.5	0.20	1.2	0.16	1.2	0.16
ビタミン C　　(mg)	60	7.8	70	9.5	60	7.8	60	7.8	60	7.8
ビタミン D　　(μg)	9.3	1.2	6.5	0.88	7	0.9	6.5	0.85	6.5	0.85
ビタミン E　　(mg)	3.9	0.5	6.2	0.84	4.5	0.59	10	1.3	10	1.3
α-トコフェロールとして										
ビタミン K　　(μg)	31	4.0	25	3.4	13	1.7	25	3.3	25	3.3
パントテン酸　(mg)	4.0	0.52	4.3	0.58	4.0	0.52	4.0	0.52	4.0	0.52
ナイアシン　　(mg)	5.0	0.65	3.0	0.41	4.3	0.56	3.5	0.46	3.5	0.46
葉酸　　　　　(μg)	100	13.0	100	14	60	7.8	100	13	100	13
カルシウム　　(mg)	350	45.5	380	51	380	49	380	49	380	49
マグネシウム　(mg)	37	4.8	40	5.4	40	5.2	45	5.9	45	5.9
ナトリウム　　(mg)	150	19.5	140	19	140	18	140	18	140	18
カリウム　　　(mg)	500	65	490	66	480	62	495	64	495	64
リン　　　　　(mg)	200	26	210	28	210	27	210	27	210	27
塩素　　　　　(mg)	310	40.3	310	42	320	42	310	40	310	40
鉄　　　　　　(mg)	6.2	0.81	6.0	0.81	7	0.91	6	0.78	6	0.78
銅　　　　　　(μg)	312	40.6	320	43	320	42	320	42	320	42
亜鉛　　　　　(mg)	3.0	0.39	3.0	0.41	3	0.39	3.0	0.39	3.0	0.39
ビオチン　　　(μg)	○ 3.9	0.5	○ 2.6	0.4	○ 4.4	0.6	○ 6.0	0.8	○ 4.0	0.5
カルニチン　　(mg)	○ 9.5	1.2	● 10.0	1.4	○ 11.0	1.4	○ 12.0	1.56	○ 12.0	1.6
セレン　　　　(μg)	● 6.2	0.81	● 10.4	1.4	○ 5.1	0.7	● 7.0	0.9	● 5	0.7
ヨウ素　　　　(μg)	○ 18.0	2.3	○ 50.0	6.7	○ 10.0	1.3	○ 55	7.2	○ 25.0	3.3

*　アミノ酸値は実測値より算出
**　窒素−たんぱく質換算係数 6.25
***　窒素−たんぱく質換算係数 6.38
◎微量栄養素量（○印　実測値，●印　規格値）
◎調製粉乳の成分等については，各乳業会社にお問い合わせ下さい.

表 4-5　月齢別授乳回数および 1 回量

月齢	授乳回数	1 回量 （mL）
0	7	100 未満
1	6	100 〜 120
2	6	100 〜 150
3	5	100 〜 180
4	5	180 〜 200
5	5	180 〜 200

　成乳：約 10 日以降の乳汁，白色または帯黄白色で甘味がある．

授乳の実際

　生後 1 か月ぐらいまでは，母乳の分泌量が少ないこともあり，回数や間隔は不規則である．それ以降は，1 日の回数や間隔が定まってくる．**表** 4-5 に月齢別授乳回数および 1 回量を示した．

　授乳の回数や間隔は乳児の発育とともに変化するが，乳児が欲しがるときに与える自律授乳が望ましい．授乳後は溢乳（いつにゅう）*1 を防ぐため，げっぷをさせる．

母乳不足による乳児の徴候

　○発育が悪く，正常な体重を示さない→成長曲線で確認する．

　○授乳間隔が短くなる．

　○哺乳時間が長くなる．

　○不きげんなど．

人工栄養法

　母乳分泌不足や授乳禁忌，母や児の病気などのほか，保育所や乳児院などにおいて母乳に代わるもので乳児を育てる場合に行われる．抵抗力の低い乳児に与えるため，衛生面に十分配慮して，調乳を行う．

調乳法

① 調乳の準備品

　哺乳瓶：耐熱ガラス製やプラスチック製がある．

　乳首：シリコンゴム製などの種類があり，月齢により穴の形状やサイズはさまざまある．キャップ，計量スプーン，すりきり用具，やかん，洗浄用ブラシ，洗剤，ふきん，哺乳瓶はさみ，消毒用鍋，温度計を準備する．

② 器具の消毒（**図** 4-2）

　使用後はすぐに器具をよく洗浄したうえで，消毒を行う．器具によっては不適切な消毒方法もあるため，確認する．消毒後は，衛生面に配慮し専用の保管庫に収納する．

＊1　溢乳：乳汁が逆流すること．乳児は胃の入り口の筋肉が未発達であるため，乳汁を口からもどしてしまうことがある．

煮沸消毒	薬液消毒	電子レンジによる消毒
・沸とうしてから5〜10分ほど煮沸する. ・びんばさみやトングで取り出しびんを下向きにして，乾燥させて使用する. ・消毒後は必ずフタ付きの保管庫にしまう.	・薬液（次亜塩素酸ナトリウム系）を説明書に従って希釈する. ・使用時に取り出し，水気をよく切って使用する（残液やにおいが気になる場合は水ですすぐ）.	・哺乳瓶消毒の電子レンジ専用容器に入れ，説明書に記載されている時間，加熱する. ・消毒後はそのまま保管することができる.

図4-2　器具の消毒方法

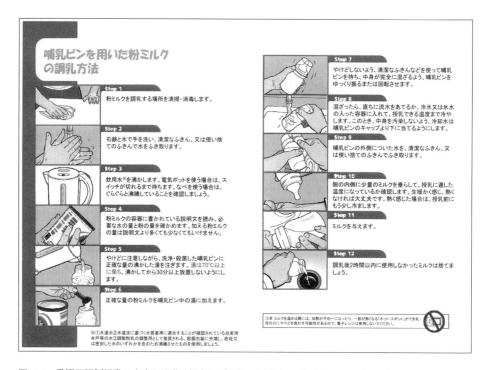

図4-3　乳児用調製粉乳の安全な調乳，保存及び取扱いに関するガイドラインの概要（FAO/WHO 共同作成）
（WHO：How to Prepare Formula for Bottle-Feeding at Home. 2007）

③ 調乳の実際

　世界保健機構（WHO）および国連食糧農業機関（FAO）が「乳児用調製粉乳の安全な調乳，保存および取り扱いに関するガイドライン」を作成したのを受け，厚生労働省は都道府県および関係団体あて情報提供を行った（**図4-3**）.

2. 離乳期の栄養

離乳の定義

　厚生労働省の「授乳・離乳の支援ガイド」によると，離乳とは，母乳または育児用ミルクなどの乳汁栄養から幼児食に移行する過程と定義されている（**図4-4, 4-5**）.

	機能獲得過程	特徴的な動き
介助食べが主	経口摂取準備期	哺乳反射，指しゃぶり，玩具なめ，舌突出
	嚥下機能獲得期	下唇の内転，閉口時の舌先の固定，食塊の咽頭への移送
	捕食機能獲得期	顎・口唇の随意閉鎖，上唇での擦り取り
	押し潰し機能獲得期	口角の水平の動き，舌の口蓋前方への押付け
	すり潰し機能獲得期	下顎の偏位，口角の引き（左右非対称）
自食が主	自食準備期	歯固め遊び，手づかみ遊び
	手づかみ機能獲得期	口唇中央部からの捕食，前歯咬断，顎部廻旋の消失
	食具食べ機能獲得期	口唇中央部からの食具の挿入，口唇での捕食

図 4-4　食べる機能の発達過程
（向井美惠：食べる機能の発達とその獲得. 臨床栄養，111（1）：34，2007）

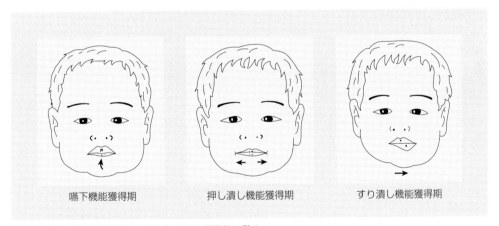

嚥下機能獲得期　　　　押し潰し機能獲得期　　　　すり潰し機能獲得期

図 4-5　摂取機能発達過程にみられる口唇の特徴的な動き
（向井美惠：食べる機能の発達とその獲得. 臨床栄養，111（1）：34，2007）

離乳の必要性と役割

　生後5～6か月までは乳汁で発育していくが，そのうち乳汁だけでは必要なエネルギーや栄養素が不足してくる. また，乳汁のような液体だけでは，咀しゃく・嚥下機能などの食べる機能や消化・吸収機能も発達しない. このような理由から，離乳を進める必要がある.

離乳食の役割
○栄養補給
○食べる機能の発達

○消化機能の発達

○食習慣の確立

○精神発達の促進[*1]

離乳の開始

　離乳の開始とは，滑らかにすりつぶした状態の食物をはじめて与えたときをいう．その時期は生後5〜6か月が適当である．乳児の体調のよい日に（できれば昼間に），食物アレルギー発症の心配の少ない「つぶしがゆ」からはじめる（**表4-6〜4-8**）．

離乳食の開始の目安

○首のすわりがしっかりしている．

○支えると座ることができる．

○食物に興味を示してくる．

○哺乳反射の減弱　→スプーンなどを口に入れても舌で押しだすことが少なくなる．

離乳の完了

　離乳の完了とは，形ある食物を噛みつぶすことができるようになり，エネルギーや栄養素の大部分が母乳または育児用ミルク以外の食物からとれるようになった状態をいう．その時期は生後12〜18か月ごろである．なお，離乳の完了は，母乳または育児用ミルクを飲んでいない状態を意味するものではない．

離乳食の進め方の目安

　乳児の食べる機能や消化・吸収機能，食べる様子などを考慮しながら，離乳食の量や食品の種類，固さ，大きさなどを変えていく．また，離乳食の進行に関しても個人差があることを理解したうえで，「授乳・離乳の支援ガイド」を参考に進めていく（**図4-6**）．

　離乳食は手作りが好ましいが，離乳食作りに対する保護者の負担が少しでも軽減するのであれば，ベビーフード等の加工食品を上手に使用することも一つの方法である（**表4-9，4-10**）

表4-6　離乳開始から1か月間の離乳食の進め方

食物			日数 1〜2日	3〜4日	5〜7日	8〜10日	11〜12日	13〜14日	15〜19日	20日まで	30日まで
つぶしがゆ			1さじ	2さじ	3さじ	3さじ	3さじ	3さじ	4さじ	7さじ	40〜50g
野菜おろし つぶし煮	じゃがいも	薄味とする			1さじ*	2さじ*	3さじ*	3さじ*	4さじ	4さじ	5さじ
	にんじん				1さじ*	2さじ*	3さじ*	3さじ*			
	青　菜				1さじ*	2さじ*	3さじ*	3さじ*			
卵黄		よく火を通す					1/2さじ	1/2さじ	1/2さじ	2さじ	半個
バター										1/3さじ	1さじ

*：野菜の量は1回1食品を使用した場合の値．2食品使用のときは，示している量の1/2程度を目安にする．

＊1　精神発達：食べることから，食べ物への興味，食べ物の好き嫌い，食事の楽しみ，誰かと食べることの喜びなど，精神面においても発達がみられる．

表 4-7　月齢別による離乳食例

月齢	献立名	材料名	可食量（g）	作り方・メモ
5〜6か月	1. つぶし10倍がゆ	白米 水	10 10倍	米は洗って重量の10倍の水を加えてコトコトとゆっくりと煮る
	2. パンがゆ	食パン 牛乳 ベビーフード	20 100 3	食パンの耳を落とし, 1cmのさいの目に切って, 牛乳を加えて煮る. ベビーフードのほうれんそうなどを加える
	3. みそがゆ	白みそ だし汁 穀粉 （またはフレーク）	3 100 3	だし汁に白みそを入れて薄味のみそ汁を作る. つぶし10倍がゆを加えてもよい. 市販されている穀粉やおもゆなどを加えて作る
	4. 白身魚のみぞれ煮	白身魚 だいこんおろし 砂糖 しょうゆ	10〜15 10 1 1	甘鯛やかれいなどの白身魚の骨をていねいに除く. だし汁50mLに砂糖, しょうゆを入れて軟らかく煮る. だいこんおろしを加えて煮上げる
	5. 洋風茶碗蒸	卵黄 牛乳 塩	8 30 0.2	卵黄に牛乳を加えてよく混ぜる. 塩で調味して蒸し器で蒸す（弱火で5分くらい）
7〜8か月	1. パンのおじや風	食パン 白身魚 ほうれんそう 野菜スープ 塩・しょうゆ	15 5 5 50〜100 塩分0.3%	野菜スープに, さいの目に切った食パンとほうれんそうの葉先をみじんに切って加えてコトコトと煮る. 蒸してほぐした白身魚を加えてさらに煮る. 塩分がスープ量の0.5%になるように調味する
	2. バナナセーキ	バナナ 砂糖 牛乳	30 3 100	バナナは細かく切ってつぶす. 砂糖, 牛乳を加えてよくかき混ぜる. 弱火にかけて軽く火をとおす
	3. ぎせい豆腐	卵 豆腐 にんじん グリンピース だし汁 砂糖 塩・しょうゆ	10 20 5 5 30 1 0.5／1	にんじんはみじん切りにしてゆでる. グリンピースも軟らかくゆでる. 豆腐はよくすり, 卵, だし汁, 塩, しょうゆ, 砂糖で調味して, その中に野菜を入れる. 器に入れてオーブンでゆっくり焼く（160℃で10分）
	4. うどんの卵とじ	ゆでうどん ほうれんそう にんじん 卵 砂糖 塩・しょうゆ だし汁	30 5 5 20 2 0.5／1 30	ゆでうどんは3cmくらいに切る. にんじんは2cmの線切り, ほうれんそうは葉先部分をゆでて細かく切っておく. だし汁に材料を入れて中火でゆっくり煮る. 調味料を加えてひと煮立ちさせ, 卵でとじる

月齢	献立名	材料名	可食量(g)	作り方・メモ
9～11か月	1. みどり和え	しらす干し	5	きゅうりはさっと湯をとおしてすりおろす．し
		きゅうり	30	らす干しは湯をとおして細かく切る．おろした
		酢	3	きゅうりに調味してしらす干しを和える
		砂糖	2	
	2. ヨーグルトの	トマト	20	トマトは湯むきをして種を除き細かく切る．は
	サラダ	はくさい	5	くさいもゆでて細かく切る．ヨーグルトに塩を
		ヨーグルト	10	加えて野菜を和える．マヨネーズを加えてもお
		塩	0.2	いしい
	3. チャウダー	ゆでうどん	50	青菜はさっとゆで細かく切っておく．トマトは
	うどん	粉チーズ	5	湯むきして種を除きさいの目に切る．鍋にバタ
		青菜	10	ーを溶かし3cmに切ったうどんを入れて炒め，
		トマト	30	スープまたは湯と牛乳を加えて煮込む．さらに，
		バター	3	野菜を加えてゆっくりと煮込み，最後に粉チー
		牛乳	50	ズを加えて調味する
		スープ(湯)	50	
	4. フルーツ	バナナ	30	バナナは細かいさいの目，みかん(缶)も同じ
	サラダ	みかん(缶)	15	くらいに切る．りんごはすりおろし，ベビーフ
		りんご	15	ードの果物と一緒に和える
		もも	15	
		(ベビーフード)		
12～15か月	1. さつまいもの	さつまいも	50	さつまいもは蒸して裏ごす．鍋にバターを溶か
	黄金焼	砂糖	10	し，牛乳，砂糖，塩を入れ，さつまいもを加え
		塩	0.3	てよく練り上げる．荒熱を取ったのちに，卵黄
		卵黄	3	を加えて混ぜ，ホイルに絞ってオーブンで焼く
		牛乳	10～15	(160℃で7～8分)
		バター	3	
	2. オレンジ	牛乳	80	牛乳と100%オレンジジュース(ベビーフード
	エッグノック	100%オレンジジュース	40	もある)，卵，砂糖をよく撹拌する．鍋に入れて
		卵	30	弱火でゆっくり火をとおす．少し冷まして与え
		砂糖	5	る
	3. ピーチムース	生クリーム	60	粉ゼラチンは少しの水で膨潤させ，湯煎にて溶
		粉ゼラチン	1	かす．生クリームは少し泡立てる．砂糖と桃缶
		桃缶汁	3	汁を加え，さらにゼラチンを加え，黄桃のさい
		砂糖	5	の目切りを加えてゼリー型に流し，冷し固める
		黄桃(缶)	30	

表 4-8 大人の食事を上手に利用した離乳食

1. 主食

		初期 （ゴックン期）	中期 （モグモグ期）	後期 （カミカミ期）
口 の 特 徴		舌で押し出さずに唇を閉じて飲み込む	舌を上手に動かしてつぶして食べる	舌を左右に動かし奥の歯茎でつぶす
食 べ 物 の 形		ドロドロ状	ベタベタ状	ツブツブ状
主食	ご は ん	●煮返しがゆ 　ごはん1：水6〜7	●あらつぶしがゆ 　ごはん1：水3〜5	●かたがゆ（全がゆ） 　ごはん1：水2〜3
	パ ン	●パンがゆ 　軽くトーストしたパンをほぐし，水または牛乳，ミルクでコトコトと煮る	●フレンチトースト	●トースト ●サンドイッチ
	う ど ん	●うどんの煮つぶし	●煮込みうどん	●煮込みうどん ●卵とじうどん

2. 主菜

		初期 （ゴックン期）	中期 （モグモグ期）	後期 （カミカミ期）
主菜	ゆ で 卵	●かたゆで卵の黄身をスープやだし汁でのばしたり，おかゆに混ぜる	●茶碗蒸し・卵とじ	●オムレツ・いり卵
	煮 魚 焼 き 魚	●味のしみていないところをほぐしたり，すりつぶしたりする	●味のしみていない中側をほぐして使う	●味のしみていない中側をほぐして使う
	ハンバーグ		●生ひき肉をすりつぶし，ペースト状にして使う	●調味料を入れる前に取り分け，団子にしてスープで煮込む
	湯 豆 腐	●一度ゆでてつぶす	●一度ゆでて細かく切る	●一度ゆでて細かく切る

3. 副菜

		初期 （ゴックン期）	中期 （モグモグ期）	後期 （カミカミ期）
副菜	おひたし	●葉先の軟らかいところをつぶしたり裏ごししてスープやおかゆに混ぜる	●みじん切りしてスープやだし汁で煮る	●荒みじん切りしておひたしにする
	野菜いため	●大人向けに切った材料をよく煮て，ペースト状にする	●みじん切りしてスープやだし汁で煮る	●短めの細切り野菜をいためて煮込む
	カ レ ー シチュー	●4〜5倍に薄める ●味付け前の軟らかくなった野菜をなめらかにし，煮汁でドロドロ状に煮る	●2〜3倍に薄める ●実はみじん切り ●味付け前の野菜を3〜5mm角に切り煮汁を加える	●できるだけ薄味に ●実はみじん切り ●味付け前の野菜を5〜8mm角に切り煮汁を加える

（足立己幸・巷野悟郎，編：乳幼児からの食事学．有斐閣選書，1991）

	離乳初期 5〜6か月頃	離乳中期 7〜8か月頃	離乳後期 9〜11か月頃	離乳完了期 12〜18か月頃
進め方の目安	○子どもの様子をみながら1日1さじずつ始める ○母乳や育児用ミルクは飲みたいだけ与える	○1日2回食で食事のリズムをつけていく ○いろいろな味や舌ざわりを楽しめるように食品の種類を増やしていく	○食事のリズムを大切に，1日3回食に進めていく ○共食を通じて食の楽しい体験を積み重ねる	○1日3回の食事リズムを大切に，生活リズムを整える. ○手づかみ食べにより，自分の食べる楽しみを増やす
調理形態	なめらかにすりつぶした状態	舌でつぶせる固さ	歯ぐきでつぶせる固さ	歯ぐきで嚙める固さ
食事1回当たりの目安量　Ⅰ．穀類	①つぶしがゆからはじめる ②すりつぶした野菜なども試してみる ③慣れてきたら，つぶした豆腐，白身魚，卵黄などを試す（必ず加熱する）	全がゆ50〜80g	全がゆ90〜軟飯80g	軟飯80g〜ご飯80g
Ⅱ．野菜・果物		20〜30g	30〜40g	40〜50g
Ⅲ．魚		10〜15g	15g	15〜20g
または肉		10〜15g	15g	15〜20g
または豆腐		30〜40g	45g	50〜55g
または卵		卵黄1個〜全卵1/3個	全卵1/2個	全卵1/2個〜2/3個
または乳製品		50〜70g	80g	100g
食べる機能の目安	口を閉じて食べものの取り込みや飲み込みができる	舌と上あごで食べものをつぶして食べることができる	歯ぐきで食べものをつぶすことができるようになる	歯を使うようになる
唇・舌の動きを観察して食べる機能の発達をチェック	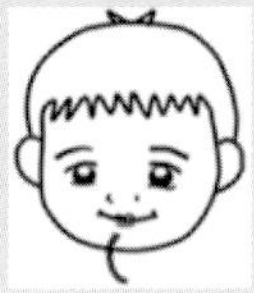	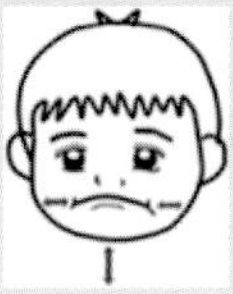	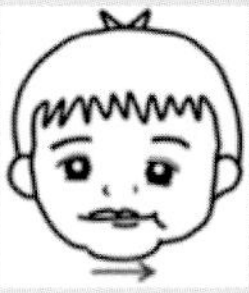	

* 衛生面に十分配慮して食べやすく調理したものを与える.

■ 食品の種類と組み合わせ

　与える食品は，離乳の進行に応じて，食品の種類および量を増やしていく．離乳の開始は，おかゆ（米）からはじめる．新しい食品をはじめるときには離乳食用のスプーンで1さじずつ与え，子どもの様子をみながら量を増やしていく．慣れてきたらじゃがいもやにんじん等の野菜，果物，さらに慣れたら豆腐や白身魚，固ゆでした卵黄など，種類を増やしていく．離乳が進むにつれ，魚は白身魚から赤身魚，青皮魚へ，卵は卵黄から全卵へと進めていく．食べやすく調理した脂肪の少ない肉類，豆類，各種野菜，海藻と種類を増やしていく．脂肪の多い肉類は少し遅らせる．野菜類には緑黄色野菜も用いる．ヨーグルト，食塩や脂肪の少ないチーズも用いてよい．牛乳を飲用として与える場合は，鉄欠乏性貧血の予防の観点から，1歳を過ぎてからが望ましい．離乳食に慣れ，1日2回食に進む頃には，穀類（主食），野菜（副菜）・果物，たんぱく質性食品（主菜）を組み合わせた食事とする．また，家族の食事から調味する前のものをとりわけたり，薄味のものを適宜取り入れたりして，食品の種類や調理方法が多様となるような食事内容とする．母乳育児の場合，生後6か月の時点で，ヘモグロビン濃度が低く，鉄欠乏を生じやすいとの報告がある．また，ビタミンD欠乏の指摘もあることから，母乳育児を行っている場合は，適切な時期に離乳を開始し，鉄やビタミンDの供給源となる食品を積極的に摂取するなど，進行を踏まえてそれらの食品を意識的に取り入れることが重要である．フォローアップミルクは母乳代替食品ではなく，離乳が順調に進んでいる場合は，摂取する必要はない．離乳が順調に進まず鉄欠乏のリスクが高い場合や，適当な体重増加がみられない場合には，医師に相談したうえで，必要に応じてフォローアップミルクを活用すること等を検討する.

■調理形態・調理方法

　離乳の進行に応じて，食べやすく調理したものを与える．子どもは細菌への抵抗力が弱いので，調理を行う際には衛生面に十分に配慮する．食品は，子どもが口の中で押しつぶせるように十分な固さになるよう加熱調理をする．初めは「つぶしがゆ」とし，慣れてきたら粗つぶし，つぶさないままへと進め，軟飯へと移行する．野菜類やたんぱく質性食品などは，はじめは滑らかに調理し，次第に粗くしていく．離乳中期頃になると，つぶした食べ物をひとまとめにする動きを覚えはじめるので，飲み込みやすいようにとろみをつける工夫も必要になる．調味について，離乳の開始時期は，調味料は必要ない．離乳の進行に応じて，食塩，砂糖など調味料を使用する場合は，それぞれの食品のもつ味を生かしながら，薄味でおいしく調理する．油脂類も少量の使用とする．離乳食のつくり方の提案にあたっては，その家庭の状況や調理する者の調理技術等に応じて，手軽においしく安価でできる具体的な提案が必要である.

図4-6　離乳の進め方の目安

（厚生労働省：授乳・離乳の支援ガイド. 2019）

表4-9　ベビーフードを活用する際の留意点

ベビーフードは，各月齢の子どもに適する多様な製品が市販されている．手軽に使用ができる反面，そればかりに頼ることの課題も指摘されていることから，ベビーフードを利用する際の留意点を踏まえ，適切な活用方法を周知することが重要である．

◆**子どもの月齢や固さのあったものを選び，与える前には一口食べて確認を**
　子どもに与える前に一口食べてみて，味や固さを確認するとともに，温めて与える場合には熱すぎないように温度を確かめる．子どもの食べ方をみて，固さ等が適切かを確認．

◆**離乳食を手づくりする際の参考に**
　ベビーフードの食材の大きさ，固さ，とろみ，味付け等が，離乳食を手づくりする際の参考に．

◆**用途にあわせて上手に選択を**
　そのまま主食やおかずとして与えられるもの，調理しにくい素材を下ごしらえしたもの，家庭で準備した食材を味つけするための調味ソースなど，用途にあわせて種類も多様．外出や旅行のとき，時間のないとき，メニューを一品増やす，メニューに変化をつけるときなど，用途に応じて選択する．不足しがちな鉄分の補給源として，レバーなどを取り入れた製品の利用も可能．

◆**料理や原材料が偏らないように**
　離乳が進み，2回食になったら，ごはんやめん類などの「主食」，野菜を使った「副菜」と果物，たんぱく質性食品の入った「主菜」が揃う食事内容にする．ベビーフードを利用するに当たっては，品名や原材料を確認して，主食を主とした製品を使う場合には，野菜やたんぱく質性食品の入ったおかずや，果物を添えるなどの工夫を．

◆**開封後の保存には注意して，食べ残しや作りおきは与えない**
　乾燥品は，開封後の吸湿性が高いため使い切りタイプの小袋になっているものが多い．瓶詰やレトルト製品は，開封後はすぐに与える．与える前に別の器に移して冷凍又は冷蔵で保存することもできる．食品表示をよく読んで適切な使用を．衛生面の観点から，食べ残しや作りおきは与えない．

（厚生労働省：授乳・離乳の支援ガイド．2019）

表4-10　ベビーフード自主規格 第Ⅴ版

品質：医学・栄養学的見地からみて，物性面・栄養面が配慮され，乳児および幼児が摂食するに適したものであること．

ナトリウム／味付け
薄味が基本！赤ちゃんにとってのおいしさのため，味付けは必要最低限とし，塩分の目安となるナトリム量で規定しています．
　◆ 12か月までの商品：200 mg / 100 g 以下（塩分約0.5%以下）
　◆ 12か月以降の商品：300 mg / 100 g 以下（塩分約0.7%以下）
　※塩分0.5%は，お味噌汁の半分に薄めたくらいの味の目安です．

摂食の物性
離乳のステップに応じて以下の順番で固さや物性を調整しています．
　◆均一の液状
　◆なめらかにすりつぶした状態
　◆舌でつぶせる固さ
　◆歯ぐきでつぶせる固さ
　◆歯ぐきで噛める固さ

衛生：原料は鮮度その他の品質が良好で衛生的なものを使用し，かつ食品衛生上危害の原因となる物質の混入防止につとめる．製品の製造，加工，包装および保管は，各過程の衛生的な管理につとめ，容器は清潔で衛生的なものを使用しなければならない．

原料：原料は発育時期にあわせた栄養補給，アレルゲン性等を考慮した種類であって，衛生的であること．香辛料は，刺激性の少なく，乳児および幼児に適するものであること．

遺伝子組換え食品
法律で表示義務のある遺伝子組換え食品は使用していません．
（また，表示義務のない遺伝子組換え作物からつくられる食品についても極力使用しないようにしています．）

はちみつ
乳児が摂食するベビーフードには，はちみつを使用してはならない．

食品添加物：食品添加物の使用は最小限とし，使用できる食品添加物は「ベビーフード添加物リスト」で定める．ただし加工助剤およびキャリーオーバーに該当するものはこの限りではない．

（日本ベビーフード協議会：ベビーフード自主規格（抜粋）Ⅴ版．2017）

離乳期の食事：離乳食中期 7〜8か月頃

時間	献立名	食品名	1人分分量(g)	エネルギー(kcal)	たんぱく質(g)	脂質(g)	炭水化物(g)	Na(mg)	K(mg)	Ca(mg)	Mg(mg)	P(mg)	Fe(mg)	ビタミンA レチノール(μgRAE)	ビタミンB₁(mg)	ビタミンB₂(mg)	ビタミンC(mg)	食物繊維総量(g)
7:00	母乳	乳	200	130	2.2	7.0	14.4	30	96	54	6	28	0.1	92	0.02	0.06	10	—
10:30	うどんの クリーム煮	ゆでうどん	30	32	0.8	0.1	6.5	36	3	2	2	5	0.1	—	0.01	—	—	0.2
		食塩不使用バター	1	8	—	0.8	—	—	—	—	—	—	—	8	—	—	—	—
		薄力粉	2	7	0.2	—	1.5	—	2	1	—	1	—	—	—	—	—	0.1
		たい	20	29	4.2	1.2	—	9	98	1	7	52	0.1	2	0.06	0.02	1	—
		ほうれんそう葉	5	1	0.1	—	0.2	1	35	2	3	2	—	18	0.01	0.01	2	0.1
		普通牛乳	30	20	1.0	1.1	1.4	12	45	33	3	28	0.1	11	0.01	0.05	—	—
		昆布だし	30	1	—	—	0.3	18	42	1	1	2	—	—	—	—	—	—
	全乳	乳児用調製粉乳	13（100）	67	1.6	3.5	7.3	18	65	48	5	29	0.8	73	0.05	0.09	7	—
15:00	全乳	乳児用調製粉乳	26（200）	134	3.2	7.0	14.5	36	130	96	10	57	1.7	146	0.11	0.19	14	—
18:00	20%かゆ	精白米	10	36	0.6	0.1	7.8	—	9	1	2	10	0.1	—	0.01	—	—	0.1
		水	50	—	—	—	—	—	—	—	—	—	—	—	—	—	—	—
	鶏ひき肉の おろし煮	若鶏・ひき肉・生	20	37	3.5	2.4	—	11	50	2	5	22	0.2	7	0.02	0.03	—	—
		たまねぎ	10	4	0.1	—	0.9	—	15	2	1	3	—	—	—	—	1	0.2
		にんじん	10	4	0.1	—	0.9	3	27	3	1	3	—	69	0.01	0.01	1	0.2
		昆布だし	30	1	—	—	0.3	18	42	1	1	2	—	—	—	—	—	—
		塩	0.1	—	—	—	—	39	—	—	—	—	—	—	—	—	—	—
		こいくちしょうゆ	1	1	0.1	—	0.1	57	4	—	1	2	—	—	—	—	—	—
	ミルクゼリー	普通牛乳	60	40	2.0	2.3	2.9	25	90	66	6	56	0.1	23	0.02	0.09	1	—
		砂糖	3	12	—	—	—	—	—	—	—	—	—	—	—	—	—	—
		ゼラチン	1	3	0.9	—	—	3	—	—	—	—	—	—	—	—	—	—
22:00	母乳	乳	200	130	2.2	7.0	14.4	30	96	54	6	28	0.1	92	0.02	0.06	10	—
		合計		696	22.8	32.6	76.2	347	849	367	61	329	3.2	540	0.35	0.61	46	0.9

栄養評価……たんぱく質エネルギー比：13.1%，脂肪エネルギー比：42.2%.

第5章
幼児期，学童期，思春期の栄養

1. 幼児期の栄養

幼児期栄養の特性

幼児期は，満1歳頃から6歳未満の小学校に就学するまでの時期である．

幼児期の身体発育は，乳児期に比較するとやや緩やかになるが，体重，身長の増加量からみると乳児期に次いで旺盛な時期である．

食事摂取基準（2020年版）において，幼児期の参照体位（参照身長，参照体重）は，日本小児内分泌学会・日本成長学会合同標準値委員会による小児の体格評価に用いる身長，体重の標準値をもとに，年齢区分に応じて，当該月齢および年齢階級の中央時点における中央値を引用しており，1～2歳の身長は男児85.8 cm，女児84.6 cm，体重は男児11.5 kg，女児11.0 kgであり，3～5歳の身長は男児103.6 cm，女児103.2 cm，体重は男児16.5 kg，女児16.1 kgである．

脳の発達は，大脳，小脳を含めてDNAは2歳までに100%に達し，RNA，髄鞘形成，シナプスの発達は幼児期前半にピークがあり，中枢，末梢の神経系発達については，質，量とも胎児・乳児期に連係して重要な時期である（**図5-1**）．

幼児期の栄養の特性については，次のことがあげられる．

① 身体の大きさに比べて活動量が大きいため体重1 kg当たりの推定エネルギー必要量と栄養素量が多くなる．

② 胃の容量が小さく，1食で多量に摂取できないため間食が必要である．

③ 食欲にムラがあり偏食傾向がみられるが，無理をせずによい食習慣を確立させる必要がある．

④ 体重当たりの水分量が大きく，1日の水分出納も大きいため脱水や浮腫をきたしやすい．

⑤ 虫歯になりやすい．

幼児期の食事摂取基準

幼児期の食事摂取基準は，巻末の**参考資料1**に示す．

幼児は，それぞれ生活活動や環境により発育に個人差があるので，食事摂取基準は弾力的に活用することが望ましい．

食生活上の留意点

幼児食の基本　幼児期は，心と身体の健全な発育・発達をする中で，味覚，食べ物の

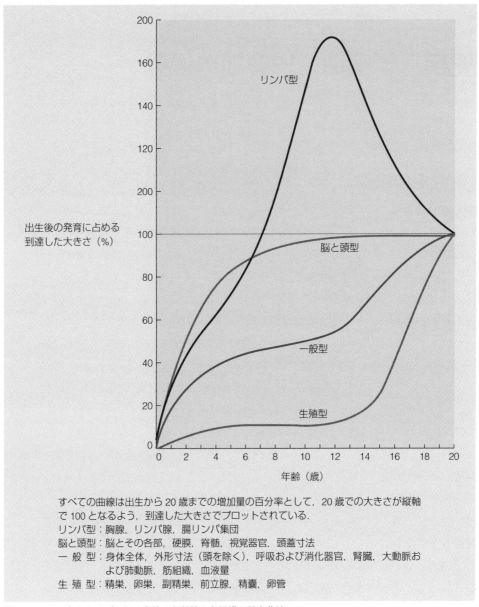

すべての曲線は出生から20歳までの増加量の百分率として，20歳での大きさが縦軸
で100となるよう，到達した大きさでプロットされている．
リンパ型：胸腺，リンパ腺，腸リンパ集団
脳と頭型：脳とその各部，硬膜，脊髄，視覚器官，頭蓋寸法
一　般　型：身体全体，外形寸法（頭を除く），呼吸および消化器官，腎臓，大動脈お
　　　　　　よび肺動脈，筋組織，血液量
生　殖　型：精巣，卵巣，副精巣，前立腺，精嚢，卵管

図 5-1　4つの主なタイプを示す身体の各部位と各組織の発育曲線
（Tanner JM，林 正，監訳：成長のしくみをとく．東山書房，1994）

　　嗜好など，食習慣の基礎的な形成の時期である．したがって，生涯にわたる健康維持・増
進を目標に，長期的な視点に立脚した食生活を適切な環境で，提供することが重要となる．
なお，幼児食の概念，条件，実施の応用については，幼児食懇話会（代表：巷野悟郎）で
検討され，基本的な考えがまとめられている（**参考資料2**）．また，幼児期の具体的な食
事の基本を**参考資料2**に示した．
　　間食　　　幼児の食事回数は1日4〜5回が好ましく，午前または午後に間食を与え，不
足する栄養を補う．また，間食は子どもに楽しみを与え，情緒を安定させる補助食であり，

食事の一部と考えるべきである.

　1日1〜2回,時間を決め,規則正しく与える.1〜2歳児は,午前10時と午後3時の1日2回,3〜5歳児は,午後3時の1日1回が適当であり,次の食事とのあいだには2時間程度の間隔をあけることが望ましい.与える量は,1日の推定エネルギー必要量の10〜20%を目標とする.不足しがちなエネルギー,カルシウム,ビタミン類が満たされるように食品群としては穀類,乳類,野菜類および果実類を利用した手作りのものが理想的である.また,間食は水分補給の面からも欠くことができない食事の一部である.

歯の形成　　幼児期では永久歯に生えかわる大切な時期である.また,幼児の歯は,虫歯(う歯)にかかりやすいので,正しい歯みがきの習慣を身につけさせ,食事内容の配慮や,定期健診が必要となる.

　また,歯の形成と関連して,咀しゃくのできない子ども,いわゆる噛めない子どもが増えていることが注目されている.咀しゃく運動は先天的な能力ではなく,離乳食を体験して咀しゃくのトレーニングを重ねることにより,初めてその機能が発達していく.離乳初期から漸進的にトレーニングされることが望ましい.離乳開始後いつまでもベビーフードなどのドロドロ食を与えつづけると噛めない児になる可能性がある.この点から,離乳食の開始時期は生後5,6か月頃であり,臨界期は1歳半をめどとすることが望ましい.

咀しゃく機能の発達と食べる機能の助長　　咀しゃくしてすりつぶす機能は,離乳食の完了時期(1歳半頃)に獲得し,2歳半〜3歳には成人とほぼ同じような硬い食べ物が食べられるように発達していく.食べる機能を助長するサポートは,食べ物を前歯で捕らえ,大きなものを小さくかみ切り,口の中へ取り込ませ,さまざまな物性の食べ物に対して,噛む力を適応させ,調整して食べる,といった適切な食べ方を考慮した食品の選択と料理法の工夫が必要となる時期でもある.

偏食　　3歳前後になると食物の好き嫌いがはっきりして偏食の訴えが多くなる.しかし,栄養的に代替できる食品があれば,ほとんど問題にならない.偏食で最も多いのは,神経質で情緒が不安定で甘えの強い児にみられる神経性偏食である.また,親や友達の偏食がうつってしまう伝染性偏食や,以前その食物でじんま疹が出たりした場合に生じる経験性偏食もある.いずれにしても,食べることを強制することは,しばしば逆効果である.改善策としては,調理法を工夫したり,栄養バランスがとれるように代替できる食品で補ったり,また,食事が楽しいものであるように雰囲気をつくることも大切である.

　幼児期から多様な食品,多種類の調理法,多様な調味を体験させることが望ましい.

食欲不振　　原因は,食事・睡眠時間などの生活リズムの乱れ,間食の与えすぎ,食事の強制,遊びや運動の不足が考えられるが,原因をはっきりつかめないものも少なくない.

　食欲不振の解決方法には,食事・睡眠・遊び・排泄の生活リズムを整え,空腹にする工夫,遊びの励行など気分転換を行い,食事では調理法の工夫,味の変化,盛り付けの工夫など,養育態度や供食方法の改善が糸口となることが多い.

食物アレルギー　　食物アレルギーの定義は,「食物によって引き起こされる抗原特異的な免疫学的機序(いわゆるアレルギー反応)を介して生体にとって不利益な症状が惹起さ

れる現象」（食物アレルギーの診療の手引き 2017）とされている．アレルゲンには卵・牛乳など栄養的に優れたものが多く，除去食指導にはこれらを補う食事メニューの細かい指導が必要となる．厳格な食物除去は，貧血や発育不良などの栄養失調症に陥る危険があるため，医師の確実な診断に基づいて実施すべきである．

食物アレルギーの食物除去を実施するにあたって，**表**5-1 に原因食物別完全除去の場合の食事を示した．

また，改定された「食物アレルギーの栄養食事指導の手引き 2017」（厚生労働科学研究班）には，昨今の免疫療法の進展もあり，医師の指示による"食べられる範囲"を考慮した栄養食事指導が盛り込まれ，「必要最小限の除去の栄養指導は，医師が指示する"食べられる範囲"に基づいて行うことが必須である．栄養士の役割は，患者が指示された"食べられる範囲"を，具体的な食品や調理方法として患者に示し，食生活の幅を広げることである」と示している．

さらに，食物アレルギー患者は正しい診断に基づいた必要最小限の食物除去を行いながら，適切な栄養素の確保，生活の質（QOL）を維持することが求められる．それはつまり「健康的で」「安心できる」「楽しい」食生活が送れることであり，栄養士はその支援・指導に関わることが期待されており，食物アレルギー患者に対する栄養食事指導の役割は大きく，不可欠であることを強調している．

保育所給食

保育所とは，児童福祉法第 39 条に「保育を必要とする乳児・幼児を日々保護者のもとから通わせて保育を行うことを目的とする施設（利用定員二十人以上であるものに限り，幼保連携型認定こども園を除く）とする．」とある．保育所保育指針（平成 29 年 3 月 31 日　厚生労働省告示第 117 号）や保育所における食事の提供ガイドライン（平成 24 年 3 月　厚生労働省）を参考に，保育所における食育は「食を営む力」の育成に向け，そのなかで保育所給食は，子どもの発育段階に応じた適正な給食でなければならない．また給食を介して，遊び食べや偏食の矯正，食事のマナー，給食を媒体とする栄養教育など，その役割は大きい．家庭とは異なる環境で子どもたちが，同じ食事を食べることはお互いに親近感を深め，よい人間関係をつくるうえでも好ましい．このように，大切な役割をもつ保育所給食は，母親の就業率の上昇に伴う保育の長時間化など，新しい時代の波のなかで，ますます必要性が高まってきており，柔軟な対応が行われている．

保育所における栄養計画・食事計画　　保育所における給食業務の基本となる食事計画については「児童福祉施設における食事の提供に関する援助及び指導について」の通知に示されている．

表5-2 に保育所における給与栄養目標量の設定例を示した．1 ～ 2 歳児食と 3 ～ 5 歳児食に分け，1 ～ 2 歳児には 1 日の栄養量の 50%，3 ～ 5 歳児には 45% を昼食と間食で給与することを目標とする．なお，3 ～ 5 歳児で家庭から主食を持参している場合は，この分を差し引いた栄養量をおかずと間食で給与する場合と，主食を含めた完全給食の形態をとる場合がある．

表 5-1　原因食物別完全除去の場合の食事

鶏卵アレルギー	牛乳アレルギー
1．食べられないもの	1．食べられないもの
鶏卵と鶏卵を含む加工食品，その他の鳥の卵（うずらの卵など）	牛乳と牛乳を含む加工食品
★基本的に除去する必要のないもの：鶏肉，魚卵	★基本的に除去する必要のないもの：牛肉
鶏卵を含む加工食品の例：	牛乳を含む加工食品の例：
マヨネーズ，練り製品（かまぼこ，はんぺんなど），肉類加工品（ハム，ウインナーなど），調理パン，菓子パン，鶏卵を使用している天ぷらやフライ，鶏卵をつなぎに利用しているハンバーグや肉団子，洋菓子類（クッキー，ケーキ，アイスクリームなど）など	ヨーグルト，チーズ，バター，生クリーム，全粉乳，脱脂粉乳，一般の調製粉乳，れん乳，乳酸菌飲料，はっ酵乳，アイスクリーム，パン，カレーやシチューのルウ，肉類加工品（ハム，ウインナーなど），洋菓子類（チョコレートなど），調味料の一部など
2．鶏卵が利用できない場合の調理の工夫	2．牛乳が利用できない場合の調理の工夫
●肉料理のつなぎ 　片栗粉などのでんぷん，すりおろしたいもやれんこんをつなぎとして使う．	●ホワイトソースなどのクリーム系の料理 　・じゃがいもをすりおろしたり，コーンクリーム缶を利用する． 　・植物油や乳不使用マーガリン，小麦粉や米粉，豆乳でルウを作る． 　・市販のアレルギー用ルウを利用する．
●揚げものの衣 　水と小麦粉や片栗粉などのでんぷんをといて衣として使う．	
●洋菓子の材料 　・プリンなどはゼラチンや寒天で固める． 　・ケーキなどは重曹やベーキングパウダーで膨らませる．	●洋菓子の材料 　・豆乳やココナッツミルク，アレルギー用ミルクを利用する． 　・豆乳から作られたホイップクリームを利用する．
●料理の彩り 　かぼちゃやとうもろこし，パプリカ，ターメリックなどの黄色の食材を使う．	
3．鶏卵の主な栄養素と代替栄養	3．牛乳の主な栄養素と代替栄養
鶏卵M玉1個（約50g）あたり　たんぱく質6.2g ⇩ 肉薄切り2枚(30～40g),魚1/2切(30～40g),豆腐(絹ごし)1/2丁(130g) ☆主食（ごはん，パン，麺など），主菜（肉，魚，大豆製品など），副菜（野菜，芋類，果物など）のバランスに配慮する．	普通牛乳100mLあたり　カルシウム110mg ⇩ 豆乳350～750mL,ひじき煮物小鉢1杯,アレルギー用ミルク200mL ☆主食（ごはん，パン，麺など），主菜（肉，魚，大豆製品など），副菜（野菜，芋類，果物など）のバランスに配慮する．

小麦アレルギー	
1．食べられないもの	
小麦と小麦を含む加工食品	
★基本的に除去する必要のないもの：醤油，穀物酢	
小麦粉：薄力粉，中力粉，強力粉，デュラムセモリナ小麦	
小麦を含む加工食品の例：	
パン，うどん，マカロニ，スパゲティ，中華麺，麩，餃子や春巻の皮，お好み焼き，たこ焼き，天ぷら，とんかつなどの揚げもの，フライ，シチューやカレーのルウ，洋菓子類（ケーキなど），和菓子（饅頭など）	
＊大麦の摂取可否は主治医の指示に従う．	
2．小麦が利用できない場合の調理の工夫	
●ルウ 　米粉や片栗粉などのでんぷん，すりおろしたいもなどで代用する．	
●揚げものの衣 　コーンフレーク，米粉パンのパン粉や砕いた春雨で代用する．	
●パンやケーキの生地 　米粉や雑穀粉，大豆粉，いも，おからなどを生地として代用する． 　市販の米パンを利用することもできる．グルテンフリーのものを選ぶ．	
●麺 　市販の米麺や雑穀麺を利用する．	
3．小麦の主な栄養素と代替栄養	
食パン6枚切1枚あたり(薄力粉45g相当/強力粉30g相当)エネルギー160kcal ⇩ ごはん100g，米麺（乾麺）40～50g，米粉40g程度 ☆主食（ごはん，米麺，米パンなど），主菜（肉，魚，大豆製品など），副菜（野菜，芋類，果物など）のバランスに配慮する．	

（厚生労働科学研究班：食物アレルギーの栄養食事指導の手引き 2017 より作成）

表 5-2　ある特定の保育所における給与栄養目標量（設定例）

1. 1〜2歳児の給与栄養目標量（男子）

	エネルギー (kcal)	たんぱく質 (g)	脂質 (g)	炭水化物 (g)	食物繊維 (g)	ビタミンA (μgRAE)	ビタミンB₁ (mg)	ビタミンB₂ (mg)	ビタミンC (mg)	カルシウム (mg)	鉄 (mg)	食塩相当量 (g)
食事摂取基準（A）（1日当たり）	950	31〜48	22〜32	119〜155	7	400	0.5	0.6	40	450	4.5	3.0
昼食＋おやつの比率（B%）*	50%	50%	50%	50%	50%	50%	50%	50%	50%	50%	50%	50%
1日（昼食）の給与栄養目標量（C＝A×B/100）	475	16〜24	11〜16	60〜78	3.5	200	0.25	0.30	20	225	2.3	1.5
保育所における給与栄養目標量（Cを丸めた値）	480	20	14	70	4	200	0.25	0.30	20	225	2.3	1.5

*昼食および午前・午後のおやつで1日の給与栄養量の50%を給与することを前提とした.

2. 3〜5歳児の給与栄養目標量（男子）

	エネルギー (kcal)	たんぱく質 (g)	脂質 (g)	炭水化物 (g)	食物繊維 (g)	ビタミンA (μgRAE)	ビタミンB₁ (mg)	ビタミンB₂ (mg)	ビタミンC (mg)	カルシウム (mg)	鉄 (mg)	食塩相当量 (g)
食事摂取基準（A）（1日当たり）	1,300	43〜65	29〜44	163〜212	8	500	0.7	0.8	50	600	5.5	3.5
昼食＋おやつの比率（B%）*¹	45%	45%	45%	45%	45%	45%	45%	45%	45%	45%	45%	45%
1日（昼食）の給与栄養目標量（C＝A×B/100）	585	20〜29	13〜20	74〜96	3.6	225	0.32	0.36	23	270	2.5	1.5
家庭から持参する米飯110gの栄養量（D）*²	185	4	0	40	0.3	0	0.02	0.01	0	3	0.1	0
E＝C−D	400	16〜25	13〜20	34〜56	3.3	225	0.30	0.35	23	267	2.4	1.5
保育所における給与栄養目標量（Eを丸めた数値）	400	22	17	45	4	225	0.30	0.35	23	267	2.4	1.5

*¹：昼食（主食は家庭より持参）および午前・午後のおやつで1日の給与栄養量の45%を給与することを前提とした.
*²：家庭から持参する主食量は，主食調査結果（過去5年間の平均105g）から110gとした.
　　（食事摂取基準の実践・運用を考える会，編：日本人の食事摂取基準〈2020年版〉の実践・運用. 第一出版，2020より）

献立作成と給食実施にあたって　　献立作成にあたっては，具体的な留意点として次の点があげられる.

①子どもが喜ぶおいしい食事であること. 喫食状況や残食を観察して，献立作成に反映させる.

②献立には旬の新鮮な食品を用いて，季節感を忘れないようにする.

③材料の切り方，味の組み合わせ，調理法，料理の色どり，盛り付け，料理の温度などを考慮する.

④一汁二菜以上とし，水分の多い料理を組み合わせ，味付けは薄味とする．

⑤季節折々の行事食，誕生会の食事などにより子どもたちに楽しみと潤いを与える．

⑥給食費の予算内で可能な献立である．

⑦調理室の設備，調理担当者の人数や能力を考慮する．

⑧調理にあたっては，衛生面に細心の注意を払う．

日々提供される食事が子どもの心身の健全育成にとって重要であることに鑑み，各施設や子どもの特性に応じた「食育」の実践に努めることが求められている．

なお，保育所における食物アレルギー対応（除去食の考え方）については，保育所におけるアレルギー対応ガイドライン（平成23年3月　厚生労働省）にもとづいて，注意深く実施することが肝要である．

幼児期の食事：3〜5歳児

	献立名	食品名	1人分分量 (g)	エネルギー (kcal)	たんぱく質 (g)	脂質 (g)	カルシウム (mg)	食塩相当量 (g)	調理法など
朝食	オレンジ風味の フレンチトースト	食パン	60	158	5.6	2.6	17	0.8	ミートボールと野菜のスープ煮
		卵/普通牛乳	20/25	30/17	2.5/0.8	2.1/1.0	10/28	0.1/—	1. パン粉におろしたまねぎを加え混ぜる.
		オレンジ絞り汁	20	8	0.2		4		2. ひき肉に塩，こしょうを振り，粘りが出るまで練り混ぜながら，1を加えてよく混ぜ，しばらく冷蔵庫で冷やす.
		上白糖/発酵バター	3/4	12/23	—/—	—/2.5	—/1	—/—	
		プロセスチーズ	10	34	2.3	2.6	63	0.3	
	ミートボールと 野菜のスープ煮	牛赤身ひき肉	20	54	3.4	4.2	1		3. キャベツはくし型に大きく切る．にんじんは1cmの輪切り，ペコロスは皮をむく.
		たまねぎ/パン粉	10/5	4/19	0.1/0.7	—/0.3	2/2	—/0.1	
		塩/こしょう	0.3/0.01	—	—	—	—	0.3/—	4. 鍋に3と香草を入れ，かぶるくらいの熱湯を注ぎ入れて火にかける．沸騰したら弱火にして10〜15分煮る.
		キャベツ	30	7	0.4	0.1	13		
		にんじん	20	7	0.2	—	5		
		ペコロス	1	—	—	—	—	—	
		固形ブイヨン	0.3	1	—	—	—	0.1	
		水/パセリ軸	150/3	—	—	—	—	—	
		塩/こしょう	0.1/0.01	—	—	—	—	0.1/—	5. ミートボールを丸めて4に加え，煮立ったらアクをすくい捨て，4〜5分煮て火を通し，調味する.
	果物	プリンスメロン	40	17	0.4	—	2	—	
	小計			391	12.8	15.4	148	1.9	
昼食	あずきごはん	あずき/はいが精米	8/35	27/125	1.6/2.3	0.2/0.7	—/2	—/—	さばのカレー風味揚げ
		塩	0.2	—	—	—	—	0.2	1. さばは三枚おろしにして腹骨をそぎ取り，そぎ切りにして塩を振り，10分おく．汁けをふいてaをまぶす.
	さばのカレー 風味揚げ a {	さば/塩	40/0.1	99/—	8.2/—	6.7/—	2/—	0.1/0.1	
		こいくちしょうゆ	1	1	0.1			0.1	
		酒/カレー粉	2/0.1	2/—	—	—	—/1	—	2. bを混ぜ，衣を作る.
	b {	薄力粉/じゃがいもでんぷん	6/2	22/7	0.5/—	0.1/—	1/—	—	3. 1の汁をふいて2の衣をつけ，170℃の油で揚げる.
		カレー粉	0.2	1	—	—	1	—	
		調合油	3	28	—	3.0	—	—	4. さつまいもは皮がついたまま1cm厚さに切り，ゆでる．ブロッコリーは食べやすい大きさにしてゆでる.
		さつまいも/ブロッコリー	40/25	54/8	0.5/1.1	0.1/0.1	14/10	—	
		レモン	15	8	0.1	0.1	10	—	
	だいこんとじゃこの 炒めサラダ	だいこん/だいこん菜	25/25	5/6	0.1/0.6		6/65		5. レモンを添えて盛る.
		塩/しらす干し	0.1/4	—/8	—/1.6	—/0.1	—/21	0.1/0.3	だいこんとじゃこの炒めサラダ
		調合油/塩/こしょう	1/0.1/0.01	9/—	—	1.0/—	—	—/0.1/—	1. だいこんは薄いいちょう切り，葉は細かく刻み，ボールに入れて塩を振って軽くもみ，少ししんなりとなったら水けを絞る.
		レモン汁	3	1	—	—	—	—	
	若竹汁	カットわかめ/たけのこ	0.5/10	1/3	0.1/0.4	—	4/2	0.1/—	2. フライパンに油を熱し，中火にしてしらす干しをカリッとなるまで炒める.
		だし汁/うすくちしょうゆ	120/2	2/1	0.4/0.1	—	4/—	0.1/0.3	
		塩	0.2	—	—	—	—	0.2/—	3. だいこんと葉を加えて強火でさっと炒め，塩，こしょう，レモン汁で調味し，火を消す.
	小計			418	17.8	12.2	149	1.7	

魚の三枚おろし

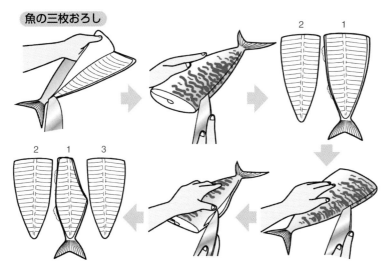

	献立名	食品名	1人分分量 (g)	エネルギー (kcal)	たんぱく質 (g)	脂質 (g)	カルシウム (mg)	食塩相当量 (g)	調理法など
間食（午後3時）	アップルケーキ	卵	14	21	1.7	1.4	7	0.1	アップルケーキ
		水/脱脂粉乳	13/9	/32	/3.1	/0.1	/99	/0.1	1. ボールに卵を割り入れてほぐし泡立て器で泡立て, 砂糖を加
		薄力粉/ベーキングパウダー	18/0.4	66/1	1.5/—	0.3/—	4/10	—/0.1	える. 薄力粉はベーキングパウダーと合わせてふるい, 泡立て
		上白糖/バニラエッセンス	2/0.1	8/—	—	—	—	—	た卵に加え, さらにスキムミルク, 水, バニラエッセンスを入
		りんご/レーズン	14/4	8/12	—/0.1	—	—/3	—	れ, よく混ぜ合わせる.
		調合油	0.1	1	—	0.1	—	—	2. りんごは6つ割りにして皮と芯を除き, 5mm幅に切る. レー
	ミルク紅茶	紅茶・浸出液	120	1	0.1	—	1	—	ズンはぬるま湯でもどして水けをきり, 1に加え混ぜる.
		脱脂粉乳	8	29	2.7	0.1	88	0.1	3. 容器の内側に油を塗り, 種を流し入れ, 10〜15分蒸す.
		マーマレード	3	6	—	—	1	—	4. 冷めてから取り出し, 切り分ける.
		小　　計		185	9.2	2.0	212	0.4	水ぎょうざ
夕食	麦ごはん	精白米	40	143	2.4	0.4	2	—	1. 薄力粉は2種をボールにふるい入れ, 水を加えて混ぜ, 生地が
		押麦	5	17	0.3	0.1	1	—	くっつかなくなるまでこねる.
	水ぎょうざ	強力粉	14	51	1.7	0.2	2	—	まな板に打ち粉を振り, よくこ
		薄力粉	7	26	0.6	0.1	1	—	ねる. 耳たぶくらいの軟らかさ
		水（粉の50〜55%）							になったら丸くまとめ, ラップ
		豚赤身ひき肉	15	35	2.7	2.6	1	—	をかけて室温で10分休ませる.
		にら	5	1	0.1	—	2	—	2. 1枚が直径7〜8cmになるよう広げる.
		キャベツ	10	2	0.1	—	4	—	3. はるさめ, 干ししいたけは水に
		はるさめ	1	4	—	—	—	—	浸しもどし, みじん切りにする.
		干ししいたけ	0.8	1	0.2	—	—	—	にらもみじん切り, キャベツは
		しょうが	0.5	—	—	—	—	—	ゆでてみじん切り, しょうがは
		こいくちしょうゆ/酒	0.6/2	—/2	—	—	—	0.1/—	おろす.
		ごま油	0.6	6	—	0.6	—	—	4. ひき肉にしょうゆ, 酒, ごま油
		酢/こいくちしょうゆ	2/2	1/1	—/0.2	—	—/1	—/0.3	を加えてよく混ぜ合わせる. 3
	こまつなとえのきたけの和えもの	こまつな	30	4	0.5	0.1	51	—	を加えてさらに混ぜる.
		えのきたけ	15	3	0.4	—	—	—	5. 具を皮に包む.
		上白糖	1	4	—	—	—	—	6. 沸騰湯のなかでゆでる. 浮いて
		こいくちしょうゆ	1	1	0.1	—	—	0.1	きたら1〜2分ゆで, 湯をきり,
	中華風スープ	だし汁	3	—	—	—	—	—	盛り付ける.
		鶏ささみ	5	5	1.2	—	—	—	中華風スープ
		塩/酒	0.1/0.8	—/1	—	—	—	0.1/—	1. ささみはすじを除いて小さめ
		生しいたけ	3	1	0.1	—	—	—	のそぎ切りにし, 塩, 酒をかけて
		たけのこ	8	2	0.3	—	1	—	おく.
		にんじん	5	2	—	—	1	—	2. しいたけはいしづきを除いて
		木綿豆腐	25	18	1.7	1.1	22	—	そぎ切り, たけのこは縦2等分
		みつば	2	—	—	—	1	—	にして薄切り, にんじんは短冊
		鳥がらだし	120	8	1.3	0.2	2	0.1	切り, みつばは2cmに切る.
		酒/塩	1/0.3	1/—	—	—	—	—/0.3	3. 鍋にスープを煮立て, ささみと
		うすくちしょうゆ	1.5	1	0.1	—	—	0.2	しいたけ, たけのこ, にんじんを
		こしょう/じゃがいもでんぷん	0.01/0.5	—/2	—	—	—	—	加えて煮る.
	果物	グレープフルーツ	80	30	0.7	0.1	12	—	4. 火が通ったら, 酒と塩, しょう
		小　　計		373	14.4	5.3	105	1.3	ゆを加えて調味し, 水溶きでん
		合　　計		1,367	54.2	34.9	614	5.3	ぷんを加え, ひと煮して濃度を

栄養評価		当該献立	目標値
穀類エネルギー比	%	45.9	45前後
動物性たんぱく質比	%	58.1	40〜50
動物性脂質比	%	48.1	40〜50
たんぱく質エネルギー比	%	15.9	13〜20
脂肪エネルギー比	%	23.0	20〜30

つける.
5. アクをすくい取り, 豆腐を入れ, ひと煮立ちしたら, みつばを散らし, こしょうを振る.

献立名	食品名	1人分分量 (g)	エネルギー (kcal)	たんぱく質 (g)	脂質 (g)	カルシウム (mg)	食塩相当量 (g)	調理法など
くるみ入り黒糖もち	水	12						**くるみ入り黒糖もち**
	黒砂糖	5	18	0.1	—	12	—	1. くるみはフライパンで香りが立つまで炒り，粗みじんに切る．
	でんぷん（じゃがいも）	4	13	—	—	—	—	2. 鍋に黒砂糖（刻んでおく）とでんぷんを入れ，全体に均一に混ぜる．
	く る み	3	20	0.4	2.1	3	—	3. 水を加えて加熱し，しゃもじでよく混ぜる．
	き な 粉	3	14	1.1	0.8	6	—	4. 熱いうちに1のくるみを加え，バットにきな粉を広げて3を置き，上にもきな粉を振り，形を整える．
	計		65	1.6	2.8	20	—	5. 冷ましてから一口大に切る．
いもようかん	さつまいも	35	47	0.4	0.1	13	—	**シナモンポテト**
	砂糖・上白	7	27	—	—	—	—	1. さつまいもは1cmの輪切りにする．
	塩	0.1	—	—	—	—	0.1	2. フライパンに油を熱し，さつまいもを並べて中火で両面を焼く．ほんのり焼き色がついたら水大さじ1を加え，ふたをして蒸し焼きにする．途中焦げそうになったら水を加え，竹串がさっと通るまで焼く．
	計		74	0.4	0.1	13	0.1	3. バターを入れて全体に回しつけ，グラニュー糖をまぶし，シナモンを振る．
わらびもち	水	65〜75						**くり蒸しようかん**
	でんぷん（さつまいも）	15	50	—	—	8	—	1. こしあんに強力粉，でんぷん，砂糖，塩を加え手でよく練り混ぜ，水を少しずつ加えてぼってりした固さに調節し，流し箱に入れる．
	砂糖・上白	7	27	—	—	—	—	2. 強火の蒸し器に入れ，20〜30分間蒸す．
	き な 粉	4	18	1.5	1.0	8	—	3. 蒸し上がる2〜3分前に1/2に切ったくりを表面に埋め込み，蒸し上げる．
	計		95	1.5	1.0	15	—	4. 蒸し器から出し，表面が乾かないように寒天液をはけで塗っておく．
シナモンポテト	さつまいも	50	67	0.6	0.1	18	—	**フルーツくず玉**
	調合油	1.5	14	—	1.5	—	—	1. でんぷん，砂糖，水を合わせてよく混ぜ，こす．
	バター	3	22	—	2.4	—	0.1	2. 厚手鍋を火にかけ，木じゃくしでたえず鍋底をかき混ぜながら練る．透明になってきたら，まとめて氷水に入れる．
	砂糖・グラニュー	3	12	—	—	—	—	3. 荒熱が取れたら，水のなかで一口大にちぎる．
	シ ナ モ ン	0.5	2	—	—	6	—	4. 器にくず玉，フルーツ，レモン汁，缶汁を入れる．
	計		117	0.6	4.0	24	0.1	
くり蒸しようかん	こ し あ ん	30	47	2.9	0.2	8	—	
	砂糖・上白	6	23	—	—	—	—	
	強 力 粉	3	11	0.4	—	1	—	
	でんぷん（じゃがいも）	2	7	—	—	—	—	
	塩	0.1	—	—	—	—	0.1	
	くり甘露煮	10	24	0.2	—	1	—	
	寒 天	0.1	—	—	—	—	—	
	砂糖・上白	1	4	—	—	—	—	
	計		115	3.5	0.2	9	0.1	
フルーツくず玉	水	65〜75						
	でんぷん（じゃがいも）	15	50	—	—	2	—	
	砂糖・上白	7	27	—	—	—	—	
	レモン果汁	5	1	—	—	—	—	
	キウイフルーツ	10	5	0.1	—	3	—	
	も も（缶）	10	9	0.1	—	—	—	
	み か ん（缶）	10	6	0.1	—	1	—	
	計		216	3.7	0.2	14	0.1	

流し箱

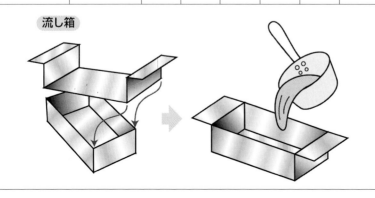

献立名	食品名	1人分分量 (g)	エネルギー (kcal)	たんぱく質 (g)	脂質 (g)	カルシウム (mg)	食塩相当量 (g)	調理法など
黒がねもち	でんぷん（くず）	20	69	—	—	4	—	黒がねもち
	黒砂糖	15	53	0.3	—	36	—	1. 黒砂糖を刻んで 50 mL（1 人分）の水を加え，弱火にかけ煮溶かす．
	脱脂粉乳	6	22	2.0	0.1	66	0.1	2. くず粉と脱脂粉乳を合わせ，30～50 mL（1 人分）の水で溶き，これを黒砂糖のなかに加えて再び弱火にかけ，底からしゃもじで混ぜながら 5～10 分間煮つめる．
	きな粉	4	18	1.5	1.0	8	—	3. 2 を熱いうちに水でぬらした流し箱にあけ，表面をぬれた手で平らにならし，自然に冷まし固める．
	計		162	3.8	1.1	113	0.1	4. 好みの形に切り，きな粉をまぶす．
であい餅 （ピーナッツ豆腐）	米粒麦	7	24	0.5	0.1	1		であい餅
	普通牛乳	42	28	1.4	1.6	46	—	1. 米粒麦を洗い，たっぷりの水を加えてよく煮る．軟らかくなったら，よく洗ってぬめりを取り水けをきる．
	落花生・いり	7	41	1.9	3.5	4	—	2. ミキサーでピーナッツを砕き，1 と牛乳適量を加え，かき混ぜる．細かくなったら一度こし器を通す．
	砂糖・上白	4	15	—	—	—	—	3. 2 に残りの牛乳，砂糖，くずを加え，鍋を火にかけよく練る．バットに流し，そのまま冷やすか，蒸し器で蒸す．
	でんぷん（くず）	7	24	—	—	1	—	4. こいくちしょうゆ，みりん，砂糖を鍋に入れ，ひと煮立ちしたら，くず（水で溶いた）を入れ，たれを作る．
	こいくちしょうゆ	2	1	0.2	—	1	0.3	5. 3 を切り，たれをかける．
	本みりん	2	5	—	—	—	—	オレンジゼリー
	砂糖・上白	0.7	3	—	—	—	—	1. オレンジは横半分に切り，皮を傷つけないように果汁を絞る．容量を計っておく．
	でんぷん（くず）	0.2	1	—	—	1	—	2. ゼラチンは 3 倍量の水でふやかし，膨潤したら鍋にお湯をわかし，膨潤したゼラチンを容器のまま入れ，湯せんにして溶かす．
	計		142	4.0	5.2	53	0.3	3. 果汁と砂糖，キュラソー，2 を混ぜ，1 の容量に合わせて水を足す．
オレンジゼリー	バレンシアオレンジ	50	20	0.5	0.1	11	—	4. オレンジの皮の器に流し入れて冷やし固め，くし型に切る．
	ゼラチン	2	7	1.8	—	—	—	
	砂糖・上白	1.5	6	—	—	—	—	
	オレンジキュラソー	0.6	2	—	—	—	—	
	計		34	2.3	0.1	11	—	
グレープフルーツゼリー	グレープフルーツ	75	29	0.7	0.1	11	—	
	ゼラチン	3	10	2.6	—	—	—	
	砂糖・上白	2	8	—	—	—	—	
	オレンジキュラソー	0.6	2	—	—	—	—	
	計		48	3.3	0.1	11	—	
マンゴーゼリー	マンゴー	75	48	0.5	0.1	11	—	
	ゼラチン	3	10	2.6	—	—	—	
	砂糖・上白	2	8	—	—	—	—	
	オレンジキュラソー	0.6	2	—	—	—	—	
	計		68	3.1	0.1	11	—	

オレンジゼリー

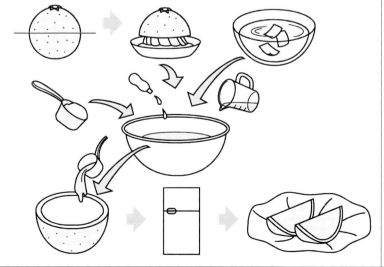

献立名	食品名	1人分分量(g)	エネルギー(kcal)	たんぱく質(g)	脂質(g)	カルシウム(mg)	食塩相当量(g)	調理法など
チーズサブレ	バター	2	15	—	1.6	—	—	**チーズサブレ** 1. バターは1cm角に切り，チーズとともに冷やしておく. 2. 薄力粉と粉砂糖をボールにふるい入れ，1を加えてバターを小さく切りながら混ぜ，バターが小さくなるまで切り混ぜる. 3. さらっとなってきたら溶き卵を加えて混ぜ，ひとまとめにしてラップに包み，冷蔵庫で30分寝かせる. 4. 3をめん棒で4〜5mm厚さに伸ばして好みの型に抜く. 5. 200℃のオーブンで15分焼き，冷ます.
	カテージチーズ	2.5	3	0.3	0.1	1	—	
	薄力粉	7	26	0.6	0.1	1	—	
	粉砂糖	2.5	10	—	—	—	—	
	卵	1	2	0.1	0.1	1	—	
	計		54	1.0	1.9	3	—	
りんごのケーキ	りんご	60	34	0.1	0.1	2	—	**りんごのケーキ** 1. りんごは皮をむいて6つ割りにし，芯を除く. 分量の約1/3量のバターと砂糖で煮る. 2. ボールに残りのバターを入れてクリーム状に練り，さらに残りの砂糖を加えよく混ぜる. 卵を溶いて2〜3回に分け，少しずつ加えては混ぜる. 3. アーモンドパウダーを加え，薄力粉とベーキングパウダーを混ぜ合わせてふるいにかけたものを加え混ぜ，ラム酒を加えてさらに混ぜる. 4. 焼き型にごく薄くバターを塗り，3の生地を流してりんごをのせ，180℃のオーブンで20分焼く.
	バター	6	45	—	4.9	1	0.1	
	砂糖・上白	4	15	—	—	—	—	
	卵	8	12	1.0	0.8	4	—	
	アーモンドパウダー	1.5	9	0.3	0.8	4	—	
	薄力粉	10	37	0.8	0.2	2	—	
	ベーキングパウダー	0.1	0	—	—	2	—	
	ラム酒	2	5	—	—	—	—	
	計		157	2.2	6.8	15	0.1	
バナナブレッド	米粒麦	4	14	0.3	0.1	1	—	**バナナブレッド** 1. ボイルドバアレーを作る. 米粒麦を水洗いし，たっぷりの湯で透明感が出るまでゆで，十分軟らかくなったらざるにあげて流水で洗い，水けをきる. 2. 薄力粉，ベーキングパウダーを合わせて，ふるっておく. 3. バナナは皮をむいてレモン汁を振りかけ，粗くつぶす. 4. ボールに卵白を入れてよく泡立て，砂糖を2〜3回に分けて振り入れ，さらに混ぜ，卵黄と1を加えて混ぜる. 5. 4に2を2回に分けてふるい入れ，ざっくりと混ぜ，オーブンシートを敷いた型に流し入れる. 6. 180〜190℃に熱したオーブンに5を入れて40〜45分焼き，冷めてから切り分ける.
	バナナ(完熟)	20	17	0.2	—	1	—	
	レモン・果汁	1.5	—	—	—	—	—	
	卵	6	9	0.7	0.6	3	—	
	普通牛乳	8	5	0.3	0.3	9	—	
	調合油	1.5	14	—	1.5	—	—	
	薄力粉	20	73	1.7	0.3	4	—	
	ベーキングパウダー	0.3	—	—	—	7	0.1	
	砂糖・上白	4	15	—	—	—	—	
	計		148	3.2	2.8	25	0.1	

りんごのケーキ

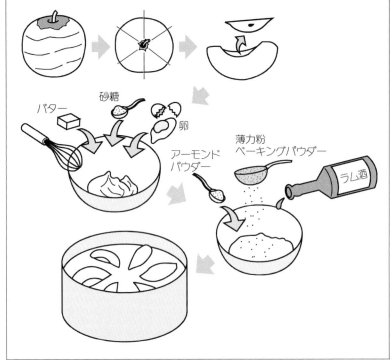

バター　砂糖　卵　アーモンドパウダー　薄力粉　ベーキングパウダー　ラム酒

	献立名	食品名	1人分分量 (g)	エネルギー (kcal)	たんぱく質 (g)	脂質 (g)	カルシウム (mg)	食塩相当量 (g)	調理法など
午前10時	クラッカー	クラッカー	5	21	0.5	0.5	3	0.1	
	牛乳	普通牛乳	100	67	3.3	3.8	110	0.1	
		小計		88	3.8	4.3	113	0.2	
昼食	ごはん	精白米	40	143	2.4	0.4	2	—	鶏肉の南蛮揚げ煮
	鶏肉の南蛮揚げ煮	若鶏もも皮なし	25	35	5.5	1.2	2	—	1. 鶏肉は一口大に切り，根深ねぎ，こいくちしょうゆ，酒のなかにつけてしばらくおき，かたくり粉をつけて油で揚げる.
		根深ねぎ	1	—			—	—	
		こいくちしょうゆ	2	1	0.2	—	1	0.3	
		酒	1	1			—	—	
		じゃがいもでんぷん	2.5	8			—	—	2. たまねぎはせん切り，だいこんはおろしておく.
		調合油	2	18		2.0	—	—	
		たまねぎ	20	7	0.2	—	4	—	3. だし汁をひと煮立ちさせ，たまねぎを入れ，砂糖，しょうゆ，酢で調味し，1を入れ，おろしだいこんを入れて煮る.
		だいこん	30	5	0.1	—	7	—	
		だし汁／上白糖	35/1	1/4	0.1/—	—	1/—	—	
		酢	3	1			—	—	
		うすくちしょうゆ	2	1	0.2	—	1	0.3	4. 皿に盛り，トマトを添えてみじんパセリを振る.
		トマト	20	4	0.1	—	1	—	
		パセリ	0.5	—			1	—	
	ビーンズサラダ	白いんげん	5	16	1.0	0.1	6	—	ビーンズサラダ
		塩	0.2	—			—	0.2	1. 白いんげんは4倍量の水につけ一晩おく. 翌日，そのまま火にかけ，豆の表面に常に水がある状態で軟らかくなるまで煮る.
		キャベツ	10	2	0.1	—	4	—	
		きゅうり	10	1	0.1	—	3	—	
		りんご	10	6			—	—	2. キャベツは1cm角，きゅうりは板ずりをして半月切り，りんごは1/6のいちょう切りにし，塩水につける.
		ロースハム	8	16	1.3	1.1	1	0.2	
		マヨネーズ	5	35	0.1	3.8	—	0.1	
		脱脂粉乳	1.5	5	0.5	—	17	—	3. 2を合わせて塩を振りかけておく.
		塩	0.1	—			—	0.1	
		レモン汁	0.7	—			—	—	4. ロースハムは熱湯を通し，1cm角に切る.
	ヨーグルト	プレーンヨーグルト	40	25	1.4	1.2	48	—	
		あんずジャム	5	10			1	—	5. 脱脂粉乳は少量の水で溶き，マヨネーズ，塩，レモン汁と混ぜ合わせる.
		小計		347	13.6	9.8	100	1.2	6. 1,3,4を5で和え，盛り付ける.
おやつ（午後3時）	かぼちゃの蒸しパン	かぼちゃ	12	11	0.2	—	2	—	かぼちゃの蒸しパン
		卵	12	18	1.5	1.2	6	—	1. かぼちゃは飾り用として1cm×2cm角の薄切りに切り，あとは厚さ5mmに切り，ひたひたの水を加え火を通す. 水けをきっておく.
		三温糖	3	11			—	—	
		薄力粉	10	37	0.8	0.2	2	—	
		ベーキングパウダー	0.4	1		—	10	0.1	
		調合油	0.5	5		0.5	—	—	
	麦茶	麦茶・浸出液	150	2		—	3	—	2. ボールに卵を入れ，砂糖を加えてよく泡立てる. 薄力粉とベーキングパウダーを合わせてふるったものをざっくり混ぜ，油を加えてさらに混ぜ，ケースに流し入れて蒸し器で15分間蒸す.
		小計		85	2.5	1.9	23	0.1	
		合計		520	19.9	16.0	236	1.5	3. 蒸し上がる2〜3分前に飾り用かぼちゃをのせ，蒸し上げる.

栄養評価		当該献立	目標値
穀類エネルギー比	％	34.6	45 前後
動物性たんぱく質比	％	68.3	40〜50
動物性脂質比	％	53.1	40〜50
たんぱく質エネルギー比	％	15.3	13〜20
脂肪エネルギー比	％	27.7	20〜30

	献立名	食品名	1人分分量 (g)	エネルギー (kcal)	たんぱく質 (g)	脂質 (g)	カルシウム (mg)	食塩相当量 (g)	調理法など
おやつ（午前10時）	あべかわもち	も　　　ち	20	47	0.8	0.1	1	—	
		き　な　粉	4	18	1.5	1.0	8	—	
		上　白　糖	2	8	—	—	—	—	
		塩	0.1	—	—	—	—	0.1	
	麦　　　茶	麦茶・浸出液	100	1	—	—	2	—	
		小　　　計		73	2.3	1.1	11	0.1	
昼食	ほうとう風なべ	生　う　ど　ん	40	108	2.4	0.2	7	1.0	ほうとう風なべ 1. ごぼうはささがきにして酢水に放し，下ゆでする． 2. にんじん，だいこん，かぼちゃはそれぞれ一口大に薄く切り，こんにゃくは手でちぎる．かぼちゃ以外は下ゆでする． 3. ねぎは小口切り，さやえんどうはすじを除く． 4. 鶏もも肉は小さめの一口大に切る． 5. 鍋にだし汁，1, 2, 4, 酒, みその半量を入れて火にかけ，アクを除き，弱火で5分くらい煮る．うどんを生のまま加え，15分煮る． 6. 味をみて，残りのみそを煮汁で溶いて加え，3を加えてからもう少し煮る． 冷やしくずフルーツのせ 1. くず湯の素*に熱湯を少しずつ加え，固めに溶く．荒熱が取れたら冷やす． 2. キウイ，パパイアを適当な大きさに切り，のせる． * くず湯の素がない場合は，くず粉に水30〜40mL，砂糖3gを入れ，中火にかけて練る． バナナヨーグルトケーキ 1. バナナは粗く刻む． 2. ボールに材料全部を入れ，泡立て器でよくかき混ぜ，均一に混ざり合ったら耐熱性容器に入れる． 3. 温めたオーブンに入れ，ほんのり焼き色がつくまで焼く．
		若鶏肉もも	15	31	2.5	2.1	1	—	
		ご　ぼ　う	10	7	0.2	—	5	—	
		に　ん　じ　ん	10	4	0.1	—	3	—	
		だ　い　こ　ん	15	3	0.1	—	3	—	
		こ　ん　にゃ　く	15	1	—	—	10	—	
		か　ぼ　ち　ゃ	25	23	0.5	0.1	4	—	
		葉　ね　ぎ	5	2	0.1	—	4	—	
		さやえんどう	5	2	0.2	—	2	—	
		だし汁/酒	120/4	2/4	0.4/—	—	4/—	0.1/—	
		米　み　そ	4	8	0.5	0.2	4	0.5	
	揚げ豆腐 野菜サラダ添え	木綿豆腐	30	22	2.0	1.3	26	—	
		こいくちしょうゆ	1	1	0.1	—	—	0.1	
		酒	1	1	—	—	—	—	
		じゃがいもでんぷん	2	7	—	—	—	—	
		調　合　油	2	18	—	2.0	—	—	
		ト　マ　ト	20	4	0.1	—	1	—	
		ほうれんそう	20	4	0.4	0.1	10	—	
		調　合　油	1.5	14	—	1.5	—	—	
		酢／塩	2.5/0.1	1/—	—	—	—	—/0.1	
		こ　し　ょ　う	0.01	—	—	—	—	—	
	冷やしくず フルーツのせ	く　ず　湯　の　素	12	42	—	—	2	—	
		キウイフルーツ	20	11	0.2	—	7	—	
		パ　パ　イ　ア	15	6	0.1	—	3	—	
		小　　　計		322	9.8	7.4	94	1.8	
おやつ（午後3時）	バナナヨーグルトケーキ	バ　ナ　ナ	20	17	0.2	—	1	—	
		プレーンヨーグルト	30	19	1.1	0.9	36	—	
		卵	10	15	1.2	1.0	5	—	
		薄　力　粉	3	11	0.2	—	1	—	
		上　白　糖	5	19	0.0	—	—	—	
		バニラエッセンス	0.1	—	—	—	—	—	
	紅　　　茶	紅茶・浸出液	50	1	0.1	—	1	—	
		普　通　牛　乳	70	47	2.3	2.7	77	0.1	
		小　　　計		129	5.1	4.6	121	0.1	
		合　　　計		524	17.2	13.1	226	2.0	

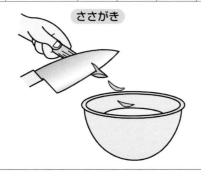

ささがき

栄養評価		当該献立	目標値
穀類エネルギー比	％	31.6	45前後
動物性たんぱく質比	％	41.2	40〜50
動物性脂質比	％	51.9	40〜50
たんぱく質エネルギー比	％	13.1	13〜20
脂肪エネルギー比	％	22.5	20〜30

	献立名	食品名	1人分分量 (g)	エネルギー (kcal)	たんぱく質 (g)	脂質 (g)	カルシウム (mg)	食塩相当量 (g)	調理法など
昼食	ごはん	米飯	110	185	2.8	0.3	3	—	**さけのパセリフリッター**
	さけのパセリフリッター	さけ（生）	25	33	5.6	1.0	4	0.1	1. さけは骨と皮を除いて大きめのそぎ切りにし，塩，こしょうを振って牛乳をかけ，20分ほどおく．
		塩／こしょう	0.1/0.01	—	—	—	—	0.1/—	
		普通牛乳	5	3	0.2	0.2	6	—	
		卵白	4	2	0.4	—	—	—	
		塩	0.1	—	—	—	—	0.1	2. ボールに卵白と塩を入れて泡立て器でしっかり泡立て，薄力粉，パルメザンチーズと牛乳を加えてさっくりと混ぜ，さらに卵黄，油を入れ，みじんパセリを混ぜて衣を作る．
		薄力粉	5	18	0.4	0.1	1	—	
		パルメザンチーズ	1	5	0.4	0.3	13	—	
		普通牛乳	6	4	0.2	0.2	7	—	
		卵黄	2	8	0.3	0.7	3	—	
		調合油	0.5	5	—	0.5	—	—	3. さけの汁をふいて2の衣をたっぷりとつけ，160℃の油でゆっくりと揚げる．
		パセリ	0.5	—	—	—	1	—	
		調合油	3	28	—	3.0	—	—	4. マカロニソテーを盛り付け，レモン，ディル（ハーブの一種）を添える．
	マカロニソテー	マカロニ	12	45	1.5	0.2	2	—	
		たまねぎ	5	2	0.1	—	1	—	
		トマトケチャップ	5	6	0.1	—	1	0.2	
		オリーブ油	0.8	7	—	0.8	—	—	
		食塩	0.1	—	—	—	—	0.1	
		レモン	15	8	0.1	0.1	10	—	
		ディル	1	—	—	—	—	—	
	だいこんとにんじんの干しえび煮	だいこん	30	5	0.1	—	7	—	**だいこんとにんじんの干しえび煮**
		にんじん	15	5	0.1	—	4	—	1. さくらえび（干しえび）は水につけてもどす（10 mLの水）．
		厚揚げ	20	30	2.1	2.3	48	—	2. だいこんとにんじんは，皮をむいて2 cmのさいの目に切る．
		さくらえび	2	6	1.3	—	40	0.1	
		水	20						3. 厚揚げは熱湯をかけて3 cmのさいの目に切る．
		だし汁／酒	40/2	1/2	0.1/—	—	1/—	—	4. もどし汁に分量のだし汁，酒，塩を加え，ひと煮立ちしたら2，3を加える．
		塩／じゃがいもでんぷん	0.4/0.5	—/2	—	—	—	0.4/—	
		水／ねぎ	1/1	/—	/—	/—	/—	—	5. 煮立ったらアクを除いて火を弱め，落としぶたをして20分程度煮て，水溶きかたくり粉を加えてとろみをつける．
	スープ	わかめ	1	1	0.1	—	8	0.2	
		コーン	5	5	0.2	0.1	—	—	6. 皿に盛ってねぎを散らす．
		じゃがいも	20	15	0.3	—	1	—	
		グリンピース	3	3	0.2	—	1	—	
		固形ブイヨン／水	0.5/120	1/	—/	—/	—/	0.2/	
		塩／こしょう	0.1/0.01	—	—	—	—	0.1/—	
	小計			437	16.6	9.8	161	1.6	**ブラウニー**
おやつ（午後3時）	ブラウニー	薄力粉	12	44	1.0	0.2	2	—	1. 天板に，縁より1 cm高くなるように紙を敷き，角は切り目を入れて重ねる．
		ココア	1	3	0.2	0.2	1	—	
		卵	8	12	1.0	0.8	4	—	2. 薄力粉とココアは合わせてふるい，砂糖もふるっておく．
		上白糖	7	27	—	—	—	—	
		バター	2	15	—	1.6	—	—	3. くるみは粗みじんに切り，オーブンで焼く．
		くるみ	2	13	0.3	1.4	2	—	
	牛乳	普通牛乳	90	60	3.0	3.4	99	0.1	4. 卵をふんわりと泡立て，砂糖を2回に分けて混ぜ込み，2を加えざっくりと混ぜる．くるみと溶かしバターを加え混ぜ，天板に平らに流し入れる．
	小計			174	5.5	7.7	109	0.1	
	合計			611	22.1	17.5	270	1.7	5. オーブンで5分間焼き，さらにアルミホイルをかぶせて約5分焼く．紙ごと網にのせて冷まし，紙をはがして切り分ける．

栄養評価		当該献立	目標値
穀類エネルギー比	%	48.0	45 前後
動物性たんぱく質比	%	56.1	40〜50
動物性脂質比	%	41.7	40〜50
たんぱく質エネルギー比	%	14.5	13〜20
脂肪エネルギー比	%	25.8	20〜30

	献立名	食品名	1人分分量 (g)	エネルギー (kcal)	たんぱく質 (g)	脂質 (g)	カルシウム (mg)	食塩相当量 (g)	調理法など
昼食	ごはん	米飯	110	185	2.8	0.3	3	—	
	いかのリングマリネ	いか	35	23	5.2	0.1	6	0.2	**いかのリングマリネ**
		薄力粉	1	4	0.1	—	—	—	1. いかの胴体を 8 mm 幅くらい
		調合油	2	18	—	2.0	—	—	に輪切りにし,薄力粉をつけて
		たまねぎ	10	4	0.1	—	2	—	油で揚げる.
		にんじん	5	2	—	—	1	—	2. たまねぎ,にんじん,ピーマン,
		ピーマン	3	1	—	—	—	—	黄ピーマン,セロリーは細くせ
		黄ピーマン	2	1	—	—	—	—	ん切りにする.
		セロリー	5	1	—	—	2	—	3. ドレッシングを作り,ローリエ
		調合油	3	28	—	3.0	—	—	の葉を入れて 2 の野菜と 1 を漬
		酢	4	1	—	—	—	—	け込む.
		塩／ローリエ	0.2/0.1	—	—	—	—	0.2/—	
	さといもと高野豆腐の煮物	さといも	30	17	0.5	—	3	—	
		高野豆腐	7	38	3.5	2.4	44	0.1	
		だし汁	30	1	0.1	—	1	—	
		上白糖	2	8	—	—	—	—	
		うすくちしょうゆ	4	2	0.2	—	1	0.6	
	チンゲンサイのごまびたし	チンゲンサイ	30	3	0.2	—	30	—	
		しらす干し	1	2	0.4	—	5	0.1	
		ごま	2	12	0.4	1.1	24	—	
		こいくちしょうゆ	1	1	0.1	—	—	0.1	
		だし汁	2	—	—	—	—	—	
	野菜たっぷりスープ	キャベツ	10	2	0.1	—	4	—	**野菜たっぷりスープ**
		にんじん	10	4	0.1	—	3	—	1. 鳥がらスープを作る. 鳥がらは
		たまねぎ	10	4	0.1	—	2	—	水できれいに洗い,寸胴鍋に入
		じゃがいも	15	11	0.2	—	—	—	れて水を加え,根深ネギ,しょう
		シェルマカロニ	5	19	0.6	0.1	1	—	がを入れ,油,アクを除きながら
		バター	2	15	—	1.6	—	—	煮込む.
		鳥がらだし	120	8	1.3	0.2	2	0.1	2. キャベツ,にんじん,たまねぎ,
		塩／こしょう	0.5/0.01	—	—	—	—	0.5/—	じゃがいもは 1 cm 角に切る.
	果物	キウイフルーツ	30	16	0.3	—	10	—	3. スープ鍋にバターを溶かして 2
		小計		428	16.3	10.9	147	2.1	を炒め,鳥がらスープを加え,さ
おやつ(午後3時)	かみかみスナック	大豆	8	34	2.7	1.6	14	—	らに,シェルマカロニを加えて
		煮干	3	10	1.9	0.2	66	0.1	煮立て,味を調える.
		こんぶ	1	1	0.1	—	8	0.1	**かみかみスナック**
		調合油	1.5	14	—	1.5	—	—	1. 大豆はよく焙っておく. 煮干し
		こいくちしょうゆ	1	1	0.1	—	—	0.1	はフライパンでポキッと折れる
		上白糖	1	4	—	—	—	—	くらいまで火を通す. こんぶは
	フルーツゼリー	ゼラチン／水	2/4	7/—	1.8/—	—/—	—	—	1 cm 角に切っておく.
		あんずジャム	5	10	—	—	1	—	2. フライパンに油を引き,1 を混
		プレーンヨーグルト	50	31	1.8	1.5	60	0.1	ぜ合わせてよく炒め,しょうゆ,
		もも(缶)	15	13	0.1	—	—	—	砂糖をからめる.
		生クリーム	10	43	0.2	4.5	6	—	
	お茶	番茶・浸出液	70	—	—	—	4	—	
		小計		168	8.6	9.3	159	0.4	
		合計		596	24.9	20.2	306	2.5	

栄養評価		当該献立	目標値
穀類エネルギー比	%	34.7	45 前後
動物性たんぱく質比	%	50.6	40〜50
動物性脂質比	%	39.1	40〜50
たんぱく質エネルギー比	%	16.7	13〜20
脂肪エネルギー比	%	30.5	20〜30

2. 学童期の栄養

学童期栄養の特性

　学童期は，小学校に在学する時期である．6歳から9歳までの発育は，幼児期の延長で比較的緩やかであり，性差も少なく安定している．しかし10歳ごろから急速な発育（第二発育急進期）をみせ，身長と体重の年間発育量が最大となる．**図**5-2に示すように，女子は男子より2年早く思春期スパートが現れ，男子は，スパートの始まりとピークの到達は，ちょうど2年遅れる．直近の学校保健統計調査報告書（文部科学省：令和元年度学校保健統計調査結果）によると，身長については，最大の発育量を示す年齢は，男子では11歳時および12歳時に発育量が著しくなっており，11歳時に最大の発育量を示している．女子では，9歳時および10歳時に発育量が著しくなっており，10歳時に最大の発育量を示しており，この時期に男子より身長が高くなる．

　また，学童期の前半は幼児期に引き続き，乳歯から永久歯に生え変わる時期であり，発育の早いものは10歳ごろから第二次性徴が現れる．

　この時期は，幼児型の食行動から成人型の食行動への移行が起こる時期にあたり，食行動の個人差が大きくなること，男女差が次第に明らかになっていくこと，そして，健康に

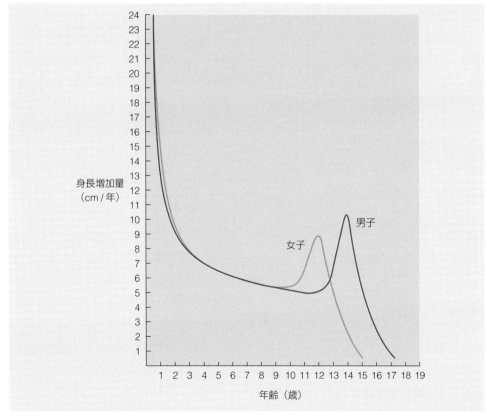

図5-2　**男子と女子の典型的な個人における仰臥位身長と身長の発育速度曲線，これらの曲線はどの時点でも典型的男子と女子の速度を示す**　　　　　　　　　　　　　　　　　　　（Tanner, Whitehouse, Takaishi, 1966 より改変）

かかわるさまざまな問題が起こりやすいことが特徴である．その原因となる食行動の主なものとして朝食の欠食と食欲不振，孤食，誤ったダイエット，不規則な間食などがあげられる．

これらの不適切な食行動は，肥満，生活習慣病の低年齢化，貧血，神経性食欲不振症状などの健康上の問題となる．

この時期は健康的な生活習慣を獲得することが，将来の疾病予防と健康増進の点からとくに重要と考えられる．

学童期の食事摂取基準

6歳から11歳までの食事摂取基準は巻末の**参考資料1**に示す．

食生活上の留意点

この時期の食事内容の良否は，子どもの発育や健康に対して影響が大きい．家庭での毎日の食事や学校給食が子どもの将来の健康に影響を及ぼすことを理解させ，日常の食事の大切さを学ばせる．また，この時期は子どもの理解力も高まり，知性も形成されるので栄養教育の効果が最も高い．したがって，毎日の食事を通して，栄養に関する知識の習得，健全な嗜好の育成，よりよい食習慣の形成を図ると同時に，食卓を囲んで家族や友人と対話をすることの喜びを経験させ，精神面の安定も図ることが望ましい．

平成31年3月に，改訂公表された食育ガイド（農林水産省）は，小学校高学年以上の人が使用できるように作成されており，学童期の毎日の生活，とくに食生活の自己管理に大いに活用できるものである．

間食　学童期は発育段階であるため，3回の食事と間食により1日に必要な栄養量を得る．間食は推定エネルギー必要量の10～15%程度とする．学年が進むにつれて，買い食いやファストフードなどの利用が増える傾向がみられるが，不規則な間食は，次の食事の食欲を減退させ，栄養素摂取上のバランスの乱れをまねきやすいため，量と質の両面からの指導が必要となる．

間食は，なるべく時間を決め，乳・乳製品，全粒シリアル製品，いも類，豆類や果実類の食品を組み合わせて与える．食事作りやおやつ作りに参加させ，手作りの楽しさを子どもに体験させることで，食事に対する関心を高めることが大切である．

朝食抜き　朝食は1日の生活リズムを保つために欠かすことができない大切な食事であり，また1日の活動を始めるためのエネルギー源となる食事である．朝食の欠食は摂取栄養素のバランスを欠き，また昼食までの空腹時間が長くなり，そのあいだはエネルギーの補給がないので，疲れ，体力の消耗，体調の乱れ，持久力や集中力の低下などの弊害をまねき，学習意欲も減退する．また，朝食を抜くと間食や夜食量が増え，まとめ食いなどにより体脂肪の合成が亢進し，肥満の原因ともなる．したがって，生活リズムを夜型から朝型に戻し，朝食の30分～1時間前に起床する習慣をつける生活指導が必要である．

献立作成上の留意点

①六つの基礎食品の食品群を偏りなく摂取できる料理の工夫，とくに毎食の野菜類の摂取を心がけ，"主食""主菜""副菜"をそろえる．

② 米を中心に栄養バランスのとれた食事をこころがける.

③ 食物繊維を豆・大豆製品, 穀類, いも類, 海藻類, 野菜（根菜類）, きのこなどから十分摂取する.

④ 食塩の摂取量は 6 g 未満を目標にし, 味付けは薄味にする.

小児生活習慣病の予防と食事

小児生活習慣病とは, 小児期のライフスタイルの改善により予防できる疾病をいう.

小児生活習慣病は,

① 生活習慣病がすでに小児期に顕在化しているもの——2 型糖尿病, 心筋梗塞, 消化器潰瘍

② 潜在化している生活習慣病——動脈硬化症

③ 生活習慣病の危険因子がすでに小児期にみられるもの——予備軍（肥満児, 脂質異常症児, 高血圧児など）

と 3 群に分けられるが, いずれにせよ子どもたち各人の生活習慣が発病に大きく関係していると考えられている.

危険因子について　慢性疾患には, それぞれその進行を促進する因子, いわゆる, 危険因子（リスクファクター）があり, 肥満, 脂質異常症, 高血圧, 2 型糖尿病, 家族歴, ストレス, 運動不足などである.

小児の生活習慣病と社会的背景　① 食事の問題——ファストフードや外食, 加工食品による脂質および食塩の摂取過剰, 清涼飲料水, 間食から単純糖質の摂取過剰.

② 生活リズムの変化——夜型ライフスタイルによる朝食欠食, 運動不足.

③ 精神的ストレス.

などがあげられる.

小児期の脂質異常症の食事指針　小児では食事療法を主体とし, 成長期であることを考慮して, 次の点に留意する.

① 総脂質は％エネルギー（脂肪エネルギー比）で 20％以上 30％未満を目標とする.

② 飽和脂肪酸の過剰摂取を避ける.

③ コレステロールの吸収阻害効果がある食物繊維を十分に摂取する.

小児肥満の食事指針　推定エネルギー必要量の 80％を目標とし, 脂質を中心に調整する.

① たんぱく質エネルギー比：脂肪エネルギー比：炭水化物エネルギー比は 15：25：60 が望ましい.

② ミネラル, ビタミンは十分摂取する.

③ 食物繊維を多く含む食品の摂取をこころがける.

④ 味付けは薄味にする.

食事療法を効果的に進めるためには, まず家族が生活習慣病に対する正しい知識をもって理解を示し, さらに運動と体重計測を習慣化することである.

学校給食

学校給食は, 学校給食法（昭和 29 年 6 月 3 日　法律第 160 号）に基づき, 義務教育諸

学校において，その児童または生徒に対し実施される給食である．義務教育諸学校とは，学校教育法（昭和 22 年 3 月 31 日　法律第 26 号）に規定する小学校，中学校，中等教育学校の前期課程または特別支援学校の小学部もしくは中学部をいう．

学校給食の食事内容は，完全給食（パンまたは米飯，牛乳，おかず），補食給食（牛乳，おかず），ミルク給食（牛乳）の形態をとっている．

学校給食法は 2015 年（平成 27）年に改正され，第 1 条に「学校給食が児童及び生徒の心身の健全な発達に資するものであり，（中略）学校給食及び学校給食を活用した食に関する指導の実施に関し必要な事項を定め，もって学校給食の普及充実及び学校における食育の推進を図ることを目的とする」と規定されている．さらに同法第 2 条には，次の 7 つの学校給食の目標を達成するように努めなければならないとされている．

①適切な栄養の摂取による健康の保持増進を図ること．

②日常生活における食事について正しい理解を深め，健全な食生活を営むことができる判断力を培い，および望ましい食習慣を養うこと．

③学校生活を豊かにし，明るい社交性および協同の精神を養うこと．

④食生活が自然の恩恵の上に成り立つものであることについての理解を深め，生命および自然を尊重する精神ならびに環境の保全に寄与する態度を養うこと．

⑤食生活が食にかかわる人々の様々な活動に支えられていることについての理解を深め，勤労を重んずる態度を養うこと．

⑥わが国や各地域の優れた伝統的な食文化についての理解を深めること．

⑦食料の生産，流通および消費について，正しい理解に導くこと．

学校給食摂取基準　　学校給食における児童および生徒 1 人 1 回当たりの給与量は，「日本人の食事摂取基準」を参考とし，「学校給食摂取基準」により示されている．平成 30 年 7 月 31 日に「学校給食実施基準の一部改正について」が告示され，平成 30 年 8 月 1 日から施行されており，児童生徒の健康の増進および食育の推進を図るために望ましい栄養量を算出したものである．

学校給食摂取基準の基準値設定について**表 5-3** にエネルギー算出，**表 5-4** に各栄養素の基準値等を示した．

エネルギーは，学校保健統計調査の平均身長から求めた標準体重と身体活動レベルのレベルⅡ（ふつう）を用いて，推定エネルギー必要量の 3 分の 1 を算出した値を基準値とした．

たんぱく質は，食事摂取基準の目標量を用いて，学校給食による摂取エネルギー全体の 13 ～ 20% エネルギーを基準値とした．

脂質については，食事摂取基準の目標量を用いて，学校給食による摂取エネルギー全体の 20 ～ 30% エネルギーを基準値とした．

ナトリウム（食塩相当量）は，食事摂取基準の目標量の 3 分の 1 未満を基準値としている．カルシウムは，食事摂取基準の推奨量の 50% を学校給食の基準値とした．マグネシウムは，児童については食事摂取基準の推奨量の 3 分の 1 程度を，生徒については 40%

表5-3　学校給食のエネルギー算出

年齢	身体活動レベル	身長（平均値）（H28 学校保健統計調査）※4月1日現在の満年齢			標準体重	基礎代謝量	推定エネルギー必要量	推定エネルギー必要量男女平均	学校給食のエネルギー
5歳	1.45	5歳（幼稚園）	男子	110.4	18.9	1,037	1,513	1,461	490
			女子	109.4	18.5	965	1,410		
6～7歳	1.55	7歳（小2）	男子	122.5	24.0	1,062	1,661	1,599	530
			女子	121.5	23.4	979	1,537		
8～9歳	1.6	9歳（小4）	男子	133.6	30.4	1,240	2,009	1,938	650
			女子	133.4	30.0	1,148	1,867		
10～11歳	1.65	11歳（小6）	男子	145.2	38.4	1,438	2,412	2,342	780
			女子	146.8	39.0	1,358	2,271		
12～14歳	1.7	13歳（中2）	男子	159.9	49.0	1,518	2,601	2,499	830
			女子	154.8	47.2	1,396	2,398		
15～17歳	1.75	16歳（高2）	男子	169.9	59.6	1,610	2,828	2,569	860
			女子	157.5	52.0	1,315	2,311		

（文部科学省・学校給食摂取基準策定に関する調査研究協力者会議：学校給食摂取基準の策定について（報告）. 平成30年3月）

表5-4　学校給食において摂取すべき各栄養素の基準値等

	エネルギー(kcal)	たんぱく質(%エネルギー)	脂質(%エネルギー)	食物繊維(g)	ビタミンA(μgRAE)	ビタミンB_1(mg)	ビタミンB_2(mg)	ビタミンC(mg)	ナトリウム（食塩相当量）(g)	カルシウム(mg)	マグネシウム(mg)	鉄(mg)
5歳	490	13～20	20～30	4以上	180	0.3	0.3	15	1.5未満	290	30	2
6～7歳	530	13～20	20～30	4以上	170	0.3	0.4	20	2未満	290	40	2.5
8～9歳	650	13～20	20～30	5以上	200	0.4	0.4	20	2未満	350	50	3
10～11歳	780	13～20	20～30	5以上	240	0.5	0.5	25	2.5未満	360	70	4
12～14歳	830	13～20	20～30	6.5以上	300	0.5	0.6	30	2.5未満	450	120	4
15～17歳	860	13～20	20～30	7以上	310	0.5	0.6	35	2.5未満	360	130	4

表に掲げるもののほか，亜鉛についても示した摂取について配慮すること.
亜鉛…5歳：1mg，6～7歳：2mg，8～9歳：2mg，10～11歳：2mg，12～14歳：3mg，15～17歳：3mg.
（文部科学省・学校給食摂取基準策定に関する調査研究協力者会議：学校給食摂取基準の策定について（報告）. 平成30年3月）

を基準値とした．鉄については，食事摂取基準の推奨量の40%程度とし，生徒は3分の1程度を基準値とした．亜鉛については，食事摂取基準の推奨量の3分の1を学校給食において配慮すべき値とした．

　ビタミンAについては，食事摂取基準の推奨量の40%を基準値とした．ビタミンB_1およびビタミンB_2については，食事摂取基準の推奨量40%を基準値とした．ビタミンCは食事摂取基準の推奨量の3分の1を基準値とした．

　食物繊維は，食事摂取基準の目標量の40%以上を基準値とした．

　この学校給食摂取基準は，全国的な平均値を示していることから，児童生徒の健康および生活活動などの実態や地域の実情などに十分配慮し，弾力的に運用することが望ましい．

　食品構成表については，学校給食摂取基準を踏まえ，多様な食品を適切に組み合わせて，児童生徒が各栄養素をバランスよく摂取しつつ，さまざまな食事にふれることができるようにすることが望ましい．

表 5-5　学校給食の標準食品構成表（幼児，児童，生徒 1 人 1 回当たり）　　　　　　（単位：g）

	区分	幼児の場合	児童 （6～7歳） の場合	児童 （8～9歳） の場合	児童 （10～11歳） の場合	生徒 （12～14歳） の場合	夜間課程を置く 高等学校および 特別支援学校の 生徒の場合
主食 米飯の場合	米	50	50	70	90	100	100
	強化米	0.15	0.15	0.21	0.27	0.3	0.3
主食 パンの場合	小麦	40	40	50	70	80	80
	イースト	1	1	1.25	1.75	2	2
	食塩	1	1	1.25	1.75	2	2
	ショートニング	1.4	1.4	1.75	2.45	2.8	2.8
	砂糖類	1.4	1.4	1.75	2.45	2.8	2.8
	脱脂粉乳	1.4	1.4	1.75	2.45	2.8	2.8
ミルク	牛乳	155	206	206	206	206	206
おかず	小麦粉およびその製品	4	4	5	7	9	9
	芋および澱粉	20	26	30	34	35	35
	砂糖類	3	3	3	3	4	4
	豆類	4	4.5	5	5.5	6	6
	豆製品類	12	14	16	18	18	18
	種実類	1.5	2	3	3.5	3.5	3.5
	緑黄色野菜類	18	19	23	27	35	35
	その他の野菜類	50	60	70	75	82	82
	果物類	30	30	32	35	40	40
	きのこ類	3	3	4	4	4	4
	藻類	2	2	2	3	4	4
	魚介類	13	13	16	19	21	21
	小魚類	2.5	3	3	3.5	3.5	4
	肉類	12	13	15	17	19	19
	卵類	5	5	6	8	12	12
	乳類	3	3	4	5	6	6
	油脂類	2	2	3	3	4	4

備考：1．1 か月間の摂取目標量を 1 回当たりの数値に換算したものである．
　　　2．適用にあたっては，個々の児童生徒等の健康および生活活動等の実態ならびに地域の実情等に十分配慮
　　　　し，弾力的に運用すること．
（文部科学省・学校給食における児童生徒の食事摂取基準策定に関する調査研究協力者会議：学校給食摂取基準の
策定について〈報告〉．平成 23 年 3 月）

　　表 5-5 に，文部科学省に設置した調査研究協力者会議の報告（平成 23 年 3 月）による
標準食品構成表を参考として示した．
　　郷土食やバイキング給食，選択メニューを取り入れ，また，日本型食生活の実践，伝統
的な食文化の継承について十分配慮し，学校給食はますます魅力ある給食として児童，生
徒の健康の保持増進に寄与し，食育の推進活動の場として活かされることが望まれる．

	献立名	食品名	1人分分量(g)	エネルギー(kcal)	たんぱく質(g)	脂質(g)	食物繊維総量(g)	食塩相当量(g)	調理法など
朝食	ロールパン	ロールパン	90	284	9.1	8.1	1.8	1.1	
	はくさいと豚肉の	はくさい	75	11	0.6	0.1	1.0	—	
	ミルク煮	豚肉(もも)	15	21	3.3	0.8	—	—	
		生しいたけ	15	3	0.5	—	0.6	—	
		調合油	1	9	—	1.0	—	—	
		普通牛乳	70	47	2.3	2.7	—	0.1	
		鳥がらだし	40	3	0.4	0.1	—	—	
		塩/こしょう	0.3/0.01	—	—	—	—	0.3/—	
		じゃがいもでんぷん	2	7	—	—	—	—	
	ヨーグルトサラダ	いんげん豆	15	50	3.0	0.3	2.9	—	
		いちご	25	9	0.2		0.4	—	
		キウイフルーツ	25	13	0.3		0.6	—	
		パインアップル	25	13	0.2		0.3	—	
		プレーンヨーグルト	40	25	1.4	1.2	—	—	
		はちみつ	2	6	—	—	—	—	
		小　　計		501	21.3	14.2	7.6	1.5	
昼食〈学校給食〉/小学校中学年	れんこんピラフ	はいが精米	85	303	5.5	1.7	1.1	—	**れんこんピラフ** 1. 胚芽米は1〜2回軽く洗い,浸水30〜60分する. 2. れんこんはいちょう切り,たまねぎはみじん切り,えびは背わた,殻を除き,適当な大きさに切る. 3. 鍋にバターを入れ,たまねぎ,えび,れんこんの順に炒め,米を加え,コンソメ顆粒を分量の水で溶かして加え,塩,こしょうをして炊飯する. 4. むらし終わったら,みつばを2cm長さに切り,混ぜ込む.
		れんこん	30	20	0.6	—	0.6	—	
		たまねぎ	20	7	0.2	—	0.3	—	
		えび	15	14	3.3	—	—	0.1	
		バター	2	15	—	1.6	—	—	
		塩/こしょう	0.2/0.01	—	—	—	—	0.2/—	
		固形ブイヨン/水	0.3/90	1/—	—	—	—	0.1/—	
		みつば	1	—	—	—	—	—	
	トマトシチュー	豚肉(もも)	30	43	6.6	1.6	—	—	
		塩/こしょう	0.2/0.01	—	—	—	—	0.2/—	
		うずら豆	10	24	0.7	0.1	0.6	—	
		しめじ	35	6	0.9	0.2	1.3	—	
		にんじん	30	11	0.2	—	0.7	—	
		ホールトマト	50	10	0.5	0.1	0.7	—	
		たまねぎ	30	11	0.3	—	0.5	—	
		にんにく	0.5	1	—	—	—	—	
		調合油/水	2/80	18/	—/	2.0/	—/	—/	
		塩/こしょう	0.5/0.01	—	—	—	—	0.5/—	
		パセリ	0.5	—	—	—	—	—	**ナムル** 1. 切干しだいこんはたっぷりの水につけもどし,熱湯のなかで,軟らかくなるまで火を通す.水にとってよく絞り,食べやすい長さに切る. 2. きゅうりは3cm長さのせん切りにし,塩を振っておく.しんなりしてきたら水で洗い,絞っておく. 3. もやしはさっと熱湯でゆで,水けをきって塩を振っておく. 4. 葉ねぎは小口切りにする. 5. うすくちしょうゆ,酒,ごま油,砂糖をよく混ぜ,1〜4の材料を調味液で和え,すりごまを加えてさらに混ぜる.七味とうがらしを最後に加える.
	ナ　ム　ル	切干しだいこん	5	15	0.5		1.1	—	
		きゅうり/塩	20/0.1	3/—	0.2/—		0.2/—	—/0.1	
		もやし/塩	20/0.1	2/—	0.3/—		0.3/—	—/0.1	
		葉ねぎ	3	1	0.1		0.1	—	
		ごま	4	24	0.8	2.2	0.5	—	
		うすくちしょうゆ	4	2	0.2			0.6	
		酒	4	4	—			—	
		ごま油/上白糖	2.5/0.4	23/2	—	2.5/—		—	
		七味とうがらし	0.1	—	—			—	
	牛　　乳	普通牛乳	206	138	6.8	7.8	—	0.2	
		小　　計		700	27.6	19.8	8.0	2.3	
夕食	炊きおこわ	精白米	60	215	3.7	0.5	0.3	—	
		もち米	30	108	1.9	0.4	0.2	—	
		酒/塩	3/0.3	3/—	—		—	—/0.3	
		うすくちしょうゆ	2	1	0.1			0.3	
		あさりむき身	7	8	1.4	0.2		0.1	
		油揚げ	5	21	1.2	1.7	0.1	—	

	献立名	食品名	1人分分量(g)	エネルギー(kcal)	たんぱく質(g)	脂質(g)	食物繊維総量(g)	食塩相当量(g)	調理法など
夕食（つづき）	魚の幽庵焼	に　ん　じ　ん	10	4	0.1	—	0.2	—	魚の幽庵焼
		大　豆（ゆ　で）	10	18	1.5	1.0	0.7	—	1．さばは2枚におろして切り身
		さやいんげん	10	2	0.2	—	0.2	—	とし，調味液に15分くらいつ
		さ　　　　　ば	50	124	10.3	8.4	—	0.2	ける．その際，魚と魚のあいだに
		うすくちしょうゆ/酒	1.5/2	1/2	0.1/—	—	—	0.2/—	ゆずの薄切りを挟みつける．
		み　　り　　ん	1	2	—	—	—	—	2．粉ふきいもを作り，熱いうちに
		ゆ　　　　　ず	3	2	—	—	0.2	—	パセリのみじん切りをまぶす．
	粉ふきいも	じゃがいも	60	46	1.0	0.1	0.8	—	3．1のさばを焼き，粉ふきいもを
		パ　セ　リ	0.5	—	—	—	—	—	添える．
	みぞれ和え	い　　　　か	15	10	2.2	—	—	0.1	みぞれ和え
		塩　／　酒	0.1/1	—/1	—	—	—	0.1/—	1．いかは皮をていねいに取り，表
		きゅうり/塩	30/0.1	4/—	0.3/—	—	0.3/—	—/0.1	面に切り目を入れ，塩をして酒
		生しいたけ	5	1	0.2	—	0.2	—	を振りかける．熱湯をくぐらせ
		だ　い　こ　ん	40	7	0.2	—	0.5	—	細く切っておく．
		酢／上白糖	5/1.5	1/6	—	—	—	—	2．きゅうりは短冊切りにし，塩を
		うすくちしょうゆ	1	1	0.1	—	—	0.2	し，しんなりしてきたら水で洗
		ゆ　　　　　ず	0.5	—	—	—	—	—	い水けをきっておく．生しいた
	沢　　煮　　椀	若鶏肉むね	15	22	3.2	0.9	—	—	けは石づきを除き，軽く焼いて
		に　ん　じ　ん	5	2	—	—	0.1	—	せん切りにする．
		ご　　ぼ　　う	5	3	0.1	—	0.3	—	3．だいこんはおろしだいこんに
		み　　つ　　ば	1	—	—	—	—	—	する．
		だ　　し　　汁	150	3	0.5	—	—	0.2	4．3に酢，砂糖，うすくちしょうゆ
		塩　／　酒	0.8/2	—/2	—	—	—	0.8/—	を加え，1，2を和える．薄切りに
		こ　し　ょ　う	0.01	—	—	—	—	—	したゆず皮をのせる．
	果　　　　物	か　　　　き	60	36	0.2	0.1	1.0	—	
		小　　　　　計		655	28.3	13.2	5.2	2.5	
		合　　　　　計		1,855	77.0	47.2	20.8	6.3	

栄養評価（学校給食分）	当該献立	目標値
穀類エネルギー比　%	43.3	50 前後
動物性たんぱく質比　%	60.1	40 ～ 50
動物性脂質比　%	55.6	40 ～ 50
たんぱく質エネルギー比　%	15.8	13 ～ 20
脂肪エネルギー比　%	25.5	20 ～ 30

栄養評価（1日分）	当該献立	目標値
穀類エネルギー比　%	49.1	50 前後
動物性たんぱく質比　%	53.6	40 ～ 50
動物性脂質比　%	43.9	40 ～ 50
たんぱく質エネルギー比　%	16.6	13 ～ 20
脂肪エネルギー比　%	22.9	20 ～ 30

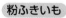

粉ふきいも

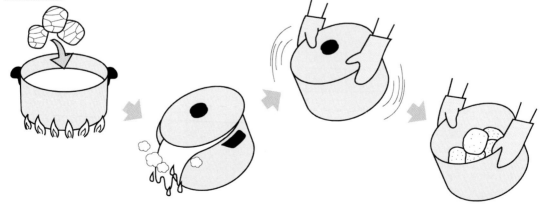

	献立名	食品名	1人分分量 (g)	エネルギー (kcal)	たんぱく質 (g)	脂質 (g)	カルシウム (mg)	食塩相当量 (g)	調理法など
昼食（学校給食）	食 パ ン	食 パ ン	90	234	8.1	3.8	21	1.1	いわしのピザ風
		いちごジャム	15	30	0.1	—	2	—	1. いわしはうろこ，頭，内臓を除
	牛 乳	普 通 牛 乳	206	138	6.8	7.8	227	0.2	き，手で開いて中骨を取り除く．
	いわしのピザ風	い わ し	40	68	7.7	3.7	30	0.1	こしょうをし，酒をふりかける．
		白こしょう	0.01	—	—	—	—	—	2. たまねぎは細くスライスし，
		酒	3	3	—	—	—	—	マッシュルーム，ピーマン，ベー
		薄 力 粉	4	15	0.3	0.1	1	—	コンも細く切る．
		た ま ね ぎ	10	4	0.1	—	2	—	3. 天板に油を引き，薄力粉をつけ
		マッシュルーム(缶)	6	1	0.2	—	—	0.1	た1を置き，その上に2を置い
		ピ ー マ ン	10	2	0.1	—	1	—	て，ケチャップをのせてオーブ
		ベ ー コ ン	7	28	0.9	2.7	—	0.1	ンに入れ，火を通す．
		調 合 油	2.5	23	—	2.5	—	—	
		トマトケチャップ	5	6	0.1	—	1	0.2	
	ミートボール	ミートボール(冷凍)	25	61	2.9	4.1	5	0.3	ミートボールポトフ
	ポ ト フ	白 玉 粉	20	74	1.3	0.2	1	—	1. 白玉粉は，やや硬めにまとめて
		じ ゃ が い も	25	19	0.5	—	1	—	棒状に伸ばし，1cm幅に切り，
		か ぶ	30	6	0.2	—	7	—	熱湯の中でゆでて，水にとり，水
		に ん じ ん	30	11	0.2	—	8	—	けを切っておく．
		キ ャ ベ ツ	30	7	0.4	0.1	13	—	2. じゃがいもは皮をむき，大きく
		グリンピース(冷凍)	5	5	0.3	—	1	—	切って水にさらす．かぶとにん
		固形ブイヨン	0.5	1	—	—	—	0.2	じんは皮をむいて，大きめに切
		こいくちしょうゆ	1	1	0.1	—	—	0.1	る．キャベツは丸ごとをくし型
		塩	0.2	—	—	—	—	0.2	に切る．
		こ し ょ う	0.01	—	—	—	—	—	3. 鍋に野菜と鳥がらスープを入
	豆 ス ナ ッ ク	い り 大 豆	7	31	2.6	1.5	11	—	れて火にかけ，沸騰したら弱火
		煮 干 し	1.5	5	1.0	0.1	33	0.1	にしてじゃがいもを加え，20分
		こいくちしょうゆ	1	1	0.1	—	—	0.1	くらい煮る．
		上 白 糖	2	8	—	—	—	—	4. ミートボールと1を加え，アク
									をすくい，4〜5分煮てから調
									味をし，器に盛る．
	合 計			780	33.9	26.8	365	2.8	

栄養評価	当該献立	目標値
穀類エネルギー比 ％	41.3	50 前後
動物性たんぱく質比 ％	48.2	40〜50
動物性脂質比 ％	39.6	40〜50
たんぱく質エネルギー比 ％	17.4	13〜20
脂肪エネルギー比 ％	30.9	20〜30

	献立名	食品名	1人分分量 (g)	エネルギー (kcal)	たんぱく質 (g)	脂質 (g)	カルシウム (mg)	食塩相当量 (g)	調理法など
昼食（学校給食）	米　　飯	精　白　米	100	358	6.1	0.9	5	—	
		押　　麦	5	17	0.3	0.1	1	—	
	牛　　乳	普　通　牛　乳	206	138	6.8	7.8	227	0.2	
	白身魚と厚揚げのそぼろ煮	銀　だ　ら	30	70	4.1	5.6	5	0.1	白身魚と厚揚げのそぼろ煮
		塩	0.1	—	—	—	—	0.1	1. 銀だらは塩をし，酒を振りかけ
		酒	0.2	—	—	—	—	—	てしばらくおく．でんぷんをつ
		じゃがいもでんぷん	2	7	—	—	—	—	けて油で揚げる．
		調　合　油	1.5	14	—	1.5	—	—	2. 生揚げは湯通しし，一口大の角
		生　揚　げ	30	45	3.2	3.4	72	—	に切る．
		鶏　ひ　き　肉	10	19	1.8	1.2	1	—	3. たまねぎ，にんじんはスライス
		た　ま　ね　ぎ	30	11	0.3	—	6	—	し，しょうがはおろしておく．
		に　ん　じ　ん	15	5	0.1	—	4	—	4. 鍋にだし汁を入れ，煮立ったら
		グリンピース	5	5	0.3	—	1	—	たまねぎ，にんじんを入れ，火が
		上　白　糖	1	4	—	—	—	—	通ったら2を加え，ひと煮立ち
		うすくちしょうゆ	5	3	0.3	—	1	0.8	したら鶏ひき肉，おろししょう
		み　り　ん	2	5	—	—	—	—	がを加えて調味し，火が通った
		酒	2	2	—	—	—	—	ら1を入れて煮る．
		しょうが / だし汁	1/50	—/1	—/0.2	—	—/2	—/0.1	
	ごぼうサラダ	ご　ぼ　う	20	13	0.4	—	9	—	
		ほうれんそう	25	5	0.6	0.1	12	—	
		きくらげ（乾）	1	2	0.1	—	3	—	
		調　合　油	1.5	14	—	1.5	—	—	
		酢 / 塩	3/0.1	1/—	—	—	—	—/0.1	
		マ　ヨ　ネ　ー　ズ	3	21	—	2.3	—	0.1	
		麦　み　そ	2	4	0.3	0.1	2	0.2	
	味　付　の　り	味　付　の　り	1.5	5	0.6	0.1	3	0.1	
	果　　物	バレンシア・オレンジ	40	16	0.4	—	8	—	
		合　　　計		783	25.9	24.6	362	1.7	

栄養評価		当該献立	目標値
穀類エネルギー比	%	47.9	50 前後
動物性たんぱく質比	%	49.2	40 〜 50
動物性脂質比	%	36.6	40 〜 50
たんぱく質エネルギー比	%	13.1	13 〜 20
脂肪エネルギー比	%	28.3	20 〜 30

	献立名	食品名	1人分分量 (g)	エネルギー (kcal)	たんぱく質 (g)	脂質 (g)	カルシウム (mg)	食塩相当量 (g)	調理法など
昼食(学校給食)／特別メニュー・素食の日	五穀めし	精白米	70	251	4.3	0.6	4	—	すいとん
		もち米	15	54	1.0	0.2	1	—	1. 薄力粉，白玉粉に水を加えてよ
		米粒麦	9	31	0.6	0.2	2	—	く練り，ひとかたまりにまとめ
		あずき	9	31	1.8	0.2	7	—	る．
		あわ	3	11	0.3	0.1	—	—	2. 分量の水に煮干しを入れ，しば
		きび	3	11	0.3	0.1	—	—	らくおいて火にかけ，沸騰して
		ぎんなん(ゆで)/塩	5/0.7	9/—	0.2/—	0.1/—	—	—/0.7	3分くらいしたら，煮干しは取
	すいとん	薄力粉	15	55	1.2	0.2	3	—	り除く．
		白玉粉	10	37	0.6	0.1	1	—	3. だいこんはいちょう切り，干し
		水	22						しいたけは水に漬けもどしてせ
		豚肉もも皮下脂肪なし	25	41	5.3	2.0	1	—	ん切り，えのきたけは根の部分
		だいこん	10	2	—	—	2	—	を取り除き，1/2の長さに切る．
		干ししいたけ	1	2	0.2	—	—	—	にんじんはせん切り，ごぼうは
		えのきたけ	5	1	0.1	—	—	—	ささがき，さつまいもは1cm
		にんじん	8	3	0.1	—	2	—	厚さのいちょう切り，ねぎは小
		ごぼう	10	7	0.2	—	5	—	口に切る．
		さつまいも	20	27	0.2	—	7	—	4. 2に細切りにした豚肉，3のね
		葉ねぎ	2	1	—	—	1	—	ぎ以外の材料を入れ，アクをす
		みそ	9	18	0.9	0.4	7	1.0	くいながら材料に火を通す．
		煮干しだし	3/160	2	0.2	0.2	5	0.2	5. 1を適当な大きさにちぎりなが
	ごま和え	こまつな	40	6	0.6	0.1	68	—	ら入れ，最後にみそを溶き入れ，
		にんじん	5	2	—	—	1	—	ねぎを散らす．
		もやし	20	2	0.3	—	3	—	
		こいくちしょうゆ	3	2	0.2	—	1	0.4	
		ごま/だし汁	2/3	12/—	0.4/—	1.1/—	24/—	—	
	果物	パインアップル	40	21	0.2	—	4	—	
	牛乳	普通牛乳	206	138	6.8	7.8	227	0.2	
		合計		782	26.3	13.3	375	2.5	

栄養評価	当該献立	目標値
穀類エネルギー比　%	54.7	50 前後
動物性たんぱく質比　%	46.8	40～50
動物性脂質比　%	73.7	40～50
たんぱく質エネルギー比　%	13.5	13～20
脂肪エネルギー比　%	15.3	20～30

学童期の食事：貧血予防（10〜11 歳，女子，身体活動レベルⅡ）

	献立名	食品名	1人分分量 (g)	エネルギー (kcal)	たんぱく質 (g)	脂質 (g)	カルシウム (mg)	鉄 (mg)	調理法など
朝食	麦ごはん	精白米	95	340	5.8	0.9	5	0.8	
		押麦	9	31	0.6	0.1	2	0.1	
	みそ汁	さつまいも	25	34	0.3	0.1	9	0.2	
		白ねぎ	3	1	—	—	1	—	
		だし汁	150	3	0.5	—	5	—	
		米みそ・淡色辛みそ	12	23	1.5	0.7	12	0.5	
	焼ききびなご	きびなご（干）	20	55	9.6	1.5	280	1.2	野菜あっさり煮
	野菜あっさり煮	だいこん	40	7	0.2	—	9	0.1	1. だいこん，にんじんは皮をむき，4 〜 5 cm 長さの細切りにする．ほうれんそうはゆでて 2 〜 3 cm に切る．油揚げは湯通しし，よく絞り 3 〜 4 cm 長さの細切りにする．
		にんじん	20	7	0.2	—	5	—	
		油揚げ	5	21	1.2	1.7	16	0.2	
		ほうれんそう	20	4	0.4	0.1	10	0.4	2. 鍋にだし汁を入れ，だいこん，にんじんを入れて火を通し，ほうれんそう，油揚げを入れ，調味をして煮含める．
		だし汁	20	—	0.1	—	1	—	
		うすくちしょうゆ	2	1	0.1	—	—	—	
		みりん	2	5	—	—	—	—	あさりときのこのスパゲッティ
	海藻サラダ	わかめ（干）	3	4	0.4	—	23	0.1	1. スパゲッティはたっぷりの湯のなかでゆで，芯まで火が通ったらざるにあげ，バターをまぶしておく．あさりは半量は殻付き，残りはむき身で準備しておく．
		赤とさかのり	15	2	0.2	—	11	0.2	
		卵	25	38	3.1	2.6	13	0.5	
		レタス	10	1	0.1	—	2	—	2. フライパンに油を熱し，種を取り除いた赤とうがらしをさっと炒めて取り出し，さらに生しいたけのせん切り，細く切ったベーコンを加え炒める．
		トマト	20	4	0.1	—	1	—	
		調合油／酢	5/7	46/2	—	5.0/—	—	—	
		塩／こしょう	0.3/0.01	—	—	—	—	—	3. 2 にむき身を入れ，さらに殻付きあさりを入れ，白ワイン，塩，こしょうを加えて殻が開くまで蒸し焼きにする．
	小 計			627	24.2	12.6	404	4.2	
昼食	あさりときのこのスパゲッティ	スパゲッティ	90	341	11.0	1.7	16	1.3	
		バター	4	30	—	3.2	1	—	4. 3 にスパゲッティを加え，よく混ぜる．
		生しいたけ	10	2	0.3	—	—	—	
		ベーコン	10	41	1.3	3.9	1	0.1	和風ポトフ
		あさり	30	9	1.8	0.1	20	1.1	1. 牛肉は角切り，にんじん，れんこん，じゃがいもは大きく切る．にんにくはみじん切りにする．
		調合油	3	28	—	3.0	—	—	
		赤とうがらし	0.2	1	—	—	—	—	
		白ワイン	2	1	—	—	—	—	2. 鍋に油を入れてにんにくを炒め，牛肉を加えさらに炒める．水を加え，こんぶを底に敷き，煮立ったらアクをすくい取り，静かに煮立つ程度の弱火にして肉が軟らかくなるまでアクを取りながら煮込み，こんぶを除く．
		塩／こしょう	0.5/0.01	—	—	—	—	—	
		パセリ	0.5	—	—	—	1	—	
	和風ポトフ	牛肉（そともも）	50	86	10.4	4.4	2	1.2	
		にんじん	40	14	0.3	—	10	0.1	
		れんこん	40	26	0.8	—	8	0.2	
		じゃがいも	60	46	1.0	0.1	2	0.2	
		ひらたけ	20	4	0.7	0.1	—	0.1	
		にんにく	0.5	1	—	—	—	—	
		調合油	4	37	—	4.0	—	—	3. にんじん，れんこん，じゃがいもを入れ，火が通ったら調味し，ひらたけを加えてさらに煮込む．
		こんぶ／水	1/150	1/	0.1/	—/	8/	—/	
		塩／こしょう	1.2/0.01	—	—	—	—	—	
	大豆とプラムのカテージチーズ和え	カテージチーズ	8	8	1.1	0.4	4	—	
		クリームチーズ	7	24	0.6	2.3	5	—	
		だいず（ゆで）	15	26	2.2	1.5	12	0.3	
		すもも（干）	10	24	0.3	—	4	0.1	
		マヨネーズ	4	28	0.1	3.0	—	—	
		こしょう／パセリ	0.01/0.5	—	—	—	—/1	—	
	果 物	キウイフルーツ	35	19	0.4	—	12	0.1	
		パインアップル	35	19	0.2	—	4	0.1	
	小 計			816	32.2	27.6	111	5.1	

献立名		食品名	1人分分量 (g)	エネルギー (kcal)	たんぱく質 (g)	脂質 (g)	カルシウム (mg)	鉄 (mg)	調理法など
夕食	ご は ん	はいが精米	100	357	6.5	2.0	7	0.9	**鶏レバーと野菜の煮物**
	揚 出 し 豆 腐	木 綿 豆 腐	100	72	6.6	4.2	86	0.9	1. 鶏レバーは流水にさらして血抜きをし, 食べやすいように一口大に切る.
		じゃがいもでんぷん	3	10	—	—	—	—	2. にんじん, ごぼうは乱切り, さといもはぬめりを取り, 一口大
		薄 力 粉	3	11	0.2	—	1	—	に切る. こんにゃくは手でちぎり, から炒りをしておく.
		調合油／だし汁	6/50	55/1	—/0.2	6.0/—	—/2	—	3. 鍋に油を入れ, 2 を入れて炒め,
		塩／うすくちしょうゆ	0.5/2	—/1	—/0.1				だし汁を入れて火を通す. 材料
		み り ん	2	5	—	—	—	—	に火が通ったら調味料を入れて
		だ い こ ん	40	7	0.2	—	9	0.1	煮含め, 途中レバーを加え, 十分
		葉 ね ぎ	1	—	—	—	1	—	に火を通し味をつける. 最後に
		糸 か つ お	0.5	2	0.4	—	—	—	グリンピースを入れる.
		し ょ う が	1	—	—	—	—	—	**キャベツのみそマヨネーズ和え**
	鶏 レ バ ー と 野 菜 の 煮 物	鶏 レ バ ー	30	33	5.7	0.9	2	2.7	1. キャベツはゆでて 5 mm 幅くらいに切り, 水けをきっておく.
		に ん じ ん	15	5	0.1	—	4	—	2. ほうれんそうはゆで, 2〜3 cm
		ご ぼ う	15	10	0.3	—	7	0.1	長さに切る.
		さ と い も	20	12	—	—	3	0.1	3. 干しえびはぬるま湯につけて
		こ ん に ゃ く	10	1	—	—	7	0.1	もどす.
		調合油／だし汁	3/50	28/1	—/0.2	3.0/—	—/2	—	4. みそ, マヨネーズ, すりごま, 酒
		上白糖／こいくちしょうゆ	2/3.5	8/2	—/0.3		—/1	—/0.1	を混ぜ, 1, 2, 3 を和えて器に盛
		グ リ ン ピ ー ス	4	4	0.3	—	1	0.1	り, 針しょうがを飾る.
	キャベツのみそマヨネーズ和え	キ ャ ベ ツ	40	9	0.5	0.1	17	0.1	**ブルーベリーヨーグルトゼリー**
		ほ う れ ん そ う	20	4	0.4	0.1	10	0.4	1. ゼラチンを分量の水のなかに
		干 し え び	3	9	1.9	0.1	60	0.1	振り入れてふやかし, 十分膨潤
		米みそ・淡色辛みそ	3	6	0.4	0.2	3	0.1	したら, 鍋にお湯を入れて火に
		マ ヨ ネ ー ズ	4	28	0.1	3.0	—	—	かけ, 膨潤したゼラチンを容器
		ご ま	3	18	0.6	1.6	36	0.3	のまま入れ, 溶かす.
		酒	2	2	—	—	—	—	2. 1 をプレーンヨーグルトのなか
		し ょ う が	1	—	—	—	—	—	に少しずつ注ぎ, さらにブルー
	しじみのみそ汁	し じ み	20	13	1.5	0.3	48	1.7	ベリージャム, 梅酒を加え, ぬら
		だし汁／米みそ	150/12	3/23	0.5/1.5	—/0.7	5/12	—/0.5	したゼリー型に入れて冷蔵庫内
	ブルーベリーヨーグルトゼリー	プレーンヨーグルト	60	37	2.2	1.8	72	—	で冷やし固める.
	（間食としてもよい）	ゼラチン／水	2/10	7/	1.8/	—/	—/	—/	
		ブルーベリージャム	20	36	0.1	0.1	2	0.1	
		梅 酒	2	3	—	—	—	—	
	小 計			824	32.4	24.1	397	8.3	
	合 計			2,267	88.8	64.2	911	17.6	

鶏レバーと野菜の煮物

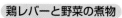
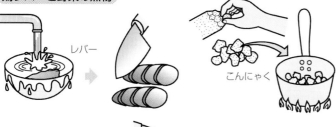
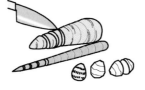
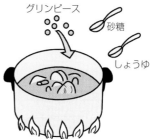

栄養評価		当該献立	目標値
穀類エネルギー比	%	47.6	50 前後
動物性たんぱく質比	%	46.8	40〜50
動物性脂質比	%	30.2	40〜50
たんぱく質エネルギー比	%	15.7	13〜20
脂肪エネルギー比	%	25.5	20〜30

3. 思春期の栄養

思春期栄養の特性

　思春期の期間は，さまざまな専門分野において一定ではない．日本産科婦人科学会の定義では，「第二次性徴の出現にはじまり，第二次性徴が完成する期間」と示されており，個人差はあるものの，おおむね8〜9歳頃から17〜18歳頃までとなる．

　この時期は，学童期後半とオーバーラップすることから，第二発育急進期をむかえ，そのためエネルギー，栄養素ともに生涯の中で必要量が最高となる時期である．身体状況，身体活動，運動量，成長に応じた栄養素等が調整された食事が必要になる．

　また，精神的，社会的に変化が大きく，周囲の影響を受けながら自己を確立していく（自我同一性の獲得）時期にさしかかるため，身体的発育と精神的発達にゆがみが生じやすい．食行動においては，不適切なダイエット，不規則な生活習慣に起因する欠食（とくに朝食），間食，夜食による問題が起こりやすい．結果として，肥満や生活習慣病，貧血，やせ，神経性食欲不振症（拒食症），過食症の発症や起立性調節障害といった思春期特有の生理的反応につながりやすい不安定な時期でもある．

　そうした中で，社会との接点が増えてくることもあり，塾やクラブ活動など行動範囲が広がり，生活習慣は一部で夜型生活がみられ，睡眠不足を呈し，食生活面において，朝食欠食などの問題が表出する．また，食事は家庭内・家族中心から自己選択へと変化していく時期でもある．自己選択の食事は嗜好重視になりがちであり，エネルギー，炭水化物，脂質，食塩の摂取過剰になりやすく，同時にビタミン，ミネラル，食物繊維などの摂取不足が生じ，栄養バランスが崩れ，将来の成人肥満や生活習慣病のリスクにつながる恐れがある．

思春期の食事摂取基準

　思春期の食事摂取基準については，10歳前後から17歳までとして，巻末の**参考資料1**に示す．

肥満予防の食事

　思春期は，この時期の特性から食欲も増していく．一方，受験勉強などで身体を動かすことが少なくなり，間食や夜食が増え，生活習慣の乱れに起因するエネルギー収支バランスの不均衡が起こり，肥満傾向が一部で懸念されている．平成30年度学校保健統計によると，肥満傾向児（肥満度20%以上）の出現率は，平成15年度以降おおむね減少傾向にあるが，男子では10〜12歳，15〜17歳が10%を超えている．この時期の肥満は，成人期の肥満の温床となり，糖尿病や脂質異常症，メタボリックシンドロームなど生活習慣病の発症の要因にもなることから，日々の食事を通しての健康生活は重要である．

　この時期の栄養と食事は，成長期であることから無理な食事制限は行わず，活動量を増やすことを心がけ，バランスの取れた食習慣を身に付けることが第一に求められる．

　具体的には，日々の摂取エネルギーが一定になるよう，目標とする適正エネルギー

を守る．目標のエネルギー量の半分は，主食を中心に穀類から摂取する．玄米や全粒粉など精製されていない食材を活用すると，食物繊維やビタミン，ミネラルの摂取が可能となり，過食予防の一助につながる．

　間食（スナック菓子やファストフードなど）の取りすぎは，肥満の原因になる．食事への影響を避け，その日の活動量に応じて，精神的な食の満足度につながるよう，間食は適切なタイミングで適量の摂取が望ましい．

　主菜は，肉類に偏らないよう，魚介類や卵，大豆製品など良質なたんぱく質を適量摂取する工夫をする．たんぱく質の摂取量は，この時期の成長や発育，骨の形成に必須となる．肉類中心の食習慣は，飽和脂肪酸の過剰摂取につながり，生活習慣病の要因となることが示唆されている．脂質は，青魚や植物性由来の必須脂肪酸のn–3系脂肪酸，n–6系脂肪酸を取り入れ，総エネルギーの20〜30%になるように，脂質の質を考慮して，食品選択を行い，適量の摂取が肝要である．

献立作成上の留意点

①1日3食，食事は一汁三菜（二菜）を心がける．
　とくに朝食欠食は，エネルギーや栄養素の不足やバランスが崩れる原因になる．
②適正エネルギーを守り，バランスの取れた食事にする．
③主食を中心に，穀類エネルギー比は50%前後を目安にする．
④主菜は，良質たんぱく質の給源となる，肉類，魚介類，卵，大豆製品を取り入れる．
⑤脂質は質と量を考慮して，朝昼夕食の食材の選択に配慮し，献立の組み合わせを行う．
⑥不足しがちなカルシウム，鉄，ビタミン類，食物繊維を多く含む食品を取り入れる．
⑦野菜類，きのこ類，海藻類を十分に活用して，身体の調子を整える．
　食物繊維含有量が多いことが，食後の血糖値の上昇を抑え，コレステロールの吸収を抑える作用がある．
⑧減塩を心がける．
　活動量の多い時期は，逆に食塩量の不足にならないように気をつける．また，加工食品や調理済み食品を活用する場合は，食材の食塩相当量に留意する．

鉄欠乏性貧血予防の食事

　鉄欠乏性貧血とは，鉄欠乏による「ヘモグロビン合成に必要な鉄が不足するために発生する貧血」と定義される．貧血の中でもっとも頻度が高い．思春期の鉄欠乏性貧血の原因は，①鉄需要の増大，②鉄供給の低下（鉄摂取量不足，鉄吸収不良），③鉄喪失（月経など）によるものである．女子では，月経による鉄喪失や不適切なダイエットによる鉄摂取不足により貧血が生じやすくなる．無理なダイエットは，無月経や骨粗鬆症の引き金にもなるため，注意が必要である．

　食事摂取基準の推奨量は，10〜14歳女性がもっとも高く，月経ありで12.0 mg/日が設定されている．

　一方，運動量が増加することや激しい身体運動による鉄喪失，循環血流量の増加，

血管内溶血およびたんぱく質, 亜鉛欠乏が原因で生じる"スポーツ貧血"がある.

　鉄欠乏性貧血予防のためには, 鉄の含有量の多い食品を選択することと, 体内での鉄の吸収率を考慮した食品の選択が必要である.

　微量栄養素の鉄が不足しないように摂取していくことは, 容易ではない. 鉄の吸収率を高め, 効果的に摂取できる留意点を下記に示した.

　なお, タンニン（緑茶, コーヒー）やフィチン酸（玄米など）は, 鉄の吸収を抑制する. 緑茶やコーヒーは, 食事前後の飲用のタイミングを考慮する.

献立作成上の留意点

①毎日3食, 栄養バランスが取れるように食材選択を行う.

　　欠食は, 鉄をはじめとする栄養素の摂取不足につながる.

②鉄を多く含む食品を献立に取り入れる.

　　食品に含まれる鉄にはヘム鉄と非ヘム鉄がある. ヘム鉄はレバーをはじめとする肉類に多く含まれ, 非ヘム鉄は植物性食品に多く含まれている. ヘム鉄の吸収率は 10 ～ 30%, 非ヘム鉄は 1 ～ 8% とされている. レバーは, 脂質, 飽和脂肪酸を多く含むことから, 使用量に留意する.

③鉄の吸収を助ける栄養素を含む食品を組み合わせた献立にすると効果的である.

　　鉄の吸収率を高める栄養素のビタミン C を多く含む食品を組み合わせる. ビタミン B_{12}（レバー, 納豆, 魚の血合い肉, カキなどに多く含まれる）, 食事性葉酸は, 赤血球の成熟に関与し, ビタミン B_6（いわし, かつお, 卵黄などに多く含まれる）はヘモグロビンの合成などの生理作用がある.

④動物性たんぱく質を含む食品や大豆・大豆製品を献立に組み合わせる.

　　良質のたんぱく質（肉類, 魚介類, 卵, 大豆製品）は, ヘモグロビンの材料となる.

⑤酢, 柑橘類, 少量の香辛料を効果的に活用する.

　　胃液の分泌を増やすことが効果的である.

やせ予防の食事

　思春期に必要とされる栄養量は, エネルギーをはじめ多くの栄養素が, 成人より高い数値に設定されている. しかし, 実際の摂取エネルギーは, 推定エネルギー必要量を満たしていない. 平成29年国民健康・栄養調査結果によると, 20歳代女性のやせ（BMI < 18.5 kg/m^2）の割合は 21.7% であった. 平成 30 年では, 19.8% と若干減少している. やせ願望が深刻化すると, 神経性食欲不振症（拒食症）や過食症といった摂食障害を生じる恐れがある.

　やせの予防は, まずは本人はもちろんのこと, 家族に適正体重の理解を促し, 食事は主食, 主菜, 副菜のそろったバランスの取れた内容を習慣化することが優先される.

　この時期は, 骨形成の面からも重要な時期である. とくに, エネルギー, たんぱく質, カルシウム, 鉄の必要量が最大になる時期である. 低栄養状態になると, 各臓器の機能的発達を遅滞させることになる. カルシウムの体内蓄積量が最大となるのも, この時期である. カルシウムの推奨量は, 全年齢の中で, 男女ともに 12 ～ 14 歳が最大（男

性 1,000 mg/ 日，女性 800 mg/ 日）に設定されている．骨量を十分に高めておくことが，将来の骨粗鬆症の予防につながる．

献立作成上の留意点

①適正エネルギーを目標に，主食・主菜・副菜のそろったバランスの取れた献立の組み合わせとする．

②穀類エネルギー比は 50％前後を目標として，主食は米，パン，麺を使用したメニューにより変化をもたせ，間食においても主食の量の一部を補足するメニューを組み入れる工夫をして，十分に摂取可能となるようにする．

③良質なたんぱく質は，主菜を中心に肉類，魚介類，卵，乳製品，大豆製品から食材を選択し，たんぱく質の量は，朝・昼・夕食に均等になるように分量を決定する．

④カルシウムは，牛乳・乳製品や大豆製品，小魚，海藻類，緑黄色野菜をバランスよく取り入れる．

⑤鉄を多く含む食品と鉄の吸収率を高める食品を組み合わせて活用する．
赤身の肉や魚，ほうれんそうなど鉄を多く含む食品や鉄の吸収率を高めるビタミンC（野菜類，果物類）を積極的に取り入れる．

起立性調節障害の予防に備えての日常の食事

思春期特有の生理的反応である起立性調節障害は，起立時の全身と脳への循環不全によって引き起こされる．その原因は循環系の自律神経系（交感神経，副交感神経）の機能不全と考えられており，このネットワークに関与する睡眠，体温，腸管系までも巻き込みさまざまな反応が出現する．主訴は，起立時の立ちくらみと倦怠感である．好発年齢は 10 〜 16 歳とされ，不登校状態に至ることが問題となっている．また食習慣の特徴に，塩味と水分摂取を好まない傾向があることが示されている．

小児起立性調節障害診断・治療ガイドラインは，日常生活上の工夫の中に，食塩量と水分量の数値を示している．循環血漿量を増やすために，①食事で，食塩相当量を普段よりも 3 g/ 日程度多く摂取し，10 〜 12 g/ 日を目安にする．②水分は，小児での維持輸液量（$1,500 \text{ mL/m}^2$）を必要とする根拠から体重 30 kg では約 1,500 mL，体重 40 kg では約 2,000 mL を摂取する．適切な食塩摂取と水分摂取は重要であり，すぐに効果はみられると記されている．

思春期は，健康度が高い時期ではあるが，健康を害すると，回復するためには，相応した食事療法を一定期間は継続する必要がある．食事摂取基準 2020 年版では，この時期の食塩相当量は，6.5 g 未満〜 7.5 g 未満が設定されている．この食塩相当量を反映した献立が，適塩として受容され，健康的な食習慣を成人期へつなげていくことが求められる．

	献立名	食品名	1人分分量 (g)	エネルギー (kcal)	たんぱく質 (g)	脂質 (g)	食物繊維総量 (g)	食塩相当量 (g)	調理法など
朝食	麦ごはん	精白米	130	465	7.9	1.2	0.7	—	
		押麦	15	52	1.0	0.2	1.2	—	
	み そ 汁	さといも	20	12	0.3	—	0.5	—	
		カットわかめ	0.5	1	0.1	—	0.2	0.1	
		あさつき	2	1	0.1	—	0.1	—	
		煮干しだし	150	2	0.2	0.2	—	0.2	
		甘みそ	9	20	0.9	0.3	0.5	0.5	
	さばの塩焼き	さ ば	45	111	9.3	7.6	—	0.1	
	だいこんおろし添え	塩	0.1	—	—	—	—	0.1	
		だいこん	40	7	0.2	—	0.6	—	
		こいくちしょうゆ	1.5	1	0.1	—	—	0.2	
		オクラ	30	9	0.6	0.1	1.5	—	
	切干しだいこんの	切干しだいこん	5	15	0.5	—	1.1	—	
	煮 物	刻み昆布	2	2	0.1	—	0.8	0.2	
		にんじん	20	8	0.1	—	0.6	—	
		さやいんげん	20	5	0.4	—	0.5	—	
		調合油	4	37	—	4.0	—	—	
		かつお・昆布だし	30	1	0.1	—	—	—	
		こいくちしょうゆ	2.5	2	0.2	—	—	0.4	
		みりん	1.5	4	—	—	—	—	
	果 物	グレープフルーツ	80	30	0.7	0.1	0.5	—	
	牛 乳	普通牛乳	200	134	6.6	7.6	—	0.2	
		小 計		917	29.3	21.3	8.5	2.1	
昼食	菜 飯	精白米	130	465	7.9	1.2	0.7	—	
		押麦	15	52	1.0	0.2	1.2	—	
		だいこん葉	10	3	0.2	—	0.4	—	
		こんぶ/塩	1/0.6	1/—	—/—	—/—	0.3/—	0.1/0.6	
	豚肉の香り焼	豚肉（もも）	65	96	14.0	3.9	—	0.1	豚肉の香り焼
		塩/こしょう	0.2/0.01	—/—	—/—	—/—	—/—	0.2/—	1. 豚肉は 4 〜 5 cm の長さに切り，
		葉ねぎ	2	1	—	—	0.1	—	塩，こしょうをする．
		大葉	2	1	0.1	—	0.1	—	2. 葉ねぎは小口切り，大葉はせん
		しょうが	2	1	—	—	—	—	切り，しょうがはすりおろして，
		こいくちしょうゆ	1.5	1	0.1	—	—	0.2	しょうゆ，酒といっしょに混ぜ
		酒	2	2	—	—	—	—	ておく．
		調合油	3	28	—	3.0	—	—	3. フライパンに油をしき，1 の豚
		トマト	40	8	0.3	—	0.4	—	肉を焼く．
		えだまめ	8	11	0.9	0.5	0.4	—	4. 豚肉に火が通ったら，2 を入れ
		かぼす	20	5	0.1	—	—	—	てさっとからませる．
	たけのこと	たけのこ（ゆで）	40	12	1.4	0.1	1.3	—	5. 皿に盛り，トマト，塩ゆでした
	ふきの煮物	ふき（ゆで）	30	2	0.1	—	0.3	—	えだまめ，かぼすを添える．
		凍り豆腐	4	21	2.0	1.4	0.1	—	
		かつお・昆布だし	70	1	0.2	—	—	0.1	たけのことふきの煮物
		酒/上白糖	3/2.5	3/10	—/—	—/—	—/—	—/—	1. 鍋にたけのこと高野豆腐，だし
		うすくちしょうゆ	3	2	0.2	—	—	0.5	汁，調味料を入れて火にかけ，
		みりん	3	7	—	—	—	—	煮立ったら弱火で 5 〜 6 分煮る．
	野菜のチーズ焼き	なす	15	3	0.2	—	0.3	—	2. ふきを加えて，さらに 3 〜 4 分
		かぼちゃ	35	32	0.7	0.1	1.2	—	煮る．
		さつまいも	35	49	0.3	0.2	1.0	—	
		ししとう	10	3	0.2	—	0.4	—	
		調合油	4.5	41	—	4.5	—	—	
		こしょう	0.01	—	—	—	—	—	
		プロセスチーズ	8	27	1.8	2.1	—	0.2	
		トマトケチャップ	3	4	—	—	0.1	0.1	
		サラダ菜	10	1	0.1	—	0.2	—	

	献立名	食品名	1人分分量 (g)	エネルギー (kcal)	たんぱく質 (g)	脂質 (g)	食物繊維総量 (g)	食塩相当量 (g)	調理法など
昼食(つづき)	バナナヨーグルト	バ ナ ナ	40	34	0.4	0.1	0.4	—	
		ヨ ー グ ル ト	40	25	1.4	1.2	—	—	
		小　　　計		953	33.8	18.5	8.9	2.2	
夕食	麦 ご は ん	精 白 米	130	465	7.9	1.2	0.7	—	寄せ鍋
		押 麦	15	52	1.0	0.2	1.2	—	1. いわしは頭を除き，手開きにし
	寄 せ 鍋	ま い わ し	65	110	12.5	6.0	—	0.1	て，わた，骨，皮を除き包丁で
		米みそ・淡色辛みそ	2	4	0.3	0.1	0.1	0.2	ざっとたたき刻む．みそ，酒，塩，
		酒 ／ 塩	2/0.2	2/—	—/—	—/—	—/—	—/0.2	でんぷんを加え，包丁でたたき
		じゃがいもでんぷん	5	17	—	—	—	—	刻みながら混ぜ，ボールに移す．
		若鶏(もも・皮つき)	30	61	5.0	4.3	—	0.1	2. 若鶏は一口大のそぎ切りにし，
		木 綿 豆 腐	50	40	3.5	2.5	0.2	—	豆腐は大きく切る．
		生 し い た け	10	2	0.3	—	0.4	—	生しいたけ，えのきだけ，しめ
		え の き だ け	10	2	0.3	—	0.4	—	じ，まいたけは食べやすい大き
		ぶ な し め じ	10	2	0.3	0.1	0.4	—	さにそろえる．
		ま い た け	10	2	0.2	0.1	0.4	—	3. はくさいは軸と葉に切り分け，
		こんにゃく(しらたき)	30	2	0.1	—	0.9	—	軸はそぎ切り，葉は大きめのざ
		は く さ い	30	4	0.2	—	0.4	—	く切りにする．しゅんぎくは大
		し ゅ ん ぎ く	30	7	0.7	0.1	1.0	0.1	きく切りそろえ，深ねぎは2～
		根 深 ね ぎ	20	7	0.3	—	0.5	—	3 cm長さに切る．しらたきは下
		ご ぼ う	20	13	0.4	—	1.1	—	ゆで後10～12 cm長さに切る．
		薄 力 粉	1	4	0.1	—	—	—	4. ごぼうは皮をこそぎ，ささがき
		塩	0.1	—	—	—	—	0.1	にして酢水にしばらくつけた
		調 合 油	1.5	14	—	1.5	—	—	後，水けを切って薄力粉，塩を
		かつお・昆布だし	200	4	0.6	—	—	0.2	まぶし，油で揚げる．
		うすくちしょうゆ/塩	8/0.3	5/—	0.5/—	—/—	—/—	1.3/0.3	5. 鍋にだし汁，しょうゆ，みりん，
		み り ん	6	14	—	—	—	—	酒，1以外の食材を入れてふた
		酒	5	5	—	—	—	—	をし，火にかける．
	れ ん こ ん の	れ ん こ ん	40	26	0.8	—	0.8	—	煮立ったら弱火にし，1をスプー
	バ タ ー 焼 き	食塩不使用バター	3	23	—	2.5	—	—	ンで団子に丸め落として，火を
		こいくちしょうゆ	1	1	0.1	—	—	0.1	通す．
	野菜の押し漬け	な す	15	3	0.2	—	0.3	—	
		き ゅ う り	15	2	0.2	—	0.2	—	れんこんのバター焼き
		に ん じ ん	15	6	0.1	—	0.4	—	1. れんこんは洗って皮をむき，
		セ ロ リ	10	2	—	—	0.2	—	5 mm幅の輪切りにして水にさ
		ピ ー マ ン	5	1	—	—	0.1	—	らす．
		塩	0.2	—	—	—	—	0.2	2. フライパンにバターを入れ火に
		し ょ う が	1	—	—	—	—	—	かける．バターが溶けたら，水
		とうがらし(乾)	0.2	1	—	—	0.1	—	けを切ったれんこんを入れてふ
		さんしょう(粉)	0.1	—	—	—	—	—	たをし，中火にかける．
		昆 布 茶	0.08	—	—	—	—	—	3. れんこんに火が通ったら，しょ
	果 物	梨	70	30	0.2	0.1	0.6	—	うゆを入れ，からませる．
		小　　　計		932	35.6	18.7	10.3	3.0	
		合　　　計		2,802	98.8	58.6	27.6	7.3	

栄養評価		当該献立	目標値
穀類エネルギー比	%	55.5	50 前後
動物性たんぱく質比	%	51.2	40 ～ 50
動物性脂質比	%	36.7	40 ～ 50
たんぱく質エネルギー比	%	14.1	13 ～ 20
脂肪エネルギー比	%	18.8	20 ～ 30
炭水化物エネルギー比	%	67.1	50 ～ 65

思春期の食事：貧血予防（12〜14歳，女性，身体活動レベルⅡ，2,400 kcal）

	献立名	食品名	1人分分量(g)	エネルギー(kcal)	たんぱく質(g)	脂質(g)	カルシウム(mg)	鉄(mg)	ビタミンC(mg)	調理法など
朝食	麦ごはん	精白米	100	358	6.1	0.9	5	0.8	—	
		押麦	10	35	0.7	0.2	2	0.1	—	
	みそ汁	じゃがいも	30	23	0.5	—	1	0.1	8	
		油揚げ	8	33	1.9	2.8	25	0.3	—	
		カットわかめ/葉ねぎ	0.5/2	1/1	0.1/—	—/—	4/2	—/—	—/1	キャベツとまいたけの卵とじ
		かつお・昆布だし	150	3	0.5	—	5	—	—	1. キャベツは芯と葉に切り分け，芯は薄切りにし，葉は4〜5cmの長さの細めの短冊に切る．まいたけは小房に分け，かに風味かまぼこは，食べやすい長さに切っておく．
		米みそ・甘みそ	7	15	0.7	0.2	6	0.2	—	
		米みそ・淡色辛みそ	3	6	0.4	0.2	3	0.1	—	
	キャベツとまいたけの卵とじ	キャベツ	60	14	0.8	0.1	26	0.2	25	
		まいたけ	20	3	0.4	0.1	—	—	—	
		かに風味かまぼこ	10	9	1.2	0.1	12	—	—	
		ごま油	3	28	—	3.0	—	—	—	2. 鶏卵は溶きほぐしておく．
		塩/こしょう	0.3/0.01	—/—	—/—	—/—	—/—	—/—	—/—	3. 温めたフライパンにごま油を入れ，キャベツを炒める．しんなりしたら，まいたけ，かに風味かまぼこを加えて炒め合わせ，塩，こしょうをし，皿に取り出しておく．
		鶏卵	15	23	1.8	1.5	8	0.3	—	
		オリーブ油	3	28	—	3.0	—	—	—	
	こまつなのお浸し	こまつな	60	8	0.9	0.1	102	1.7	23	
		えのきたけ	10	2	0.3	—	—	0.1	—	
		こいくちしょうゆ	2.5	2	0.2	—	1	—	—	
		かつお・昆布だし	2	—	—	—	—	—	—	
		かつお節	1.5	5	1.2	—	—	0.1	—	
	果物	キウイフルーツ	30	16	0.3	—	10	0.1	21	4. きれいにしたフライパンにオリーブ油を入れて熱し，3を戻し入れ，2の鶏卵でとじる．
		バレンシアオレンジ	50	20	0.5	0.1	11	0.2	20	
		小計		630	18.3	12.3	221	4.4	98	
昼食	パン	米粉パン	60	153	2.0	1.9	2	0.1	—	
		ぶどうパン	30	81	2.5	1.1	10	0.3	—	
		ピーナッツバター	10	64	2.1	5.0	5	0.2	—	
	豚肉と大豆のチリコンカン風	豚肉(かた)/豚レバー	45/5	97/6	8.3/1.0	6.6/0.2	2/—	0.2/0.7	1/1	豚肉と大豆のチリコンカン風
		たまねぎ	40	15	0.4	—	8	0.1	3	1. 豚レバーは水にさらして血抜きをし，水けをふいて1cm角に切る．豚肉は2cm角に切る．
		セロリ	30	5	0.1	—	12	0.1	2	
		にんにく	0.5	1	—	—	—	—	—	2. たまねぎ，セロリ，にんにくをみじん切りにする．
		オリーブ油	6	55	—	6.0	—	—	—	
		ローリエ/チリパウダー	0.5枚/0.1	—/—	—/—	—/—	—/—	—/—	—/—	3. きれいにしたフライパンを熱し，フライパンに油をしいて2を炒め，さらにレバー・肉を入れて火を通す．ローリエ，香辛料をすべて加え，だいずを加える．
		タイム/オレガノ	0.01/0.01	—/—	—/—	—/—	—/—	—/—	—/—	
		だいず（ゆで）	20	35	3.0	2.0	16	0.4	—	
		ホールトマト(缶)	75	15	0.7	0.2	7	0.3	8	
		こしょう(白)/固形ブイヨン	0.01/1	—/2	—/0.1	—	—	—	—	4. ホールトマト，固形ブイヨン，上白糖を加える．ホールトマトは木じゃくしでつぶして，時々かき混ぜながら，中火弱で30〜40分煮込む．
		上白糖	0.5	2	—	—	—	—	—	
		青ピーマン/赤ピーマン	10/5	2/2	0.1/0.1	—	1/—	—	8/9	
		黄ピーマン	5	1	—	—	—	—	8	
	シャキシャキサラダ	みずな	30	7	0.7	—	63	0.6	17	
		レタス	30	4	0.2	—	6	0.1	2	5. ピーマンは1cm角に切って最後に加え，火が通ったら仕上りとする．
		オクラ	20	6	0.4	—	18	0.1	2	
		にんじん	15	5	0.1	—	4	—	1	
		だいこん	15	3	0.1	—	3	—	2	
		しらす干し	2	4	0.8	0.1	10	—	—	
		オリーブ油/穀物酢	6/5	55/1	—/—	6.0/—	—/—	—/—	—/—	
		うすくちしょうゆ/しょうが	1/1	1/—	0.1/—	—	—	—	—	
	蒸しかぼちゃ	西洋かぼちゃ	80	73	1.5	0.2	12	0.4	34	
	カフェオレ	普通牛乳	50	34	1.7	1.9	55	—	—	
		コーヒー(浸出液)	100	4	0.2	—	2	—	—	
		上白糖	2	8	—	—	—	—	—	
		小計		740	26.0	31.3	238	3.8	96	

献立名	食品名	1人分分量 (g)	エネルギー (kcal)	たんぱく質 (g)	脂質 (g)	カルシウム (mg)	鉄 (mg)	ビタミンC (mg)	調理法など
夕食 麦ごはん	精白米	100	358	6.1	0.9	5	0.8	—	
	押麦	10	35	0.7	0.2	2	0.1	—	さけのチーズピカタ野菜添え
さけの チーズピカタ 野菜添え	さけ	60	80	13.4	2.5	8	0.3	1	1. さけは1cm厚さに切り，両面に塩，こしょうを振る.
	塩/こしょう	0.2/0.01	—/—	—/—	—/—	—/—	—/—	—/—	2. 衣を作る. ボールに卵をほぐし，粉チーズと青のり，ナツメグを加えて，均一に混ぜる.
	薄力粉	5	18	0.4	0.1	1	—/—	—	3. さけの全面に薄力粉をまぶし，軽くたたいて余分についた粉を落とす. 2の衣をたっぷりとつけ，油を熱したフライパンで弱めの火力で両面を焼く.
	鶏卵	10	15	1.2	1.0	5	0.2	—	
	パルメザンチーズ	6	29	2.6	1.8	78	—	—	
	青のり	0.5	1	0.1	—	4	0.4	—	
	ナツメグ	0.01	—						4. ブロッコリーは，色よくゆでて，氷水にとり，水けをよく切る. ゆでたマカロニと一緒にオリーブ油で炒め，塩で調味する. 生野菜とレモンを添える.
	オリーブ油	5	46	—	5.0	—	—	—	
	マカロニ	10	38	1.3	0.2	2	0.1	—	
	ブロッコリー	15	5	0.6	0.1	6	0.2	18	
	オリーブ油/塩	2/0.1	18/—	—/—	2.0/—	—/—	—/—	—/—	
	セロリ	15	2	0.1	—	6	—	1	5. マヨネーズ，マスタード，調味料，ごまを混ぜて，ドレッシングを作る. 添えの野菜にかける.
	はつかだいこん	15	2	0.1	—	3	—	3	
	クレソン	5	1	0.1	—	6	0.1	1	
	マヨネーズ/粒入りマスタード	6/2	42/5	0.1/0.2	4.6/0.3	—/3	—	—	
	上白糖/こいくちしょうゆ	1/1.5	4/1	—/0.1	—	—	—	—	
	ごま	2	12	0.4	1.1	24	0.2	—	
	レモン	15	8	0.1	0.1	10	—	15	
ひじきの煮物	ほしひじき(鉄釜・乾)	6	9	0.6	0.2	60	3.5	—	
	あさり水煮	8	9	1.6	0.2	9	2.4	—	
	さくらえび(素干し)	2	6	1.3	0.1	40	0.1	—	
	生揚げ	10	15	1.1	1.1	24	0.3	—	
	しいたけ(乾燥)	1	2	0.2		—			
	調合油/かつお・昆布だし	2/50	18/1	—/0.2	2.0/—	—/2	—	—	
	上白糖/こいくちしょうゆ	1/3	4/2	—/0.2	—	—/1	—/0.1	—	
	塩/みりん	0.2/0.4	—/1	—/—	—/—	—/—	—/—	—/—	
	酒	3	3	—	—	—	—	—	
うの花汁	若鶏もも肉(皮つき)	20	41	3.3	2.8	1	0.1	1	うの花汁
	ごぼう	15	10	0.3	—	7	0.1	—	1. 鶏肉は2cm角，ごぼうは1cm長さの小口切り，れんこん，にんじん，さといもは5mm厚さの半月切りかいちょう切り，ごぼう，さといもは水に，れんこんは酢水をくぐらせる.
	れんこん	20	13	0.4	—	4	0.1	10	
	にんじん	20	7	0.2	—	5	—	1	
	さといも	30	17	0.5	—	3	0.2	2	2. アスパラは根元の皮をむき，縦半分にし，3cm長さに切る.
	グリーンアスパラガス	15	3	0.4	—	3	0.1	2	
	おから(生)	20	22	1.2	0.7	16	0.3	—	3. 鍋にだしと1の野菜とさといもを入れて火にかけ，煮立ったら鶏肉を加え，アクを除きながら火が通るまで煮る.
	かつお・昆布だし/うすくちしょうゆ	150/1.5	3/1	0.5/0.1	—/—	5/—	—/—	—/—	
	みりん/塩	1/0.5	2/—	—/—	—/—	—/—	—/—	—/—	
	あさつき	1	—			—			4. アスパラを加えて火を通し，調味しておからを加えてひと煮し，椀に盛り薬味を散らす.
	小計		911	39.6	27.1	343	9.7	55	
マンゴーとバナナのヨーグルトキルシュ風味(間食としてもよい)	マンゴー	50	32	0.3	0.1	8	0.1	10	
	バナナ	40	34	0.4	0.1	2	0.1	6	
	ヨーグルト(全脂無糖)	50	31	1.8	1.5	60	—	1	
	キルシュ/はちみつ	2/5	6/15	09/0.9	—/—	—/—	—/—	—/—	
	小計		119	2.6	1.6	70	0.2	17	
	合計		2,400	86.6	72.4	872	18.1	266	

栄養評価	当該献立	目標値
穀類エネルギー比 %	44.8	50 前後
動物性たんぱく質比 %	47.7	40～50
動物性脂質比 %	24.0	40～50
たんぱく質エネルギー比 %	14.4	13～20
脂肪エネルギー比 %	27.1	20～30
炭水化物エネルギー比 %	58.4	50～65

◀ 参考文献 ▶

1) James M Tanner（林　正, 監訳）：成長のしくみをとく. 東山書房, 1995.（Foetus into Man Physical growth from Conception to Maturity. Second Edition）
2) 中島義明, 今田純雄, 編, 島井哲志：人間行動学講座2 たべる―食行動の心理学―児童期の食行動. 朝倉書店, 1996.
3) 村田光範：小児期からの成人病予防について, その現状と今後の課題. 公衆栄養, 60：842-844, 1996.
4) 大国真彦：小児期からの成人病予防のための食生活. 食糧庁米流通消費対策室, 1996.
5) 食事摂取基準の実践・運用を考える会, 編：日本人の食事摂取基準（2020年版）の実践・運用. 第一出版, 2020.
6) 厚生労働省雇用均等・児童家庭局長, 社会・援護局障害保健福祉部長通知：児童福祉施設における食事の提供に関する援助及び指導について. 雇児発第0331第1号, 障発0331第16号, 平成27年3月31日.
7) 厚生労働省雇用均等・児童家庭局長通知：楽しく食べる子どもに―食からはじまる健やかガイド. 雇児発第0316007号, 平成16年3月16日.
8) 厚生労働省雇用均等・児童家庭局長通知：保育所における食育に関する指針. 雇児発第0329001号, 平成16年3月29日.
9) 「食物アレルギーの診療の手引き2017」検討委員会：食物アレルギーの診療の手引き2017.
10) 厚生労働科学研究班：食物アレルギーの栄養食事指導の手引き2017.
11) 厚生労働省雇用均等・児童家庭局保育課：保育所保育指針解説書. 平成30年2月.
12) 厚生労働省：保育所における食事の提供ガイドライン. 平成24年3月.
13) 厚生労働省雇用均等・児童家庭局保育課：保育所におけるアレルギー対応ガイドライン. 平成23年3月.
14) 文部科学省：令和元年度学校保健統計（学校保健統計調査報告書）調査結果の概要. 令和2年3月23日.
15) 農林水産省：食育ガイド. 平成31年3月改訂.
16) 文部科学省初等中等教育局長通知：学校給食実施基準の一部改正について. 30文科初第643号, 平成30年7月31日.
17) 文部科学省・学校給食摂取基準策定に関する調査研究協力者会議：学校給食摂取基準の策定について（報告）. 平成30年3月.
18) 文部科学省・学校給食における児童・生徒の食事摂取基準策定に関する調査研究協力者会議：学校給食摂取基準の策定について（報告）. 平成23年3月.
19) 平岩幹男：小児保健の現状と課題提言　思春期保健からみて. 小児保健研究, 70（suppl）：21-22, 2011.
20) 加藤陽子：小児と思春期の鉄欠乏性貧血. 日内会誌, 99：1201-1206, 2010.
21) 文部科学省：学校保健統計調査―平成30年度の結果の概要.
22) 厚生労働省：平成29年国民健康・栄養調査結果の概要.
23) 厚生労働省：平成30年国民健康・栄養調査結果の概要.
24) 厚生労働省：日本人の食事摂取基準（2020年版）策定検討会報告書.
25) 田中英高：起立性調節障害（OD）. 日本小児心身医学会. http://www.jisinsin.jp/
26) 田中英高：小児起立性調節障害診断・治療ガイドライン. 日本小児心身医学会, 編：小児心身医学会ガイドライン集改訂第2版日常診療にいかす5つのガイドライン. p. 41, 51, 68-69, 南江堂, 2015.

第6章
成人期，更年期の栄養

1. 成人期の栄養

成人期栄養の特性

　成人期は，ライフステージの中でもっとも長い時期であり，身体の発育もおおむね完了する20歳前後から高齢期前である64歳頃までをいう．就職や結婚，出産，子育てなど，社会的に自立するとともに，環境の変化を多く経験する時期である．20歳代は，有病率や死亡率が少ない年代ではあるが，この時期の食生活を含む生活習慣が，壮年期（30〜40歳代頃）や中年期，さらには高齢期（65歳以上）における健康状態に大きく影響を及ぼす．適正なエネルギーと栄養素の摂取は，健康の維持および増進，生活習慣病の予防につながる．

　肥満は，内臓脂肪症候群（メタボリックシンドローム）を含め，高血圧症や脂質代謝異常症，糖尿病などの生活習慣病の発症リスクを上昇させる危険因子の一つである．肥満の判定には，BMI（body mass index：肥満指数，体格指数）を用いる．日本肥満学会ではBMI 25 kg/m^2 以上を肥満としている．わが国の肥満者（BMI 25 kg/m^2 以上）の割合は，30〜60歳代男性で30%を上回っており，肥満の予防と対策は急務である．一方，20歳代女性のやせの者（BMI 18.5 kg/m^2 未満）の割合は約20%であり，若年女性の低体重が骨粗鬆症の発症リスクを上昇する要因になるなど問題となっている．体格のみならず，加齢とともに身体機能や代謝の変化が起こるため，精神的にも身体的にもケアが必要な時期である．

成人期の食事摂取基準および食品構成

　食事摂取基準2020年版における成人期の年齢区分は，18〜29歳，30〜49歳，50〜64歳の3区分である．エネルギー必要量の設定は，BMIが目標とする範囲内にとどまるように決定する．各栄養素については，推奨量または，目安量，目標量から摂取基準量を決定する．成人期の食事摂取基準は，巻末の**参考資料**1に示す．

　食品構成は第2章に示された数値を参考に，穀類エネルギー比や動物性たんぱく質比などの栄養比率を用いて作成する．

生活習慣病予防の食事

　生活習慣病とは，食習慣，運動習慣，休養，喫煙，飲酒等の生活習慣が，その発症と進行に関与する疾患群とされており，がん，糖尿病，心疾患，高血圧性疾患，脳血管疾患，肝硬変，慢性腎不全などの疾患が含まれる．生活習慣病発症の危険因子の一つとして肥満

がある．適正なエネルギー摂取とバランスのとれた栄養素摂取を心がけた食生活が，肥満を予防し，結果的には生活習慣病予防の一助となる．

肥満とメタボリックシンドローム予防の食事

　肥満とは，体内に体脂肪が過剰に蓄積した状態であり，エネルギー摂取量が，エネルギー消費量を上回る状態が続くことでその状態を招く．生活習慣病予防のためには，まず肥満を予防することが重要である．また，内臓脂肪の蓄積（ウエスト周囲長：男性85 cm以上，女性90 cm以上）を必須項目とし，脂質代謝異常，血圧高値，高血糖の3項目のうち2項目以上を満たす場合をメタボリックシンドロームと診断している．メタボリックシンドロームは，動脈硬化性心血管疾患発症の危険要因であり，メタボリックシンドロームが強く疑われる者とその予備軍は，男性30歳代，女性40歳代から加齢にともない増加し，40～74歳の男性2人に1人，女性では5人に1人が該当する．肥満およびメタボリックシンドロームの予防には，いずれも食生活を含む生活習慣の改善が必要である．

献立作成上の留意点

①エネルギー

　適正なエネルギー摂取の決定が優先される．エネルギー摂取量と消費量が等しいときにBMIまたは体重は維持され，目標とするBMIの範囲内を維持できるよう設定することで体重管理が可能となる．参考表として日本人の食事摂取基準2020年版に推定エネルギー必要量（kcal/日）が記載されている．摂取エネルギー算定の目安として，標準体重（[身長(m)]^2×22）を用いた算出方法がある．標準体重と身体活動量により，適正なエネルギー量を設定して，3回の食事に振り分けていく．

　　摂取エネルギー量（kcal）＝標準体重（kg）×身体活動量（kcal/kg）
　　身体活動量＝軽い労作（25～30 kcal/kg），普通の労作（30～35 kcal/kg），
　　　　　　　　重い労作（35 kcal/kg～）

②エネルギー産生栄養素のバランス

　たんぱく質エネルギー比（P）：脂肪エネルギー比（F）：炭水化物エネルギー比（C）は，13～20％：20～30％：50～65％を目標に設定する．ただし，50～64歳のP比は14～20％を目標とする．

③脂質

　飽和脂肪酸エネルギー比は7％以下に抑える．飽和脂肪酸は，牛脂やラード，バターなどの動物性脂質に多く含まれるため，調理の際に使用する油はオリーブ油やなたね油などの植物油を使用するとよい．植物油の中でも加工品などに使用されているパーム油は飽和脂肪酸を多く含むため，注意が必要である．風味づけにバターで調理する場合は，使用量の半分をオリーブ油などに置き換えるなど，工夫する．

④食物繊維

　野菜類は1食120～150 g程度使用し，1日350 g以上の摂取を心がける．そのうち120 g程度は緑黄色野菜から摂取するとよい．また，藻類やきのこ類，こんにゃくなども毎日取り入れ，穀類は，白米に玄米やはいが精米，押麦を混ぜたり，全粒粉やライ麦を使

表6-1 主な酒類の換算の目安

お酒の種類	量	アルコール度数（%）[※1]	純アルコール量（g）[※2]
ビール	中瓶1本（500 mL）	5	20
清酒	1合（180 mL）	15	22
ウイスキー・ブランデー	ダブル（60 mL）	45	20
焼酎	1合（180 mL）	25	36
ワイン	1杯（120 mL）	12	12
チューハイ	缶1本（350 mL）	7	20
ハイボール	缶1本（350 mL）	7	20

[※1]アルコール度数は銘柄により異なる場合がある.
[※2]純アルコール量（g）＝摂取量（mL）×度数または％/100×0.8（比重）.

用したパンを選択したりするなど，工夫が必要となる．食物繊維は，1日男性21 g以上，女性18 g以上を食品から摂取することを目標とする.

⑤ナトリウム（食塩相当量）

だしや香辛料を使い，薄味にする工夫が必要となる．また，パンやうどん，ハムやソーセージ，さつま揚げなどの加工品には食塩が多く含まれるため，味付けや調理法，他の食品の組み合わせを考慮し，食事全体の食塩使用量は1食2.2〜2.5 g程度に，1日男性7.5 g未満，女性6.5 g未満を目標とする.

⑥アルコール

アルコールの摂取は控え，1日平均純アルコール摂取量が約20 g程度が，節度ある適度な飲酒とされている（厚生労働省）．主な酒類の純アルコール量を**表6-1**に示す．ただし，飲酒習慣のない者への飲酒は推奨しない.

インスリン抵抗性と糖尿病予防の食事

糖尿病とは，インスリン作用の不足によって起こる慢性的な高血糖を主徴とする代謝異常をともなう疾患群である．インスリン作用不足は大きく2つに大別され，インスリンの絶対的または相対的供給不全と，インスリンが作用する臓器における感受性の低下（インスリン抵抗性）とがある．インスリン供給不全は，自己免疫による膵臓のβ細胞の破壊によって起こる1型糖尿病が典型的である．2型糖尿病は，インスリンの分泌低下やインスリン抵抗性をきたす複数の遺伝因子と，過食や運動不足などの生活習慣による内臓脂肪型肥満やストレスなどの環境因子によって発症する．とくにインスリン抵抗性は環境因子の影響を強く受ける．わが国の糖尿病有病者数は，1,000万人を上回っていることが推計されており，その大半が2型糖尿病である．適正なエネルギー摂取や身体活動などの生活習慣が肥満を予防し，結果として糖尿病の発症予防につながる.

献立作成上の留意点

前述の肥満とメタボリックシンドローム予防の食事の献立作成上の留意点と，ほぼ同様に考え，下記の内容に留意して，献立作成を進めていく.

①エネルギー

適正なエネルギー摂取の決定が優先される.

②エネルギー産生栄養素のバランス

炭水化物が主に血糖値に影響を及ぼすが，脂質およびたんぱく質も影響する．「糖尿病診療ガイドライン2016」においてはP：F：C＝20％以下：20～30％：50～60％を目安としている．予防の視点からは，PFC比の目標は13～20％：20～30％：50～65％に設定する．ただし，50～64歳のP比は14～20％を目標とする．

③食物繊維

野菜類は，1日350g以上の摂取を心がけ，食物繊維は，1日男性21g以上，女性18g以上を食品から摂取することを目標にして，「肥満とメタボリックシンドローム予防の食事」の献立作成上の留意点④の食品の選択と同様であり，食物繊維を十分に摂取する工夫が必要である．

④アルコール

アルコールの摂取は控える．ただし，飲酒習慣のない者へ飲酒を推奨しない．

⑤ナトリウム（食塩相当量）

だしや香辛料を使い，薄味にする工夫が必要である．食事全体の食塩使用量は1食2.2～2.5g程度に，1日男性7.5g未満，女性6.5g未満を目標とする．

⑥食事パターン

食物繊維を多く含む野菜類を積極的に献立に取り入れ，野菜類を先に食べるように心がけ，よく噛み，ゆっくり食事を楽しむ工夫も食事の量の満足感につながるポイントである．欠食は避け，なるべく決まった時間に食事ができるよう，規則正しい生活を心がける．

高血圧症予防の食事

高血圧は，脳心血管病発症の危険因子として最大であり，脳心血管病によるわが国の死亡率は死亡総数の20％を上回る．診断基準は，日本高血圧学会で定められており，診察室血圧では，収縮期血圧140mmHg以上，かつ/または90mmHg以上とされている．長期的に血圧を自己管理するためには，家庭血圧を測定する必要があり，家庭血圧値は診察室血圧値よりも低く，135/85mmHg以上とされている．また，これまでの正常血圧が見直され，正常高値血圧に変更され，値は120/80mmHg未満となった．血圧上昇には食塩の過剰摂取が関係していることはよく知られている．また，エネルギー量の摂取過剰により生じた肥満や食塩の過剰摂取，アルコール摂取など，食生活を含めた生活習慣の改善が高血圧発症予防に重要な役割を果たしている．

献立作成上の留意点

①エネルギー

適正なエネルギー摂取の決定が優先される．

②エネルギー産生栄養素のバランス

PFC比は13～20％：20～30％：50～65％を目標に設定する．ただし，50～64歳のP比は14～20％を目標とする．

③ナトリウム（食塩相当量）

食塩相当量が男性7.5g/日未満，女性6.5g/日未満の献立作成は容易ではない．だし（か

表6-2 食品に含まれる食塩相当量（g）

食品	目安量	分量（g）	食塩相当量（g）
食パン	1枚（6枚切り）	120	1.4
フランスパン	1切れ（厚さ2cm）	25	0.4
ベーグル	1個	90	1.1
うどん（ゆで）	1玉	200	0.6
うどん（乾）	1束	100	4.3
スパゲッティ（乾）	1束	100	0.0
しらす干し（微乾燥品）	大さじ1	6	0.2
まぐろ缶詰（油漬け）	1缶	70	0.4
塩ざけ	1切	100	1.8
イクラ	大さじ1	18	0.4
塩さば	半身1枚	140	2.5
からふとししゃも（生）	1尾	15	0.2
かずのこ（塩蔵）	1本	40	0.5
さくらえび（煮干し）	大さじ1	2	0.2
いか（塩辛）	大さじ1	20	1.4
かに風味かまぼこ	1本	10	0.2
蒸しかまぼこ	1切れ（厚さ5mm）	8	0.2
焼き竹輪	1本	70	1.5
はんぺん	1枚	100	1.5
魚肉ソーセージ	1本	75	1.6
さつま揚げ	1枚	30	0.6
ロースハム	1枚	20	0.5
ウインナーソーセージ	1本	15	0.3
チーズ	1切	20	0.6
梅干し	1個	10	2.2
ピクルス（サワー型）	1本（中）	20	0.5
塩昆布	大さじ1	5	0.9
カットわかめ	小さじ1	1	0.2
こいくちしょうゆ	小さじ1	6	0.9
うすくちしょうゆ	小さじ1	6	1.0
甘みそ	小さじ2	12	0.7
淡色辛みそ	小さじ2	12	1.5
マヨネーズ	大さじ1	13	0.2
トマトケチャップ	大さじ1	18	0.6
ウスターソース	大さじ1	16	1.4

（文部科学省：日本食品標準成分表2015年版（7訂）より作成）

つお，昆布，しいたけ，煮干しなど，洋風・中華風では主として鳥がらなど）や香辛料（生姜，わさび，こしょう，マスタードなど）を適切に活用して，薄味に仕上げる．またうどんやパン，加工品（ハム，ソーセージ，さつま揚げなど）のような食塩を多く含む食品を使用する場合は，味付けや調理法，他の食品の組み合わせを考慮して，食事全体の食塩摂取量は，目標量の範囲内に調整する．食品に含まれる食塩相当量を**表6-2**に示す．

なお，日本高血圧学会減塩委員会は，高血圧の予防のために，血圧が正常な人にも食塩制限（可能であれば1日6g未満）を推奨している．

④カリウム

カリウムが豊富な野菜や果物は積極的に取り入れる. 野菜類は1日350gを目標とし, そのうち1/3の量は緑黄色野菜とする. 果物は1日150～200gを目標とし, 3回の食事や間食に, 均等に振り分ける. 摂りすぎは中性脂肪や体重の増加につながるため注意が必要である. 野菜類や果物類は, 抗酸化作用があるビタミンA, ビタミンC, セレンの給源食品でもある.

⑤食物繊維

「肥満とメタボリックシンドローム予防の食事」の献立作成上の留意点④と同様の工夫が必要となる. 目標量は, 1日男性21g以上, 女性18g以上である.

⑥アルコール

アルコールの長期的摂取は血圧を上昇させるため, アルコールの摂取は控える.

⑦食事パターン

DASH食（the Dietary Approaches to Stop Hypertension）は, 日本高血圧学会が科学的根拠のある食事療法として推奨している. この食事内容は, 野菜類, 果物類, 低脂肪乳製品, 全粒穀物を多く摂取する「組み合わせ食」である. 総脂質や飽和脂肪酸の摂取量を減らし, カリウム, マグネシウム, カルシウム, 食物繊維の摂取量を増やすことにより, より有効的な降圧を図るものである. 日本版DASH食を作成した事例がある. 高血圧予防の食事内容として, 献立作成への活用の参考になる.

脂質異常症予防の食事

脂質異常症は, LDL-コレステロールもしくはトリグリセリドのいずれかが高値の場合, またはHDL-コレステロールが低値の場合に診断され, 動脈硬化発症のリスクを判断するためのスクリーニング値として用いられる. 高LDL-コレステロール血症や高トリグリセリド血症, 低HDL-コレステロール血症は, 遺伝因子に加え, 運動不足や食生活, 内臓型肥満などの環境因子を原因として発症する.

献立作成上の留意点

①目標とするエネルギー量の決定とエネルギー産生栄養素のバランス

適正なエネルギー摂取の決定が優先される. また, PFC比の目標は13～20％：20～30％：50～65％に設定する. ただし, 50～64歳のP比は14～20％を目標とする.

②飽和脂肪酸

飽和脂肪酸エネルギー比は7％以下に抑える. 飽和脂肪酸は, 動物性食品に多く含まれる. 油の種類や食品選択に留意する. 主な油脂類に含まれる脂肪酸の割合を図6-1に示す.

③ n-3系脂肪酸

n-3系脂肪酸であるDHAやEPAはさんまやさばなどの青魚に多く含まれており, 積極的に魚を献立に取り入れることを勧める. 魚卵や臓物にはコレステロールが多く含まれるため, 部位と使用量に注意が必要である.

④食事性コレステロール

コレステロールは, とくに鳥獣肉の臓物や卵類に多く含まれているため, 使用量には留

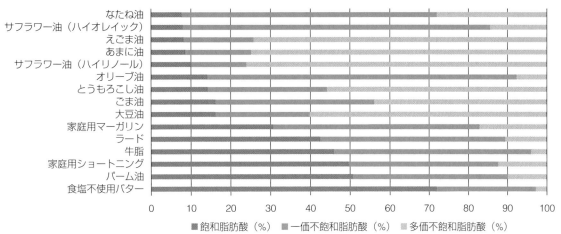

図6-1　油脂類の脂肪酸の割合（%）

凡例：■ 飽和脂肪酸（%）　■ 一価不飽和脂肪酸（%）　■ 多価不飽和脂肪酸（%）

（文部科学省：日本食品標準成分表2015年版（7訂）より作成）

意する．なお，食事摂取基準2020年版においては，脂質異常症の重症化予防の目的から，200 mg／日に留めることが望ましいことが記載された．脂質異常症の予防においても，献立作成時には，大幅に超えることがないように調整が必要となる．

　⑤トランス脂肪酸

　トランス脂肪酸は，硬化油といわれるマーガリンやショートニングのような工業由来のものと，肉や乳製品に含まれるものとがある．硬化油が含まれる食品の使用を控えることで，トランス脂肪酸の摂取を抑えることができる．

　⑥食物繊維

　食物繊維は，野菜類や藻類，きのこ類，こんにゃく，未精製の穀類，押麦，大豆製品などから積極的に取り入れて，食物繊維の目標量以上の摂取をめざす．

　⑦アルコール

　アルコールの摂取は控える．ただし，飲酒習慣のない者へ飲酒を推奨しない．

脳血管疾患の予防の食事

　脳血管疾患はわが国の男性の死因第4位，女性の死因第3位である．出血性である脳出血，虚血性である脳梗塞がある．脳出血および脳梗塞の最大の発症要因は高血圧である．血圧が高いほど発症リスクは上昇し，高血圧予防および改善が脳血管疾患予防に有効である．また脳梗塞の発症要因として糖尿病がある．糖尿病の危険因子である肥満や脂質異常症，高血圧や喫煙などの改善および予防が，結果的に脳梗塞の予防につながる．

虚血性心疾患の予防の食事

　わが国の死因の第2位は心疾患である．虚血性心疾患には，狭心症と心筋梗塞があり，冠状動脈硬化により血管が狭窄または閉塞して起こることが主な原因である．虚血性心疾患を予防するには，メタボリックシンドロームや高血圧をはじめとする生活習慣病を予防することが第一である．

献立作成上の留意点（脳血管疾患，虚血性心疾患）

① 目標とするエネルギー量の決定とエネルギー産生栄養素のバランス

適正なエネルギー摂取の決定が優先される．また，PFC 比の目標は 13 〜 20%：20 〜 30%：50 〜 65% に設定する．ただし，50 〜 64 歳の P 比は 14 〜 20% を目標とする．

② 食物繊維

野菜類や雑穀，未精製の穀類を積極的に取り入れ，食物繊維の目標量以上の摂取をめざす．

③ 飽和脂肪酸

飽和脂肪酸エネルギー比は 7% 以下に抑える．調理の際に使用する油は植物油を使用するとよい．植物油の中でも加工品などに使用されているパーム油は飽和脂肪酸を多く含むため，使用を控える．

④ n−3 系多価不飽和脂肪酸

魚は使用する部位に注意をして，積極的に献立に取り入れることを勧める．

⑤ トランス脂肪酸

「脂質異常症予防の食事」の献立作成上の留意点⑤と同様に進めていく．硬化油が含まれる食品の使用を控え，トランス脂肪酸の摂取を抑える．

⑥ 食事性コレステロール

コレステロールの含有量が多い食品の使用量に注意する．食事摂取基準 2020 年版において，脂質異常症の重症化予防の目的からは，200 mg/ 日に留めることが望ましいことが記載された．脳血管疾患，虚血性心疾患の予防においても，大幅に超えないように調整を行う．

⑦ ナトリウム（食塩相当量）

薄味に仕上げる調理法の工夫を行い，食塩は 1 日 6 g 未満を目標とする．

⑧ ビタミン B 群

食事性葉酸，ビタミン B_{12}，ビタミン B_6 の含有量が多い，野菜類，魚介類，レバー，穀類（小麦はいが）を献立に取り入れる．ビタミン B 群が不足していると体内でホモシステインが増え，動脈硬化を引き起こし，心筋梗塞のリスクを増やす要因となる．

⑨ アルコール

アルコールの摂取は控える．ただし，飲酒習慣のない者へ飲酒を推奨しない．

	献立名	食品名	1人分分量 (g)	エネルギー (kcal)	たんぱく質 (g)	脂質 (g)	食物繊維総量 (g)	食塩相当量 (g)	調理法など
朝食	ベーグルサンド	ベ ー グ ル	90	248	8.6	1.8	2.3	1.1	
		ハム（豚）・ボンレス	20	24	3.7	0.8	—	0.6	
		プロセスチーズ	10	34	2.3	2.6	—	0.3	
		ト マ ト	30	6	0.2	—	0.3	—	
		サ ニ ー レ タ ス	10	2	0.1	—	0.2	—	
		マヨネーズ（全卵型）	4	28	0.1	3.0	—	0.1	
		からし・粒入りマスタード	2	5	0.2	0.3	—	0.1	
	ス ー プ	ベ ー コ ン （ 豚 ）	3	12	0.4	1.2	—	0.1	
		マカロニ・スパゲッティ	10	38	1.3	0.2	0.3	—	
		に ん じ ん	10	4	0.1	—	0.2	—	
		た ま ね ぎ	10	4	0.1	—	0.2	—	
		グ リ ン ピ ー ス	3	3	0.2	—	0.2	—	
		オ リ ー ブ 油	1	9	—	1.0	—	—	
		鳥 が ら だ し	180	14	1.6	0.7	—	0.2	
		塩	0.4	—	—	—	—	0.4	
		こ し ょ う	0.01	—	—	—	—	—	
	ヨ ー グ ル ト	ヨーグルト(低脂肪無糖)	100	45	3.7	1.0	—	0.1	
		バ ナ ナ	60	52	0.7	0.1	0.7	—	
		ア ー モ ン ド	2	12	0.4	1.1	0.2	—	
		く る み	3	20	0.4	2.1	0.2	—	
		は ち み つ	10	30	—	—	—	—	
		小 計		588	24.1	16.0	4.8	2.8	
昼食	麦 ご は ん	精 白 米	130	465	7.9	1.2	0.7	—	
		押 麦	15	52	1.0	0.2	1.2	—	
	鶏肉の照り焼き	若 鶏 ・ も も	85	173	14.1	12.1	—	0.2	鶏肉の照り焼き
		ほ ん し め じ	30	4	0.8	0.1	0.6	—	1. フライパンに油を熱し，鶏は皮
		調 合 油	1.5	14	—	1.5	—	—	目を下にして，中火できつね色
		こいくちしょうゆ	2	2	0.2	—	—	0.3	の焼き目がつくまで焼く.
		み り ん	2	5	—	—	—	—	2. 裏返してさらに焼き，しめじを
		上 白 糖	1.5	6	—	—	—	—	入れて蓋をして火を通す.
		穀 物 酢	1.5	—	—	—	—	—	3. しめじを取り出し，調味料を回
		酒	2	2	—	—	—	—	し入れ，鶏にからませながら煮
	付 け 合 わ せ	ス パ ゲ ッ テ ィ	20	76	2.6	0.4	0.6	—	詰める.
		な す	20	4	0.2	—	0.4	—	4. オリーブ油を熱したフライパン
		に ん に く	1	1	0.1	—	0.1	—	にみじん切りにしたにんにくを
		オ リ ー ブ 油	1	9	—	1.0	—	—	入れ，小さく切ったなすを炒め，
		ぶ ど う 酒 （ 白 ）	1	1	—	—	—	—	白ワイン，ゆでたスパゲッティ
		塩	0.1	—	—	—	—	0.1	を入れ，調味する.
		こ し ょ う	0.01	—	—	—	—	—	5. 4と付け合わせの野菜，鶏，し
		キ ャ ベ ツ	25	6	0.3	0.1	0.5	—	めじを器に盛る.
		ト マ ト	30	6	0.2	—	0.3	—	
	こまつなの白和え	こ ま つ な	70	10	1.1	0.1	1.3	—	
		に ん じ ん	10	4	0.1	—	0.2	—	
		か つ お 節	0.3	1	0.2	—	—	—	
		木 綿 豆 腐	40	32	2.8	2.0	0.2	—	
		ご ま	5	30	1.0	2.7	0.6	—	
		米みそ・甘みそ	2	4	0.2	0.1	0.1	0.1	
		うすくちしょうゆ	2	1	0.1	—	—	0.3	
		上 白 糖	2	8	—	—	—	—	
	じゃがいものみそ汁	じ ゃ が い も	15	11	0.3	—	0.2	—	
		た ま ね ぎ	20	7	0.2	—	0.3	—	
		カ ッ ト わ か め	1	1	0.2	—	0.4	0.2	

	献立名	食品名	1人分分量(g)	エネルギー(kcal)	たんぱく質(g)	脂質(g)	食物繊維総量(g)	食塩相当量(g)	調理法など
昼食(つづき)		かつお・昆布だし	180	4	0.5	—	—	0.2	
		米みそ・赤色辛みそ	10	19	1.3	0.6	0.4	1.3	
		小　　　計		958	35.3	22.1	8.0	2.7	
間食	カフェオレ	普　通　牛　乳	100	67	3.3	3.8	—	0.1	
		コーヒー（浸出液）	80	3	0.2	—	—	—	
		小　　　計		70	3.5	3.8	—	0.1	
夕食	麦ごはん	精　白　米	130	465	7.9	1.2	0.7	—	
		押　麦	15	52	1.0	0.2	1.2	—	
	さけのムニエル	さ　け	80	163	15.7	10.2	—	0.1	
		塩	0.3	—	—	—	—	0.3	
		こ　しょう	0.01	—	—	—	—	—	
		薄　力　粉	2	7	0.2	—	0.1	—	
		オ　リ　ー　ブ　油	1.5	14	—	1.5	—	—	
		有　塩　バ　タ　ー	1.5	11	—	1.2	—	—	
		レ　モ　ン	7	4	0.1	—	0.3	—	
	付け合わせ	さつまいも（皮つき）	50	70	0.5	0.3	1.4	0.1	
	（グリル野菜）	ブ　ロ　ッ　コ　リ　ー	40	13	1.7	0.2	1.8	—	
		た　ま　ね　ぎ	40	15	0.4	—	0.6	—	
		赤　ピ　ー　マ　ン	20	6	0.2	—	0.3	—	
	タルタルソース	鶏　卵	10	15	1.2	1.0	—	—	
		た　ま　ね　ぎ	3	1	—	—	—	—	
		きゅうり・ピクルス	2	—	—	—	—	0.1	
		マヨネーズ（全卵型）	10	71	0.1	7.6	—	0.2	
		こ　し　ょ　う	0.01	—	—	—	—	—	
		レ　モ　ン・果　汁	1	—	—	—	—	—	
		パ　セ　リ	0.1	—	—	—	—	—	
	切干しだいこんの	切干しだいこん	10	30	1.0	0.1	2.1	0.1	切干しだいこんのサラダ
	サ　ラ　ダ	き　ゅ　う　り	20	3	0.2	—	0.2	—	1. 切干しだいこんは約10分水で
		に　ん　じ　ん	10	4	0.1	—	0.2	—	もどす．よく絞り，3cmの長さ
		ご　ま	1	6	0.2	0.5	0.1	—	に切る．
		こいくちしょうゆ	2	2	0.2	—	—	0.3	2. きゅうりとにんじんは3cmの
		上　白　糖	2	8	—	—	—	—	長さの千切りにして，塩を振り，
		穀　物　酢	2	1	—	—	—	—	しんなりしてきたら水で洗い，
		ご　ま　油	1	9	—	1.0	—	—	絞る．
	ス　ー　プ	キ　ャ　ベ　ツ	30	7	0.4	0.1	0.5	—	3. ボールに調味料とごまを入れ，
		生　し　い　た　け	5	1	0.2	—	0.2	—	1と2を入れてよく混ぜる．
		スイートコーン（缶詰，粒）	3	2	0.1	—	0.1	—	
		固形ブイヨン（水150mL）	0.8	2	0.1	—	—	0.3	
		塩	0.5	—	—	—	—	0.5	
		こ　し　ょ　う	0.01	—	—	—	—	—	
果物	果　　物	り　ん　ご	100	57	0.1	0.2	1.4	—	
		小　　　計		1,039	31.5	25.6	11.4	2.0	
		合　　　計		2,655	94.4	67.4	24.2	7.6	

栄養評価		当該献立	目標値
穀類エネルギー比	%	52.8	50 前後
動物性たんぱく質比	%	47.3	40 ～ 50
動物性脂質比	%	35.1	40 ～ 50
たんぱく質エネルギー比	%	14.2	13 ～ 20
脂肪エネルギー比	%	22.9	20 ～ 30
炭水化物エネルギー比	%	62.9	50 ～ 65

脂質	当該献立	目標値
動物性脂質（g）	23.7	—
植物性脂質（g）	33.5	—
魚介類脂質（g）	10.2	—
動脂：植脂：魚脂	3.5：5.0：1.5	4：5：1
総脂肪酸（g）	60.12	—
飽和脂肪酸（S）（g）	16.66（5.6%）	7% 以下
一価不飽和脂肪酸（M）（g）	26.34	—
多価不飽和脂肪酸（P）（g）	16.65	—
SMP 比	2.8：4.4：2.8	3：4：3
n–6 系脂肪酸（g）	13.17	11.0
n–3 系脂肪酸（g）	3.41	2.0
n–6／n–3 比	3.9	4／1
コレステロール（mg）	216	—

その他の栄養素量	当該献立	目標値
ナトリウム（mg）	3,011	食塩相当量 7.5 g 未満
カリウム（mg）	4,013	3,000 以上
カルシウム（mg）	813	800
マグネシウム（mg）	378	340
ビタミン A（μgRAE）	653	850
ビタミン E（mg）	10.6	6.0
ビタミン B_1（mg）	1.54	1.4
ビタミン B_2（mg）	1.50	1.6
ビタミン B_6（mg）	2.28	1.4
ビタミン C（mg）	213	100

	献立名	食品名	1人分分量 (g)	エネルギー (kcal)	たんぱく質 (g)	脂質 (g)	食物繊維総量 (g)	食塩相当量 (g)	調理法など
朝食	麦ごはん	精白米	120	430	7.3	1.1	0.6	—	
		押麦	15	52	1.0	0.2	1.2	—	
	みそ汁	鶏卵	40	60	4.9	4.1	—	0.2	
		キャベツ	15	3	0.2	—	0.3	—	
		えのきたけ	10	2	0.3	—	0.4	—	
		葉ねぎ	1	—	—	—	—	—	
		かつお・昆布だし	150	3	0.5	—	—	0.2	
		米みそ・淡色辛みそ	10	19	1.3	0.6	0.5	1.2	
	オクラ納豆	糸引き納豆	40	80	6.6	4.0	2.7	—	
		オクラ	5	2	0.1	—	0.3	—	
		こいくちしょうゆ	1	1	0.1	—	—	0.1	
		かつお・昆布だし	1	—	—	—	—	—	
		しらす干し	3	6	1.2	0.1	—	0.2	
		焼きのり	0.1	—	—	—	—	—	
	サラダ	トマト	40	8	0.3	—	0.4	—	
		きゅうり	20	3	0.2	—	0.2	—	
		レタス	10	1	0.1	—	0.1	—	
		カットわかめ	1	1	0.2	—	0.4	0.2	
		マヨネーズ（全卵型）	3	21	—	2.3	—	0.1	
		ヨーグルト（全脂無糖）	3	2	0.1	0.1	—	—	
		穀物酢	1	—	—	—	—	—	
		カレー粉	0.1	—	—	—	—	—	
	果物	キウイフルーツ	100	53	1.0	0.1	2.5	—	
		小計		748	25.4	12.8	9.6	2.2	
昼食	中華丼	精白米	120	430	7.3	1.1	0.6	—	中華丼
		押麦	15	52	1.0	0.2	1.2	—	1. フライパンにごま油を熱し，みじん切りにしたしょうがとにんにくを炒める．香りが立ってきたら，豚肉，にんじん，しいたけ，たけのこ，はくさいの順に炒める．
		豚（皮下脂肪なし）	75	128	14.8	7.0	—	0.1	
		たけのこ（水煮缶詰）	15	3	0.4	—	0.3	—	
		はくさい	40	6	0.3	—	0.5	—	
		にんじん	20	7	0.2	—	0.5	—	
		生しいたけ	10	2	0.3	—	0.4	—	
		しょうが	2	1	—	—	—	—	2. 中華だしを1に入れ，材料に火が通るまで煮て，最後にさやえんどうを入れる．
		にんにく	2	3	0.1	—	0.1	—	
		さやえんどう	10	4	0.3	—	0.3	—	
		ごま油	3	28	—	3.0	—	—	
		中華だし	120	4	1.0	—	—	0.1	
		うすくちしょうゆ	3	2	0.2	—	—	0.5	3. 2に調味料を入れ，水溶きでんぷんでとろみをつける．
		オイスターソース	2	2	0.2	—	—	0.2	
		塩	0.5	—	—	—	—	0.5	
		こしょう	0.01	—	—	—	—	—	
		酒	10	11	—	—	—	—	
		じゃがいもでんぷん	4	13	—	—	—	—	
	冷や奴	絹ごし豆腐	60	37	3.2	2.1	0.2	—	
		みずな	20	5	0.4	—	0.6	—	
		大葉	0.5	—	—	—	—	—	
		かつお節	0.5	2	0.4	—	—	—	
		こいくちしょうゆ	2	2	0.2	—	—	0.3	
		かつお・昆布だし	2	—	—	—	—	—	
	ポテトサラダ	じゃがいも	60	46	1.1	0.1	0.7	—	
		きゅうり	15	2	0.2	—	0.2	—	
		たまねぎ	10	4	0.1	—	0.2	—	
		にんじん	5	2	—	—	0.1	—	
		ハム（豚）・ロース	3	6	0.5	0.4	—	0.1	

	献立名	食品名	1人分分量 (g)	エネルギー (kcal)	たんぱく質 (g)	脂質 (g)	食物繊維総量 (g)	食塩相当量 (g)	調理法など
昼食（つづき）		マヨネーズ（全卵型）	10	71	0.1	7.6	—	0.2	
		こしょう	0.01	—	—	—	—	—	
		サニーレタス	10	2	0.1	—	0.2	—	
		小　　　　計		871	32.4	21.7	6.2	2.0	
間食	果　物	温州みかん	100	46	0.7	0.1	1.0	—	
	牛　乳	普通牛乳	200	134	6.6	7.6	—	0.2	
		小　　　　計		180	7.3	7.7	1.0	0.2	
夕食	麦ごはん	精白米	120	430	7.3	1.1	0.6	—	
		押麦	15	52	1.0	0.2	1.2	—	さばの竜田揚げ
	さばの竜田揚げ	さば	80	198	16.5	13.4	—	0.2	1. すりおろしたしょうがとにんに
		こいくちしょうゆ	2	2	0.2	—	—	0.3	く，調味料を合わせ，さばを約
		みりん	3	7	—	—	—	—	30分漬けておく．
		酒	2	2	—	—	—	—	2. 1のさばにでんぷんをつけ，油
		しょうが	2	1	—	—	0.1	—	で揚げる．
		にんにく	1	1	0.1	—	0.1	—	
		じゃがいもでんぷん	3	10	—	—	—	—	
		調合油	5	46	—	5.0	—	—	
	付け合わせ	レモン	10	5	0.1	0.1	0.5	—	
		キャベツ	20	5	0.3	—	0.4	—	
		アスパラガス	15	3	0.4	—	0.3	—	
		ミニトマト	20	6	0.2	—	0.3	—	根菜の煮物
	根菜の煮物	だいこん	30	5	0.1	—	0.4	—	1. 干ししいたけは水でもどす．も
		にんじん	20	7	0.2	—	0.5	—	どし汁はだし汁とあわせ，しい
		ごぼう	15	10	0.3	—	0.9	—	たけは石づきを除く．
		やまといも	35	43	1.6	0.1	0.9	—	2. だいこんとにんじんは乱切り
		ほししいたけ	2	4	0.4	0.1	0.8	—	に，ごぼうは3cmの長さに切
		かつお・昆布だし	90	2	0.3	—	—	0.1	り，下ゆでする．やまといもは
		上白糖	2	8	—	—	—	—	皮をむき，やや大きめの乱切り
		酒	2	2	—	—	—	—	にして，酢水に浸けておく．
		うすくちしょうゆ	3	2	0.2	—	—	0.5	3. 1のだし汁と調味料を鍋に入れ，
		こいくちしょうゆ	2	2	0.2	—	—	0.3	2としいたけを煮汁がなくなる
		さやいんげん	10	2	0.2	—	0.2	—	まで煮る．
	ほうれんそうの	ほうれんそう	50	10	1.1	0.2	1.4	—	4. さっとゆでたさやいんげんを器
	ナッツ和え	ブラックマッペもやし	20	3	0.4	—	0.3	—	に盛った3の上に飾る．
		落花生（殻つき）	5	29	1.3	2.5	0.4	—	
		上白糖	3	12	—	—	—	—	
		かつおだし	5	—	—	—	—	—	
		うすくちしょうゆ	3	2	0.2	—	—	0.5	
	すまし汁	蒸しかまぼこ	15	3	0.4	—	0.6	—	
		えのきたけ	5	5	0.6	—	—	0.1	
		トウミョウ	5	1	0.2	—	0.1	—	
		かつお・昆布だし	150	3	0.5	—	—	0.2	
		うすくちしょうゆ	2	1	0.1	—	—	0.3	
		塩	0.5	—	—	—	—	0.5	
		小　　　　計		923	34.0	22.9	9.8	3.0	
		合　　　　計		2,723	99.0	65.1	26.5	7.4	

栄養評価		当該献立	目標値
穀類エネルギー比	%	53.1	50 前後
動物性たんぱく質比	%	46.0	40 ～ 50
動物性脂質比	%	29.5	40 ～ 50
たんぱく質エネルギー比	%	14.6	13 ～ 20
脂肪エネルギー比	%	21.5	20 ～ 30
炭水化物エネルギー比	%	63.9	50 ～ 65

脂質	当該献立	目標値
動物性脂質 （g）	19.2	―
植物性脂質 （g）	32.3	―
魚介類脂質 （g）	13.6	―
動脂：植脂：魚脂	2.9：5.0：2.1	4：5：1
総脂肪酸 （g）	55.79	―
飽和脂肪酸 （S） （g）	16.78 g（5.5%）	7% 以下
一価不飽和脂肪酸 （M） （g）	22.40	―
多価不飽和脂肪酸 （P） （g）	16.54	―
SMP 比	3.0：4.0：3.0	3：4：3
n-6 系脂肪酸 （g）	12.78	10.0
n-3 系脂肪酸 （g）	3.64	2.0
n-6/ n-3 比	3.5	4/1
コレステロール （mg）	311	―

その他の栄養素量	当該献立	目標値
ナトリウム （mg）	2,908	食塩相当量 7.5 g 未満
カリウム （mg）	4,544	3,000 以上
カルシウム （mg）	666	750
マグネシウム （mg）	446	370
ビタミン A （μgRAE）	884	900
ビタミン E （mg）	10.8	6.0
ビタミン B$_1$ （mg）	2.09	1.4
ビタミン B$_2$ （mg）	1.86	1.6
ビタミン B$_6$ （mg）	2.52	1.4
ビタミン C （mg）	228	100

	献立名	食品名	1人分分量 (g)	エネルギー (kcal)	たんぱく質 (g)	脂質 (g)	食物繊維総量 (g)	食塩相当量 (g)	調理法など
朝食	麦ごはん	精　白　米	80	286	4.9	0.7	0.4	—	
		押　　　麦	8	28	0.5	0.1	0.6	—	
	おからのみそ汁	お　か　ら	15	17	0.9	0.5	1.7	—	
		油　揚　げ	5	21	1.2	1.7	0.1	—	
		だ　い　こ　ん	30	5	0.1	—	0.4	—	
		カ ッ ト わ か め	1	1	0.2	—	0.4	0.2	
		葉　ね　ぎ	3	1	0.1	—	0.1	—	
		かつお・昆布だし	150	3	0.5	—	—	0.2	
		米みそ・甘みそ	10	22	1.0	0.3	0.6	0.6	
	五　　目　　煮	大豆・水煮缶詰	30	42	3.9	2.0	2.0	0.2	五目煮
		板 こ ん に ゃ く	15	1	—	—	0.3	—	1. 昆布は水につけてもどし，1 cm
		に　ん　じ　ん	15	5	0.1	—	0.4	—	の角切りにする.
		ご　ぼ　う	15	10	0.3	—	0.9	—	2. こんにゃくとにんじん，ごぼう
		昆　　　布	2	3	0.2	—	0.7	0.2	は 1 cm の角切りにし，下ゆで
		かつお・昆布だし	120	2	0.4	—	—	0.1	する.
		上　白　糖	3	12	—	—	—	—	3. だし汁と調味料を鍋に入れ，1
		酒	3	3	—	—	—	—	と 2 を煮汁がなくなるまで煮る.
		うすくちしょうゆ	3	2	0.2	—	—	0.5	4. 3 を器に盛り，さっとゆでたさ
		さ や え ん ど う	5	2	0.2	—	0.2	—	やえんどうを飾る.
	こまつなの	こ　ま　つ　な	70	10	1.1	0.1	1.3	—	
	梅　肉　和　え	梅　び　し　お	2	4	—	—	—	0.2	
		削　り　節	1	4	0.8	—	—	—	
		かつお・昆布だし	2	—	—	—	—	—	
		み　り　ん	3	7	—	—	—	—	
	フルーツヨーグルト	り　ん　ご	50	29	0.1	0.1	0.7	—	
		プ　ル　ー　ン	5	12	0.1	—	0.4	—	
		ヨーグルト(低脂肪無糖)	50	23	1.9	0.5	—	0.1	
	小　　　　　　計			553	18.3	6.4	11.1	2.1	
昼食	麦ごはん	精　白　米	90	322	5.5	0.8	0.5	—	
		押　　　麦	9	31	0.6	0.1	0.7	—	
	あじのラビゴット	あ　　　じ	60	76	11.8	2.7	—	0.2	あじのラビゴットソース添え
	ソ ー ス 添 え	塩	0.1	—	—	—	—	0.1	1. あじは塩とこしょうを振り，5
		こ　し　ょ　う	0.01	—	—	—	—	—	分ほどおく.
		薄　力　粉	0.5	2	—	—	—	—	2. たまねぎは粗みじん切りにし，
		調　合　油	3	28	—	3.0	—	—	塩をまぶしてしんなりしたら水
		ト　マ　ト	30	6	0.2	—	0.3	—	で洗い，布巾で水けをとる.
		き　ゅ　う　り	20	3	0.2	—	0.2	—	3. トマトときゅうりは 5 mm の角
		た　ま　ね　ぎ	10	4	0.1	—	0.2	—	切りにする.
		パ　セ　リ	1	—	—	—	0.1	—	4. ボールに調味料を入れてよく混
		穀　物　酢	10	3	—	—	—	—	ぜ，2 と 3 を混ぜ合わせる.
		上　白　糖	3	12	—	—	—	—	5. 1 に薄力粉をまぶして油で揚げ，
		うすくちしょうゆ	2	1	0.1	—	—	0.3	器に盛り，4 を添える.
		オ　リ　ー　ブ　油	3	28	—	3.0	—	—	
		こ　し　ょ　う	0.01	—	—	—	—	—	
	さといもと	さ　と　い　も	60	35	0.9	0.1	1.4	—	さといもとごぼうの煮物
	ごぼうの煮物	ご　ぼ　う	20	13	0.4	—	1.1	—	1. さといもは皮をむき，ごぼうは
		凍　り　豆　腐	8	43	4.0	2.7	0.2	0.1	乱切りにし，下ゆでする.
		かつお・昆布だし	60	1	0.2	—	—	0.1	2. だし汁に調味料を合わせる.
		上　白　糖	2	8	—	—	—	—	3. 2 に 1 と高野豆腐を入れ，落し
		うすくちしょうゆ	2	1	0.1	—	—	0.3	蓋をして煮る.
		酒	2	2	—	—	—	—	4. 器に盛り，仕上げにすりごまを
		ご　ま	2	12	0.4	1.1	0.3	—	振る.
	豆乳スープ	ベ ー コ ン (豚)	10	19	1.7	1.2	—	0.2	

	献立名	食品名	1人分分量 (g)	エネルギー (kcal)	たんぱく質 (g)	脂質 (g)	食物繊維総量 (g)	食塩相当量 (g)	調理法など
昼食（つづき）		キャベツ	20	5	0.3	—	0.4	—	
		みずな	10	2	0.2	—	0.3	—	
		にんじん	10	4	0.1	—	0.2	—	
		鳥がらだし	120	10	1.1	0.5	—	0.1	
		豆乳	30	14	1.1	0.6	0.1	—	
		うすくちしょうゆ	3	2	0.2	—	—	0.5	
		塩	0.5	—	—	—	—	0.5	
		こしょう	0.01	—	—	—	—	—	
		小　計		683	29.3	15.9	5.9	2.4	
間食	果物	温州みかん	100	46	0.7	0.1	1.0	—	
	牛乳	加工乳（低脂肪）	180	83	6.8	1.8	—	0.4	
		小　計		129	7.5	1.9	1.0	0.4	
夕食	麦ごはん	精白米	80	286	4.9	0.7	0.4	—	
		押麦	8	28	0.5	0.1	0.6	—	
	鶏手羽元とだいこんの煮物	若鶏・手羽元	60	118	10.9	7.7	—	0.1	鶏手羽元とだいこんの煮物
		鶏卵	40	60	4.9	4.1	—	0.2	1. 卵をゆでておく.
		だいこん	40	7	0.2	—	0.5	—	2. だいこんとにんじんは半月切りにし, 下ゆでしておく.
		にんじん	15	5	0.1	—	0.4	—	3. 鍋にだし汁と調味料を入れ, 鶏肉と千切りにしたしょうがが, 1, 2を入れ, 煮汁がなくなるまで煮る.
		しょうが	5	2	—	—	0.1	—	4. 3を器に盛り, 小口切りにしたねぎを散らす.
		オリーブ油	3	28	—	3.0	—	—	
		かつお・昆布だし		—					
		酒	3	3	—	—	—	—	
		上白糖	2	8	—	—	—	—	
		みりん	3	7	—	—	—	—	
		こいくちしょうゆ	4	3	0.3	—	—	0.6	
		葉ねぎ	1	—	—	—	—	—	
	トウミョウともやしのごま風味炒め	トウミョウ	50	12	1.9	0.2	1.1	—	
		りょくとうもやし	20	3	0.3	—	0.3	—	
		ごま油	2	18	—	2.0	—	—	
		こいくちしょうゆ	2	2	0.2	—	—	0.3	
		ごま	2	12	0.4	1.1	0.3	—	
	パプリカの甘酢漬け	赤ピーマン	20	6	0.2	—	0.3	—	パプリカの甘酢漬け
		黄ピーマン	20	5	0.2	—	0.3	—	1. ピーマンときゅうりは3cmの細切りにし, 塩を振ってしんなりさせ, 水けが出たら絞る.
		きゅうり	10	1	0.1	—	0.1	—	2. 調味料とみじん切りにしたゆずを合わせ, 1を和える.
		穀物酢	5	1	—	—	—	—	
		塩	0.5	—	—	—	—	0.5	
		上白糖	1	4	—	—	—	—	
		ゆず・果皮	1	1	—	—	0.1	—	
		小　計		621	25.2	19.1	4.4	1.7	
		合　計		1,986	80.3	43.3	22.3	6.6	

栄養評価	当該献立	目標値
穀類エネルギー比　%	49.5	50前後
動物性たんぱく質比　%	48.4	40～50
動物性脂質比　%	35.3	40～50
たんぱく質エネルギー比　%	16.2	14～20
脂肪エネルギー比　%	19.6	20～30
炭水化物エネルギー比　%	64.2	50～65

脂質	当該献立	目標値
動物性脂質（g）	15.3	—
植物性脂質（g）	25.3	—
魚介類脂質（g）	2.7	—
動脂：植脂：魚脂	3.5：5.8：0.6	4：5：1
総脂肪酸（g）	37.90	
飽和脂肪酸（S）（g）	9.77（4.4%）	7% 以下
一価不飽和脂肪酸（M）（g）	16.83	—
多価不飽和脂肪酸（P）（g）	11.27	—
SMP 比	2.6：4.4：3.0	3：4：3
n-6 系脂肪酸（g）	9.48	8.0
n-3 系脂肪酸（g）	1.76	1.9
n-6／n-3 比	5.4	4／1
コレステロール（mg）	291	—

その他の栄養素量	当該献立	目標値
ナトリウム（mg）	2,594	食塩相当量 6.5 g 未満
カリウム（mg）	3,585	2,600 以上
カルシウム（mg）	847	650
マグネシウム（mg）	340	290
ビタミン A（μgRAE）	864	700
ビタミン E（mg）	7.5	6.0
ビタミン B_1（mg）	1.10	1.1
ビタミン B_2（mg）	1.36	1.2
ビタミン B_6（mg）	1.79	1.1
ビタミン C（mg）	200	100

2. 更年期の栄養

更年期栄養の特性

　更年期とは，性成熟期である生殖期から非生殖期（老年期）への移行期であり，40歳から55歳頃までといわれている．閉経は，女性ホルモンの一つであるエストロゲンの分泌が卵巣機能の低下により減少し，月経が停止することであり，わが国の閉経の平均年齢は50歳である．エストロゲンの分泌減少は，閉経のみならず，脂質代謝や骨代謝などにも影響を及ぼす．このような内分泌的変化とともに，加齢や子どもの自立，親の介護など，身体的にも精神的にもさまざまな変化が生じる時期であり，心身的にも負担が大きい．また，この時期に現れる多種多様な症状の中で，日常生活に支障をきたすような病態を更年期障害という．心理的な健康管理に加え，肥満や脂質異常症，骨粗鬆症予防のための食事管理も必要になる．

　更年期は女性のみならず，男性にも存在する．女性に卵巣機能低下が起こるように，男性は精巣の機能低下が起こる．精巣機能低下により，男性ホルモンの一つであるテストステロンの分泌が減少し，倦怠感や不眠，うつ，性欲の低下などの症状がみられ，男性更年期障害となる．更年期は，生活習慣病予防および重症化予防に加え，高齢期に向けてのフレイル予防も必要となる．

更年期の食事摂取基準および食品構成

　食事摂取基準2020年版における更年期の期間（40歳から55歳頃）は，30～49歳，50～64歳の年齢区分に該当する．エネルギー必要量の設定は，BMIが目標とする範囲内にとどまるように決定する．各栄養素については，推奨量または目安量，目標量から摂取基準を決定する．各数値は，巻末の**参考資料1**に示す．食品構成は第2章に示された数値を参考に，望ましい栄養比率などを用いて作成する．

献立作成上の留意点

　① 目標とするエネルギー量の決定とエネルギー産生栄養素のバランス

　適正なエネルギー摂取の決定が優先される．また，40～49歳のPFC比の目標は，13～20％：20～30％：50～65％に設定し，50～55歳前後のP比は14～20％を目標とする．

　骨の約20％は，コラーゲンを主成分とする．コラーゲンはアミノ酸が原料であることから，良質のたんぱく質を含む食品を朝，昼，夕食に，ほぼ均等に取り入れる．

　② 脂質

　動物性脂質，飽和脂肪酸，鳥獣肉の臓物および卵類に含まれるコレステロールの摂取を控え，青魚に含まれるDHAやEPAなどのn-3系多価不飽和脂肪酸は積極的に摂取する．

　③ 食物繊維

　野菜類や雑穀，未精製の穀類を取り入れ，食物繊維の摂取量は，目標量以上をめざす．

　④ ナトリウム（食塩相当量）

　だしや香辛料をうまく使い，できるだけ薄味でもおいしく仕上がるよう工夫をする．

　⑤ イソフラボン

イソフラボンが多く含まれる，大豆や大豆製品を積極的に取り入れる．

⑥アルコール

アルコールの摂取は控える．ただし，飲酒習慣のない者へ飲酒を推奨しない．

骨粗鬆症予防の食事

骨粗鬆症は，骨量減少と骨構造の異常により骨折の危険性が増大する疾患である．骨粗鬆症の有病率および発症率は男性よりも女性が圧倒的に多い．発症原因としては，閉経によるエストロゲン分泌低下やカルシウムおよびビタミンＤの摂取不足が考えられる．

ビタミンＤの生理的作用は，カルシウムとリンの吸収促進，骨形成と成長促進，遺伝子の働きの調節（免疫力の維持，糖尿病の予防，発癌の抑制）などがある．平成 30 年国民健康・栄養調査の結果では，ビタミンＤの摂取量の平均値は，40 〜 49 歳男性，女性，50 〜 59 歳男性，女性において，それぞれ 6.2 µg／日，4.8 µg／日，7.0 µg／日，6.5 µg／日であった．食事摂取基準 2020 年版のビタミンＤの目安量は，成人期は 5.5 µg／日から男女ともに，8.5 µg／日に引き上げられた．ビタミンＤは，食品からの摂取以外にも，紫外線の作用下で皮膚においても産生され，骨折のリスクを上昇させない必要量に基づいて算定された．

更年期において，骨粗鬆症および骨折リスクの要因を生じないように，過不足のない栄養素の摂取が可能となる食事はもちろん大切となるが，多くの栄養素の必要量が最高になる思春期において，骨吸収や骨形成へ関与する，とくにビタミンＤ，カルシウム，ビタミンＫを適切に摂取する望ましい食習慣の定着が，この時期の生活の質を高めることにつながる．

献立作成上の留意点

①目標とするエネルギー量の決定とエネルギー産生栄養素のバランス

適正なエネルギー摂取の決定が優先される．また，PFC 比の目標は 13 〜 20%：20 〜 30%：50 〜 65% に設定する．ただし，50 〜 64 歳の P 比は 14 〜 20% を目標とする．骨密度の低下を予防するためには，たんぱく質は十分に取り入れる．

②カルシウム

牛乳やヨーグルト，チーズなどの乳製品，納豆や豆腐などの大豆製品，さくらえびやしらす干しなどの魚類など，カルシウムを多く含む食品を確実に取り入れる．乳製品は動物性脂質も含むため，低脂肪や無脂肪などを使うとよい．また，さくらえびやしらす干しなどは食塩含有量が多いため，摂りすぎには気をつける．

③ビタミンＤ

鮭やさんま，いわしなどの魚類にビタミンＤは多く含まれており，また同時にカルシウムも摂取できるため，積極的に取り入れるとよい．しいたけやきくらげなどのきのこ類は日光（紫外線）にあてたものを使うとよい．冬は皮膚からのビタミンＤの合成量が少ないため，冬はとくにビタミンＤを含む食材を使うように心がける．

④ビタミンＫ

ビタミンＫは，納豆や緑黄色野菜に豊富に含まれる．脂溶性ビタミンであるため，葉野菜などは炒め物やドレッシングなど，油を使用した調理法を用いるとよい．

	献立名	食品名	1人分分量 (g)	エネルギー (kcal)	たんぱく質 (g)	脂質 (g)	カルシウム (mg)	ビタミンD (µg)	調理法など
朝食	麦ごはん	精白米	70	251	4.3	0.6	4	—	
		押麦	7	24	0.5	0.1	1	—	
	みそ汁	木綿豆腐	30	24	2.1	1.5	28	—	
		みずな	15	3	0.3	—	32	—	
		煮干しだし	150	2	0.2	0.2	5	—	
		米みそ・甘みそ	10	22	1.0	0.3	8	—	
	スキムミルク	鶏卵	50	76	6.2	5.2	26	0.9	
	入り卵焼き	脱脂粉乳	4	14	1.4	—	44	—	
		かつお・昆布だし	5	—	—	—	—	—	
		上白糖	2	8	—	—	—	—	
		塩	0.5	—	—	—	—	—	
		調合油	3	28	—	3.0	—	—	
	納豆	糸引き納豆	40	80	6.6	4.0	36	—	
		モロヘイヤ	30	11	1.4	0.2	78	—	
		しらす干し	5	6	1.2	0.1	11	2.3	
		こいくちしょうゆ	2	2	0.2	—	1	—	
		かつお・昆布だし	2	—	—	—	—	—	
		小計		549	25.2	15.1	272	3.2	
昼食	さけのクリームスパゲッティ	スパゲッティ	70	265	9.0	1.3	13	—	さけのクリームスパゲッティ
		食塩不使用バター	2	15	—	1.7	—	—	1. スパゲッティをゆで，バターを絡めておく．
		さけ	60	122	11.8	7.7	7	9.0	2. さけはオーブンで焼き，骨を取り除き，身をほぐしておく．
		ほうれんそう	40	8	0.9	0.2	20	—	3. ほうれんそうはゆでて，4 cmの長さに切る．
		ぶなしめじ	20	3	0.5	0.1	—	0.1	4. フライパンにオリーブ油を熱し，2と3，ぶなしめじを炒める．
		オリーブ油	3	28	—	3.0	—	—	5. 4に牛乳と固形ブイヨン，食塩，こしょうを入れ，1に絡める．
		普通牛乳	100	67	3.3	3.8	110	0.3	
		固形ブイヨン	0.5	1	—	—	—	—	
		塩	0.5	—	—	—	—	—	
		こしょう	0.01	—	—	—	—	—	
	サラダ	カリフラワー	40	11	1.2	—	10	—	
		トマト	20	4	0.1	—	1	—	
		きゅうり	10	1	0.1	—	3	—	
		スイートコーン(缶詰,粒)	5	4	0.1	—	—	—	
		アーモンド	3	18	0.6	1.6	8	—	
		干しぶどう	2	6	0.1	—	1	—	
		レモン・果汁	5	1	—	—	—	—	
		穀物酢	5	1	—	—	—	—	
		上白糖	2	8	—	—	—	—	
		塩	0.5	—	—	—	—	—	
		こしょう	0.01	—	—	—	—	—	
	粉ふきいも	じゃがいも	60	46	1.1	0.1	2	—	
		にんじん	20	7	0.2	—	5	—	
		塩	0.3	—	—	—	—	—	
		こしょう	0.01	—	—	—	—	—	
		パセリ	0.5	—	—	—	1	—	
	果物	グレープフルーツ	100	38	0.9	0.1	15	—	
		小計		655	30.0	19.6	198	9.4	
夕食	麦ごはん	精白米	70	251	4.3	0.6	4	—	
		押麦	7	24	0.5	0.1	1	—	
	麻婆なす	なす	100	22	1.1	0.1	18	—	
		ごま油	2	18	—	2.0	—	—	
		豚・ひき肉	30	71	5.3	5.2	2	0.1	
		根深ねぎ	10	3	0.1	—	4	—	

更年期の食事：骨粗鬆症予防（50～64歳，女性，身体活動レベルⅠ，1,650 kcal）

	献立名	食品名	1人分分量 (g)	エネルギー (kcal)	たんぱく質 (g)	脂質 (g)	カルシウム (mg)	ビタミンD (μg)	調理法など
夕飯（つづき）		に　　　　ら	10	2	0.2	—	5	—	麻婆なす
		に　ん　に　く	1	1	0.1	—	—	—	1. なすはたて約8等分に切り，
		し　ょ　う　が	1	—	—	—	—	—	5cmの長さに切って水にさら
		ご　　ま　　油	2	18	—	2.0	—	—	す．
		トウバンジャン	1	1	—	—	—	—	2. 1の水けをよく切りごま油をか
		テンメンジャン	3	8	0.3	0.2	1	—	らめ，オーブンで加熱してしん
		こいくちしょうゆ	3	2	0.2	—	1	—	なりさせる．
		水	50						3. フライパンにごま油を熱し，み
		顆粒中華だし	0.3	1	—	—	—	—	じん切りにしたにんにくとしょ
		じゃがいもでんぷん	3	10	—	—	—	—	うがを炒め，香りが立ったら豚
		さんしょう（粉）	0.01	—	—	—	—	—	肉を炒め，さらに3cmに切っ
	チンゲンサイの	チ　ン　ゲ　ン　サ　イ	50	5	0.3	0.1	50	—	たにらと，斜め切りした深ねぎ
	中　華　和　え	ブラックマッペもやし	20	3	0.4	—	3	—	を炒める．
		ハ　ム（豚）・ロース	3	6	0.5	0.4	—	—	4. 3に2と水，調味料を入れ，ひ
		穀　　物　　酢	5	1	—	—	—	—	と煮立ちさせる．
		こいくちしょうゆ	2	2	0.2	—	1	—	5. 水溶きでんぷんでとろみをつけ
		ご　　ま　　油	1	9	—	1.0	—	—	る．
		ご　　　　ま	0.5	3	0.1	0.3	6	—	6. 器に盛り，さんしょうを振る．
	す　ま　し　汁	え　の　き　た　け	10	2	0.3	—	—	0.1	
		カ　ッ　ト　わ　か　め	1	1	0.2	—	8	—	
		か　い　わ　れ　大　根	1	—	—	—	1	—	
		か　つ　お・昆　布　だ　し	150	3	0.5	—	5	—	
		塩	0.5	—	—	—	—	—	
		うすくちしょうゆ	3	2	0.2	—	1	—	
	ヨ　ー　グ　ル　ト	ヨーグルト（脱脂加糖）	100	67	4.3	0.2	120	—	
		小　　　　　計		537	18.9	12.3	231	0.2	
		合　　　　　計		1,741	74.1	47.0	700	12.8	

栄養評価		当該献立	目標値
穀類エネルギー比	%	46.8	50 前後
動物性たんぱく質比	%	45.7	40 〜 50
動物性脂質比	%	35.0	40 〜 50
たんぱく質エネルギー比	%	17.0	13 〜 20
脂肪エネルギー比	%	24.3	20 〜 30
炭水化物エネルギー比	%	58.7	50 〜 65

脂質	当該献立	目標値
動物性脂質（g）	16.4	—
植物性脂質（g）	22.8	—
魚介類脂質（g）	7.8	—
動脂：植脂：魚脂	3.5：4.9：1.7	4：5：1
総脂肪酸（g）	41.13	—
飽和脂肪酸（S）（g）	11.76（6.1%）	7% 以下
一価不飽和脂肪酸（M）（g）	16.72	—
多価不飽和脂肪酸（P）（g）	12.43	—
SMP 比	2.9：4.1：3.0	3：4：3
n–6 系脂肪酸（g）	10.23	8.0
n–3 系脂肪酸（g）	2.16	1.9
n–6／n–3 比	4.7	4/1
コレステロール（mg）	304	—

その他の栄養素量	当該献立	目標値
ナトリウム（mg）	2,639	食塩相当量 6.5 g 未満
食塩相当量（g）	6.7	
カリウム（mg）	3,357	2,600 以上
マグネシウム（mg）	353	290
リン（mg）	1,242	800
鉄（mg）	9.8	11.0
亜鉛（mg）	9.2	8.0
ビタミン A（μgRAE）	885	700
ビタミン E（mg）	8.9	6.0
ビタミン K（μg）	688	150
ビタミン B6（mg）	1.51	1.1
ビタミン B12（μg）	5.5	2.4
葉酸（μg）	493	240
ビタミン C（mg）	161	100
食物繊維総量（g）	19.8	18 以上

◀ 参考文献 ▶

1）日本肥満学会，編：肥満症診療ガイドライン 2016．ライフサイエンス出版，2016．
2）厚生労働省：平成 30 年国民健康・栄養調査結果の概要．
3）Tatsumi Y, Higashiyama A, Kubota Y, et al. : Underweight young women without later weight gain are at high risk for osteopenia after midlife : The KOBE Study. J Epidemiol. 26 : 572-578, 2016.
4）メタボリックシンドロームの定義と診断基準．日本内科学会雑誌 94：794-809，2005．
5）厚生労働省：平成 23 年国民健康・栄養調査．
6）厚生労働省：平成 28 年国民健康・栄養調査．
7）日本糖尿病学会，編：糖尿病診療ガイドライン 2019．南江堂，2019．
8）厚生労働統計協会：国民衛生の動向 2019/2020（第 66 巻第 9 号）．厚生労働統計協会，2019．
9）日本高血圧学会高血圧治療ガイドライン作成委員会，編：高血圧治療ガイドライン 2019．ライフサイエンス出版，2019．
10）INTERSALT Cooperative Research Group: Intersalt: an international study of electrolyte excretion and blood pressure. Results for 24 hour urinary sodium and potassium excretion. BMJ, 297：319-328, 1988.
11）日本高血圧学会減塩委員会：高血圧の予防のためにも食塩制限を―日本高血圧学会減塩委員会よりの提言（2012 年 7 月：2016 年 6 月修正）．https://www.jpnsh.jp/com_salt.html
12）WHO: Guideline: Potassium intake for adults and children. Geneva, World Health Organization（WHO），2012．
13）小井手裕一，他：エビデンスに基づく食事療法・生活改善指導を中心とした労働者のための高血圧管理マネジメントシステムの開発研究．平成 23 年度産業医学振興財団研究助成報告書．https://www.zsisz.or.jp/images/pdf/kenkyuu/k23-03.pdf
14）日本動脈硬化学会：脈硬化性疾患予防のための脂質異常症診療ガイド 2018 年版．日本動脈硬化学会，2018．
15）日本脳卒中学会脳卒中ガイドライン［追補 2019］委員会，編：脳卒中治療ガイドライン 2015［追補 2019］．協和企画，2019．
16）日本産科婦人科学会，編：産科婦人科用語集・用語解説集．改訂第 4 版．日本産科婦人科学会，2018．
17）日本産科婦人科学会教育・用語委員会報告：「本邦女性の閉経年齢について」に関する委員会提案理由．日本産科婦人科学会誌 47：449-451,1995．
18）骨粗鬆症の予防と治療ガイドライン作成委員会，編：骨粗鬆症の予防と治療ガイドライン 2015 年版．ライフサイエンス出版，2015．

第**7**章

高齢期の栄養

1. 健康な高齢者の食事

高齢期栄養の特性

加齢に伴って身体の各組織や臓器は萎縮あるいは機能が低下する．70歳を過ぎると細胞数とその内液が減少するため脱水症や低栄養状態に陥りやすい．また，骨にも変化がみられ，骨重量が減少する．さらに歯の脱落は咀しゃく能力を著しく低下させるため，摂取食品の種類を狭め，摂取栄養素にも偏りを生じさせている．また，50歳を過ぎると唾液の分泌量が減少し始めるのでスムーズな嚥下が困難になり，咽頭でのつかえや誤嚥を起こしやすい．機能面では，各臓器のもつ予備力が低下している．また，多くの人が何らかの疾病を有しており，数種類の薬を服用していることもある．しかし，消化吸収に関しては比較的よく能力が保持されている．むしろ，腸管の運動機能が低下して起こる便秘が問題となる．

高齢者の食事調査をみると，日常の活動が不活発となり食事摂取量が少なくなる者や，逆にエネルギーをとりすぎる者など，不足と過剰の両面の問題が併存し，個人差が大きいことが特徴である．健康寿命の延伸や介護予防の視点から，高齢の虚弱（フレイル），サルコペニア，認知症などを予防し，自立した生活を支援する必要がある．

高齢期の食事摂取基準と食品構成

65～74歳，75歳以上の年齢区分ごとの推定エネルギー必要量と食事摂取基準を**表7-1**に示す．日本人の食事摂取基準2020年版では生活習慣病の発症予防・重症化予防に加え，高齢者では低栄養予防・フレイル予防も視野に入れ，エネルギーと各栄養素の指標が示されている．フレイル予防を図るうえでの留意事項が示された点を次に示す．

エネルギー　65歳以上の高齢者では，フレイル予防及び生活習慣病の発症予防の両方に配慮する必要があることも踏まえ，当面目標とする BMI の範囲は 21.5～24.9 kg/m^2 としている．エネルギー必要量の決定には，個人の身長，体重，BMI，身体活動レベルなどを把握し，健康状態，食事摂取状況なども考慮する．

たんぱく質　たんぱく質維持必要量（0.66 g/kg 体重/日）と利用効率を用いて推定平均必要量が策定されている．たんぱく質摂取量と骨格筋量，筋力，身体機能は強く関係するため，フレイル予防のために目標量の下限が 13%エネルギーから 15%エネルギーに引き上げられた．

ビタミン D　骨折リスクを上昇させないビタミン D の必要量に基づき，目安量を設定．

表7-1 高齢者の身体活動レベルと食事摂取基準

身体活動レベル・栄養素等		指標	65～74歳						75歳以上					
			男性			女性			男性			女性		
			I	II	III	I	II	III	I[2]	II[3]	III	I[2]	II[3]	III
身体活動レベル[1]														
推定エネルギー必要量	(kcal/日)	EER	2,050	2,400	2,750	1,550	1,850	2,100	1,800	2,100	―	1,400	1,650	―
たんぱく質[4]	(g/日)	RDA	60			50			60			50		
	(%エネルギー)	DG	15～20[5]			15～20[5]			15～20[5]			15～20[5]		
総脂質	(%エネルギー)	DG	20～30[5]			20～30[5]			20～30[5]			20～30[5]		
飽和脂肪酸	(%エネルギー)	DG	7以下[5]			7以下[5]			7以下[5]			7以下[5]		
n-6系脂肪酸	(g/日)	AI	9			8			8			7		
n-3系脂肪酸	(g/日)	AI	2.2			2.0			2.1			1.8		
炭水化物	(%エネルギー)	DG	50～65[5]			50～65[5]			50～65[5]			50～65[5]		
食物繊維	(g/日)	DG	20以上			17以上			20以上			17以上		
ビタミンA	(μgRAE/日)[6]	RDA	850			700			800			650		
ビタミンD	(μg/日)	AI	8.5			8.5			8.5			8.5		
		UL	100			100			100			100		
ビタミンB1	(mg/日)	RDA	1.3			1.1			1.2			0.9		
ビタミンB2	(mg/日)	RDA	1.5			1.2			1.3			1.0		
葉酸	(μg)	RDA	240			240			240			240		
ビタミンC	(mg/日)	RDA	100			100			100			100		
食塩相当量	(g/日)	DG	7.5未満			6.5未満			7.5未満			6.5未満		
カリウム	(mg/日)	AI	2,500			2,000			2,500			2,000		
		DG	3,000以上			2,600以上			3,000以上			2,600以上		
カルシウム	(mg/日)	RDA	750			650			700			600		
マグネシウム	(mg/日)	RDA	350			280			320			260		
鉄	(mg/日)	EAR	6.0			5.0			6.0			5.0		
		RDA	7.5			6.0			7.0			6.0		
亜鉛	(mg/日)	EAR	9			7			9			6		
		RDA	11			8			10			8		

[1] 身体活動レベルの群分けは，男女共通で，65～74歳ではI：1.45，II：1.70，III：1.95，75歳以上では，I：1.40，II：1.65と決定した.

[2] 身体活動レベルIは，自宅にいてほとんど外出しない者に相当する．高齢者施設で自立に近い状態で過ごしている者にも適用できる値である.

[3] 身体活動レベルIIは，自立している者に相当する.

[4] 65歳以上の高齢者について，フレイルの予防を目的とした量を定めることは難しいが，身長・体重が参照体位に比べて小さい者や，特に75歳以上であっても加齢に伴い身体活動量が大きく低下した者など，必要エネルギー摂取量が低い者では，下限が推奨量を下回る場合があり得る．この場合でも，下限は推奨量以上とすることが望ましい.

[5] 範囲に関しては，おおむねの値を示したものであり，弾力的に運用すること.

[6] 推奨量は，プロビタミンAカロテノイドを含む.

（日本人の食事摂取基準2020年版より作成）

ナトリウム　高齢者では，減塩することにより食欲低下が起こり，喫食量が減るとエネルギーやたんぱく質をはじめとする多くの栄養素の摂取量の低下を招くこともあるため，ナトリウムの制限は，健康状態，病態，摂食量全体をみて弾力的に運用すべきとされている.

　表7-2に高齢期（75歳以上）の食品構成（試案）を示す.

献立作成上の留意点

　加齢とともに，咀しゃく・嚥下機能の低下や味覚の閾値が上昇することなどにより食べやすくおいしいと感じる料理の形態や味付けが変化する．そこで，食品の選択や調理の工夫が必要となる．とくに低栄養とならないように，個々の状態に合わせたきめ細かな対応が望まれる．ポイントは，①量は少量でも必要なエネルギーと栄養素をしっかりとる食事

表7-2　高齢期（75歳以上）の食品構成（試案）

目標栄養量	エネルギー　　　（kcal）	1,400	1,650
	たんぱく質　　　（g）	55	60
	エネルギー比（%）	16	15
	脂　質　　　　　（g）	40	45
	エネルギー比（%）	26	25
食品構成（g）	穀類	200	220
	いも類	50	50
	砂糖・甘味料類	10	10
	種実類	5	5
	野菜類（計）	300	350
	緑黄色野菜	100	120
	その他の野菜	200	230
	果実類	100	150
	きのこ類	20	20
	海藻類	5	5
	みそ類	10	10
	主たんぱく質類（計）	170	190
	豆類	50	50
	魚介類	50	50
	肉類	40	50
	卵類	30	40
	乳類	150	200
	油脂類	8	8

内容とする，②色や盛り付けにこだわり，食欲がわく工夫をする，③食べやすい調理方法を選択し，食形態を考慮する．

　一般的に高齢者に好まれる料理としては，①魚，野菜を中心とした料理，②塩，砂糖，しょうゆ，みそで味付けした料理，③素材を生かし，単純な方法で調理した料理，④単一素材の料理，⑤油っこくなく，さっぱりした料理，⑥軟らかく，口当たりがよく，のど越しのよい料理などがあげられる．また，食べ慣れた材料，味付け，調理方法で作られた料理を最もおいしいと感じる場合が多い．しかし，高齢者であっても，洋風な食事や肉類などを好む人もいるので，一般的な概念で個人の嗜好を決めつけることはできない．

2. 低栄養予防

　高齢者にとって低栄養を予防すること，リスクを改善することは，疾病を予防し，QOLや自立度を維持するうえで重要なことである．在宅高齢者への介護支援サービスは，生活機能の低下の程度に対応して，一次予防（元気な高齢者），二次予防（機能低下の早期発見，対応），要支援，要介護（重度化予防）の4つに分類される．

低栄養状態の要因

　低栄養状態の予防と改善のためには,要因を的確に把握し,適切に対応することが必要である.

　身体的要因としては,歯の喪失,義歯の不良など咀しゃく機能の低下,生活活動量の低下,また不規則な食生活やアルコールの多飲などは食欲の低下を招き,慢性・急性疾患,薬物服用などによる食欲の低下も見逃せない.心理的要因としては,親しい者の死や離別などのライフイベントによるストレスは孤独感やうつ傾向を生じやすく,生きがいや希望の喪失,独居状態も食物摂取の低下を招く.環境経済的要因としては,経済的困窮,近くに店がない,歩行困難によって買い物ができない,調理技術や知識がない,意欲の不足などから食事提供が困難となり低栄養を招きやすい.

低栄養リスクのスクリーニング

　平成30年度介護報酬改定(厚生労働省)に関する各種通知による,介護予防給付栄養改善サービスにおける栄養スクリーニング(通所・居宅)(様式例)に示される指標を示す.①BMI:18.5 〜 29.9 kg/m^2,②体重減少率:変化なし(減少3%未満),③血清アルブミン値:3.6 g/dL以上,④食事摂取量:76 〜 100%.①〜④にすべて該当する場合には「低リスク」と判断する.

高齢者の「食べること」の意義

　「食べること」は身体の健康を維持するだけではなく,高齢者にとっては楽しみになり,食べるリズムが生活のリズムを作り,生体機能を向上して食欲を引き出し,生きる意欲につながり,生活の質の向上につながる.

低栄養を予防するために

　①主食・主菜・副菜を揃えて食べる(食事バランスガイドの活用),②主菜のたんぱく質をしっかり食べる,③間食に牛乳・乳製品や果物を食べる,④水分を十分に摂る,⑤全部食べられないときは,おかずから先に食べる,⑥食事は朝・昼・夕決まった時間にきちんと食べる.

　とくに,生命の維持に欠かせないたんぱく質(魚,肉,卵,大豆製品)と,体を動かす源となるエネルギー(ご飯,パン,麺)を摂ることは,低栄養を予防するために重要である.

3. 咀しゃく,嚥下機能が低下している場合の食事

　食べる機能の障害の原因としては,身体的要因,精神的要因,社会的要因などがあげられている.咀しゃく障害では,炭水化物を中心とした軟らかくのど越しのよい食べ物に偏り,たんぱく質,ビタミン,ミネラル,食物繊維などを多く含む食品の摂取が少なくなりがちである.嚥下障害では,頻度として脳卒中によるものが最も多く,嚥下中枢のコントロールに障害をきたし,嚥下機能が低下すると考えられる.近年は,嚥下障害による高齢者の誤嚥性肺炎や胃食道逆流症が多く発症している.そこで,介護者が十分な栄養量と食形態を考え,栄養管理をする必要がある.また,おいしく食事をするために食前,食後に行う口腔ケアや訓練によってある程度の改善をはかることもできる.

表7-3　誤嚥しやすい食品と形態

1. 硬くて食べにくいもの（肉，りんご，干物など）
2. 水分状のもの（水，ジュース，みそ汁など）
3. 食品内の水分の少ないもの（食パン，凍りどうふ，カステラ，餅など）
4. 繊維の多いもの（たけのこ，もやし，海藻，こんにゃく，アスパラ，れんこんなど）
5. かまぼこなどの練り製品や魚介類（いかなど）
6. 口腔内に付着しやすいもの（わかめ，のり，青菜類など）
7. 酸味が強く，むせやすいもの（酢の物，柑橘類，柑橘系ジュース，梅干しなど）
8. 喉に詰まりやすい種実類（ごま，ピーナツ，大豆など）

このなかには体に必要な栄養素が多く含まれている．料理の工夫で（形態を変えて），食べられるものもある．
　　　　　（田中弥生，他：臨床栄養別冊「おいしいやさしい介護食」．医歯薬出版，2004）

表7-4　嚥下しやすい食事作りのポイント

1. 軟らかくなるまで煮込む
2. ゼラチンやテクスチャー改良剤，寒天などを使って軟らかい寄せものにする（プリン，ムース，フルーツゼリー，牛乳寒天など）
3. くず粉，かたくり粉でとろみをつけたり，あんかけにする（ごま豆腐，くずあん，牛乳・クリームあんなど）
4. 水分，汁物にはとろみをつける（でんぷん，ゼラチン，増粘剤などを利用する．状態に合わせてとろみを調整する）
5. 酸味のものは避けるか，薄めて使う
6. やまいもや，おかゆと一緒に食べると食べやすい
7. 卵を使って軟らかい蒸しものにする（茶碗蒸し，卵どうふ，プリンなど）
8. 油を使ってのど越しのよいものにする
9. いも類はつぶしてマッシュにする
10. 普通食（常食，家族と同じ食事）の味を調えてミキサーにかけたり，とろみをつけたりする
11. 彩り，季節感，形，食器などに配慮し，食欲をそそるよう工夫する

　　　　　（田中弥生，他：臨床栄養別冊「おいしいやさしい介護食」．医歯薬出版，2004）

嚥下機能が低下している場合

　嚥下力の低下した人に対しては，誤嚥しないような食品の選択や調理の形態に注意が必要である（**表7-3**）．嚥下しやすい食事は，①性状が均一であること．汁物のように液体と固体の混在する料理は避ける，②適度な粘度があってばらばらになりにくいもので，刻み食や焼き魚などは避ける，③口腔を通過するときに変形しやすく付着しにくいもので，たとえば，こんにゃく，かまぼこ，餅などは窒息の危険性がある．

　誤嚥を避け，軟らかく飲み込みやすくするには，ゼラチン，寒天，片栗粉・でんぷん，増粘剤などを用いてとろみをつけたり，軟らかい寄せものにする（**表7-4**）．エネルギー不足にならないように食事回数を多くすることも考える．

食材別調理のポイント

　肉：2度びきのひき肉は，炒めすぎるとかえってむせる．とろみのあるシチュー，クリームスープ，くずあんにすると飲み込みやすい．牛肉の霜降り肉は薄切りであればさっと火

を通すだけで軟らかい．すね肉や赤身肉は硬いので煮込み料理など時間をかけてじっくりと煮る．豚肉，鶏肉も脂肪分が多少あるほうが軟らかく適している．肉は焼きすぎると硬くなるので焼き方に注意する．

魚：魚は嚥下食に適した食材である．すり身にして，片栗粉でとろみをつけたすり流し汁は飲み込みやすい．つみれはやまいもをつなぎにすると軟らかく，口腔内でほどけやすい．蒸す，煮るなどの調理法で軟らかくなる．刺身はたたきづくりか，すき身にして食べるのもよい．焼き魚はぱさぱさして食べにくい．

卵：使いやすい食材であり，ゆで卵，半熟卵，温泉卵，茶碗蒸し，卵豆腐，炒り卵などの調理法があり，幅広いテクスチャーが楽しめる．火を通しすぎないように注意する．

豆腐：加熱すると飲み込みにくくなる．あんかけ豆腐，滝川豆腐などが滑らかでのど越しがよい．

牛乳：牛乳を好まない高齢者も多い．むせやすい場合は片栗粉，増粘剤などでとろみをつける．また，ゼリー，プリン，クリームシチュー，グラタンなどに使用するとよい．

いも類：いもは調理後にマッシュにするとよいが，水分量が足りないので，のどに詰まりやすい．ごく軟らかく煮れば，歯ぐきや舌で押しつぶして食べることができる．やまいもはとろろにする．さらに肉や魚のすり身のつなぎに利用する．

野菜：便秘がちな高齢者にとって大切な食品であるが，食べにくい食品でもある．ほとんどの野菜が調理後に刻む，つぶす，裏ごす，ミキサーにかけるなどの手を加えなければ食べることができない．かぼちゃ，かぶ，そら豆，大根，とうがん，にんじん，なすびなどは軟らかく煮れば刻まなくても食べることができる．だいこんやきゅうりはおろしてそのまま食べられる．高齢者は，ごぼう，竹の子，蓮根，椎茸などの煮物を好む人が多いが，食べなくてもしゃぶるだけで満足する場合もある．

果物：熟したバナナ，いちご，パパイヤ，熟した柿，桃などはそのままつぶして食べることができる．コンポートにすると，のど越しがよい．

ゾル状，ゲル状にするための食材

ゼラチン：原材料は，牛や豚の骨や皮．粉末と板状がある．やや硬めの濃度（2～3％）とし，ゼリー状のまま口腔内から咽頭・食道を通過するようにする．パインアップル，キウイフルーツ，パパイヤなどの果物は，たんぱく質分解酵素の作用で固まらないので注意する．長所は無味無臭でどんな食材と合わせても食材の持ち味を引き出すことである．

寒天：原材料は海藻．食物繊維が豊富な食材である．棒状と顆粒状がある．濃度が高いと硬く，砕けやすいので軟らかいゼリー状にする．寒天は，ゼリーのように体温で溶けないので，口でばらけると気管に入りやすくなる．長所としては，冷蔵庫内でも室温でも，硬さが変化しにくいことである．

でんぷん：市販片栗粉の原材料は，じゃがいもが主成分，コーンスターチはとうもろこしが主成分．水に溶いて，加熱するだけで使える食材である．温かい汁物のとろみやあんかけに使う．くず粉，コーンスターチは7～8％濃度にすると弾力のある軟らかいゼリーになる．長所としては，熱いものを熱い状態で料理を仕上げることができることである．

増粘剤：原材料はグアー豆の種子（グアガム），キサントモナスの培養液から分離して生産する多糖類（キサンタンガム），海藻（カラギナン），加工でんぷん(デキストリン).粉末と液状のものがあるが，粉末が多く20種類くらいが販売されている．また，できるだけ無味無臭に近づけている．使い方は，液体あるいはミキサーにかけたどろどろの食材に増粘剤を添加しながら撹拌し，ペースト状（蜂蜜状またはヨーグルト状）にする方法と，ミキサーにかけるときに一緒に増粘剤を混ぜ入れる方法がある．添加

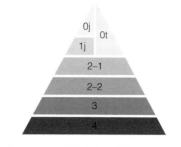

図7-1　コードのイメージ図
（日本摂食嚥下リハビリテーション学会
嚥下調整食分類2013より）

濃度は商品によって異なり，ペースト状になるまでの時間に違いがある．長所としては，冷たい料理にも熱い料理にも使えることであり，食材も選ばず何にでも使えることである．

安全に食べるために

　咀しゃく障害や嚥下障害のある人に対しては，食品の選択とともに誤嚥を防ぐよう形態に配慮する必要がある．嚥下調整食およびとろみについての段階分類は，日本摂食嚥下リハビリテーション学会「嚥下調整食分類2013」に示されている（**図7-1**，**表7-5，6**）．また，家庭での食事に問題がある場合には，農林水産省が進める介護食品「スマイルケア食」の分類をフローチャート（**図7-2**）により選択することで，状態に応じた嚥下調整食を入手することも可能である．

表7-5　各コードの料理例と他の分類との対応

コード	主　食	副　食	他の分類との対応*
0j	お茶ゼリー，果汁ゼリー，市販されている嚥下訓練用ゼリー		嚥下食ピラミッドL0 えん下困難者用食品許可基準Ⅰ
0t	とろみ調整食品などでとろみを付けたお茶や果汁		嚥下食ピラミッドL3の一部（とろみ水）
1j	重湯ゼリー，ミキサー粥のゼリー	介護食として市販されているゼリー・ムース たんぱく質を含んだコード0j相当のゼリー	嚥下食ピラミッドL1・L2 えん下困難者用食品許可基準Ⅱ UDF**区分4（ゼリー状）
2-1	とろみ調整食品でとろみ付けした重湯 付着性の低いミキサー粥	介護食として市販されているミキサー食の一部 食材に加水しミキサーにかけて液状にし，とろみ調整食品などで凝集性を付加したもの たんぱく質を含んだコード0t相当のとろみ液	嚥下食ピラミッドL3 えん下困難者用食品許可基準Ⅱ・Ⅲ UDF**区分4
2-2	粒が残っていて，離水がなく，付着性も低いつぶし粥・ミキサー粥		
3	離水に配慮した粥	肉・魚や野菜類を軟化させた市販品 素材選択・調理方法を工夫した一般の料理 　つなぎを工夫した軟らかいハンバーグの煮込み，あんかけした大根などの軟らかい煮込み，軟らかく仕上げたスクランブルエッグなど 舌で押しつぶす必要のあるゼリー	嚥下食ピラミッドL4 高齢者ソフト食 UDF**区分3
4	全粥，軟飯	素材選択・調理方法を工夫した一般の料理 　素材に配慮した煮込み料理，だし巻き卵　など 口のなかで広がりやすい薄いとろみ液 口のなかで離水するゼリー	嚥下食ピラミッドL4 高齢者ソフト食 UDF**区分1・2

*他の分類との対応については，学会分類2013との整合性や相互の対応が完全に一致するわけではない．
**UDF：ユニバーサルデザインフードの略． 　　　　　（日本摂食嚥下リハビリテーション学会嚥下調整食分類2013より）

表 7-6　学会分類 2013（とろみ）早見表

	段階 1 薄いとろみ 【Ⅲ-3 項】	段階 2 中間のとろみ 【Ⅲ-2 項】	段階 3 濃いとろみ 【Ⅲ-4 項】
英語表記	Mildly thick	Moderately thick	Extremely thick
性状の説明 （飲んだとき）	・「drink」するという表現が適切なとろみの程度 ・口に入れると口腔内に広がる ・液体の種類・味や温度によっては，とろみが付いていることがあまり気にならない場合もある ・飲み込む際に大きな力を要しない ・ストローで容易に吸うことができる	・明らかにとろみがあることを感じ，かつ「drink」するという表現が適切なとろみの程度 ・口腔内での動態はゆっくりですぐには広がらない ・舌の上でまとめやすい ・ストローで吸うのは抵抗がある	・明らかにとろみが付いていて，まとまりがよい ・送り込むのに力が必要 ・スプーンで「eat」するという表現が適切なとろみの程度 ・ストローで吸うことは困難
性状の説明 （見たとき）	・スプーンを傾けるとすっと流れ落ちる ・フォークの歯の間から素早く流れ落ちる ・カップを傾け，流れ出た後には，うっすらと跡が残る程度の付着	・スプーンを傾けるととろとろと流れる ・フォークの歯の間からゆっくりと流れ落ちる ・カップを傾け，流れ出た後には，全体にコーティングしたように付着	・スプーンを傾けても，形状がある程度保たれ，流れにくい ・フォークの歯の間から流れ出ない ・カップを傾けても流れ出ない（ゆっくりと塊となって落ちる）
粘度（mPa・s） 【Ⅲ-5 項】	50 〜 150	150 〜 300	300 〜 500
LST 値（mm） 【Ⅲ-6 項】	36 〜 43	32 〜 36	30 〜 32

学会分類 2013 は，概説・総論，学会分類 2013（食事），学会分類 2013（とろみ）からなり，それぞれの分類には早見表を作成した．本表は学会分類 2013（とろみ）の早見表である．本表を使用するにあたっては必ず「嚥下調整食学会分類 2013」の本文を熟読されたい．

なお，本表中の【　】表示は，学会分類 2013 本文中の該当箇所をさす．

粘度：コーンプレート型回転粘度計を用い，測定温度 20℃，ずり速度 50 s^{-1} における 1 分後の粘度測定結果【Ⅲ-5 項】．

LST 値：ラインスプレッドテスト用プラスチック測定板を用いて内径 30 mm の金属製リングに試料を 20 ml 注入し，30 秒後にリングを持ち上げ，30 秒後に試料の広がり距離を 6 点測定し，その平均値を LST 値とする【Ⅲ-6 項】．

注 1．LST 値と粘度は完全には相関しない．そのため，とくに境界値付近においては注意が必要である．

注 2．ニュートン流体では LST 値が高く出る傾向があるため注意が必要である．

（日本摂食嚥下リハビリテーション学会嚥下調整食分類 2013 より）

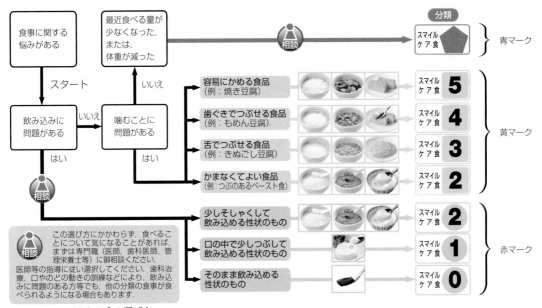

図 7-2　スマイルケア食の選び方

（農林水産省：スマイルケア食（新しい介護食品）．http://www.maff.go.jp/j/shokusan/seizo/kaigo.html より）

成人（基本）	高齢者
ごはん	ごはん
みそ汁	みそ汁
あじのムニエル	あじの塩焼き
粉ふきいも	粉ふきいも
ほうれんそうソテー	ほうれんそうごま和え
サラダ	酢の物（酢味を抑える）
キャベツ　きゅうり	キャベツ　きゅうり
にんじん　マヨネーズ	にんじん　青じそ　甘酢

図 7–3　家族と同じ食材料の献立例

4. 訪問栄養食事指導

在宅の要介護者や療養者を訪問し，在宅高齢者の栄養スクリーニングやアセスメントを行い，低栄養のリスクにより栄養改善を目的とした栄養ケアを行うなどの栄養食事指導を提供する．また，家族や訪問介護員（ホームヘルパー）に対し，栄養摂取や食事作りに関する情報提供やアドバイスすることもある．食事作りのアドバイスとして，①身近にある材料で手早く作ることができ，しかも一工夫したもの，②軟らかくて食べやすいこと，③見た目がきれいであること（付け合わせの工夫も大切），④家族と同じ材料で調理法を工夫すること，などがある（**図 7–3**）．

5. 公的食事サービス

訪問介護員（ホームヘルパー）による生活支援（調理や買い物）のほかに，デイサービスや配食サービスなどの利用が普及している．

デイサービスで提供される食事内容は，自宅での夕食喫食に影響を与えないよう，エネルギー 550 〜 600 kcal，たんぱく質 20 〜 25 g 程度の給与量となっている．

配食サービスでは，事業者向けのガイドラインとして，平成 29（2017）年 3 月に厚生労働省が「地域高齢者等の健康支援を推進する配食事業の栄養管理に関するガイドライン」を示している．配食事業の栄養管理に関するガイドラインのポイントとして，①適切な栄養管理ができる体制で商品管理を行う，②利用者の状況を適切に把握したうえで，利用者に合った食事を提供する，としている．エネルギー，たんぱく質，食塩相当量などの「栄養素等調整食への対応」や飲み込む力が低下している方に対して「物性調整食への対応」を取り扱うことも望まれている．

高齢の単身者や夫婦のみの世帯では，食事の摂取量そのものが減少したり，食品や栄養の偏りがみられたりすることもあるため，公的食事サービスを上手に活用し，適切な栄養量をバランスよくとったり，食べやすい形態にすることで食事に対する不安ごとを少なくすることが，低栄養の予防にもつながる．

	献立名	食品名	1人分分量 (g)	エネルギー (kcal)	たんぱく質 (g)	脂質 (g)	調理法など
朝食	トースト	食 パ ン	60	156	5.3	2.5	
		いちごジャム	10	26	—		
	スクランブルエッグ	鶏 卵	40	62	5.0	4.3	スクランブルエッグ
		普 通 牛 乳	15	10	0.5	0.6	・卵は，火を通しすぎて固くならないようにする．
		塩	0.3	—	—	—	
		こ し ょ う	0.01	—	—	—	・付け合わせのブロッコリー，じゃがいもは
		調 合 油	2	18	—	2.0	軟らかめにゆでる．
	付 け 合 わ せ	ブロッコリー	20	8	1.1	0.1	
		じゃがいも	30	23	0.5		
		ミニトマト	15	4	0.2	—	
		マヨネーズ	10	69	0.3	7.5	
	グリーンサラダ	レ タ ス	30	4	0.2		
		き ゅ う り	20	3	0.2		
		赤 ピ ー マ ン	10	3	0.1		
		フレンチドレッシング	10	41	—	4.2	
	牛 乳	普 通 牛 乳	150	101	5.0	5.7	
		小 計		527	18.3	26.9	
昼食	軟 飯	精 白 米	70	251	4.3	0.6	軟飯
		水	140				・水は米の重量の2倍とし，軟らかめのごはんに炊く．
	豆腐の包み蒸し	木 綿 豆 腐	50	40	3.5	2.5	豆腐の包み蒸し
		鶏 む ね 肉	30	36	7.3	0.6	1. 木綿豆腐は軽く水切りし，大きめの拍子木
		に ん じ ん	15	6	0.1	—	切りにする．
		生 し い た け	10	2	0.3	—	2. 鶏肉も豆腐にあわせて切る．
		小 ね ぎ	5	1	0.1	—	3. にんじんと生しいたけは細切り，小ねぎは
		し ょ う が	2	1	—	—	5 cm長さに切る．
		ご ま 油	2	18	—	2.0	4. アルミホイルにごま油を塗り，1，2，3を
		か ぼ す 果 汁	5	1	—	—	盛り，しょうがの千切りをのせて包み，蒸
		うすくちしょうゆ	3	2	0.2	—	し器で10分くらい蒸す．
	なすの焼きびたし	な す	80	18	0.9	0.1	5. そのまま器に盛り，かぼす，うすくちしょ
		調 合 油	3	28	—	3.0	うゆをかける．
		か つ お だ し	30	1	0.1	—	なすの焼きびたし
		上 白 糖	2	8	—	—	1. なすは皮をむいて6つ割りにし，油で焼く．
		こいくちしょうゆ	4	3	0.3	—	2. なすにおろししょうがを添えて皿に盛る．
	み そ 汁	さ と い も	20	12	0.3	—	3. 調味料をあわせて煮立たせ，2にかける．
		油 揚 げ	5	21	1.2	1.7	
		根 深 ね ぎ	20	7	0.3	—	
		煮 干 し だ し	150	2	0.2	0.2	
		米 み そ	10	22	1.0	0.3	
		小 計		477	20.0	11.0	
間食	果 物	か き	100	60	0.4	0.2	
		小 計		60	0.4	0.2	
夕食	軟 飯	精 白 米	70	251	4.3	0.6	
		水	140				さけの南蛮漬け
	さけの南蛮漬け	さ け	50	69	11.3	2.3	1. さけを3 cm幅に切り，塩をする．
		塩	0.5	—	—	—	2. たまねぎは繊維を断つようにうすくスライ
		じゃがいもでんぷん	3	10	—	—	ス，にんじんは細い千切りにする．
		調 合 油	3	28	—	3.0	3. 調味料を合わせ，2を加える．
		た ま ね ぎ	30	11	0.3	—	4. 1のさけの水分をふき取り，でんぷんをつ
		に ん じ ん	5	2	—	—	けて油でからっと揚げ，3の調味液につけ
		酢	15	4	—	—	る．
		昆 布 だ し	7	—	—	—	
		こいくちしょうゆ	3	2	0.2	—	
		上 白 糖	1.5	6	—	—	
		塩	0.5	—	—	—	
		赤 と う が ら し	0.5	2	0.1	0.1	

	献立名	食品名	1人分 分量 (g)	エネル ギー (kcal)	たんぱ く質 (g)	脂質 (g)	調理法など
夕食（つづき）	かぶのそぼろあんかけ	か ぶ	70	14	0.5	0.1	
		鶏 ひ き 肉	20	37	3.5	2.4	
		か つ お だ し	50	1	0.2	—	
		上 白 糖	1	4	—	—	
		し ょ う ゆ	3	2	0.2	—	
		じゃがいもでんぷん	2	7	—	—	
	す ま し 汁	板 ふ	3	11	0.8	0.1	
		し ゅ ん ぎ く	5	1	0.1	—	
		し め じ	10	2	0.3	0.1	
		か つ お だ し	150	3	0.6	—	
		塩	0.8	—	—	—	
		うすくちしょうゆ	0.8	—	—	—	
		小 計		465	22.3	8.6	
		合 計		1,529	61.0	46.8	

豆腐の包み蒸し

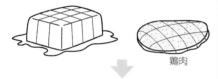
鶏肉

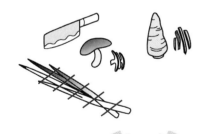

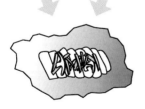

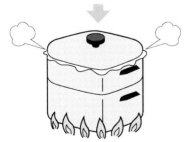

食品構成（75 歳以上・身体活動レベルⅡ）1,650 kcal，たんぱく質 60 g					
食品群	当該献立 (g)	目標値 (g)	食品群	当該献立 (g)	目標値 (g)
穀類	203	220	海藻類	0	5
いも類	55	50	みそ類	10	10
砂糖・甘味料類	4.5	10	豆類	55	50
種実類	0	5	魚介類	50	50
緑黄色野菜	75	120	肉類	40	50
その他の野菜	252	230	卵類	50	40
果実類	115	100	乳類	165	200
きのこ類	20	20	油脂類	9	8

高齢期の食事：嚥下調整食（コード4）

	献立名	食品名	1人分分量(g)	エネルギー(kcal)	たんぱく質(g)	脂質(g)	調理法など
朝食	全 が ゆ	精 白 米	50	179	3.1	0.5	かゆ
		水	300				・5～6倍の水を加え沸騰後，弱火で約1時間炊く.
	み そ 汁	た ま ね ぎ	30	11	0.3	—	
		し め じ	20	3	0.5	0.1	
		こ ね ぎ	2	1	—	—	
		煮 干 し だ し	120	1	0.1	0.1	
		米 み そ	8	15	1.0	0.5	
	う ま 煮	じ ゃ が い も	40	28	0.7	—	うま煮
		厚 揚 げ	30	45	3.2	3.4	1. じゃがいもは乱切り，厚揚げは3cm角，厚さ1cmに切る.
		さ や い ん げ ん	15	3	0.3	—	2. さやいんげんはゆでで3～4cm長さに切る.
		煮 干 し だ し	50	1	0.1	0.1	3. 鍋にじゃがいも，厚揚げ，だしを入れ，煮る.
		こ い く ち し ょ う ゆ	3	2	0.2	—	4. じゃがいもに火が通ったら調味料を加える.
		み り ん	2	5	—	—	5. 器に盛り，さやいんげんを添える.
	果 物	い ち ご 生	100	34	0.9	0.1	
		小 計		328	10.4	4.8	
昼食	全 が ゆ	精 白 米	50	179	3.1	0.5	
		水	300				
	たらとだいこんの煮物	た ら	60	46	10.6	0.1	たらとだいこんの煮物
		だ い こ ん	60	11	0.3	0.1	1. たらは骨を除き，2～3cm幅に切る.
		に ん じ ん	20	8	0.1	—	2. だいこんとにんじんは1cm厚さのいちょう切りか半月切りにする.
		か つ お だ し	50	1	0.3	—	3. 鍋にだいこん，にんじん，だし汁を加え煮る.
		こ い く ち し ょ う ゆ	8	6	0.6	—	4. 野菜がある程度軟らかくなったら調味料を加えたあと，たらを加える.
		み り ん	8	18	—	—	5. たらに火が通り，野菜が軟らかくなったら，器にとる. 煮汁は水溶きでんぷんでとろみをつけてかける.
		じ ゃ が い も で ん ぷ ん	2	7	—	—	
	サ ラ ダ	ブ ロ ッ コ リ ー	20	8	1.1	0.1	サラダ
		鶏 卵	30	47	3.7	3.2	1. ブロッコリーは房を小さめに切り，やわらかくゆでる.
		和 風 ド レ ッ シ ン グ	10	20	0.2	1.8	2. 卵はゆで卵にし，食べやすく切る.
	にんじんくず湯	普 通 牛 乳	100	67	3.3	3.8	にんじんくず湯
		上 白 糖	5	19	—	—	1. 材料を全部ミキサーにかけ，にんじんが細かくなったら，鍋に移し火にかける.
		に ん じ ん	10	4	0.1	—	2. 十分糊化するまで練る.
		く ず 粉	5	17	—	—	
		小 計		458	23.3	9.7	
間食	ヨ ー グ ル ト	ヨ ー グ ル ト	80	54	3.4	0.2	
		小 計		54	3.4	0.2	
夕食	全 が ゆ	精 白 米	50	179	3.1	0.5	
		水	300				
	豚 肉 の 生 姜 焼 き	豚 肉 ば ら 肉	40	158	5.8	14.2	豚肉の生姜焼き
		し ょ う が	2	1	—	—	1. しゃぶしゃぶ用の豚ばら肉は3cm幅に切り，しょうが，みりん，しょうゆで下味をつける.
		み り ん	5	11	—	—	
		こ い く ち し ょ う ゆ	3	2	0.2	—	2. 青と赤のピーマンは細切りにし，さっとゆでてから油でいため，塩，こしょうで調味する.
		調 合 油	2	18	—	2.0	
		青 ピ ー マ ン	20	4	0.2	—	
		赤 ピ ー マ ン	10	3	0.1	—	3. フライパンを熱し，油を加え，1の豚肉を炒める.
		調 合 油	2	18	—	2.0	
		塩	0.1	—	—	—	
		こ し ょ う	0.01	—	—	—	キャベツの甘酢づけ
	キ ャ ベ ツ の 甘 酢 づ け	キ ャ ベ ツ	40	9	0.5	0.1	1. キャベツは長さ3cm，幅1cmの大きさに切る.
		き ゅ う り	15	2	0.2	—	2. きゅうりは皮を所々むき，薄めの輪切りにする.
		塩	0.3	—	—	—	
		酢	3	1	—	—	3. キャベツときゅうりを塩でもむ.
		上 白 糖	2	8	—	—	4. 水分を切ったキャベツときゅうりを甘酢につけ，食べる前にいりごまをすって加える.
		い り ご ま	1	6	0.2	0.5	

	献立名	食品名	1人分分量 (g)	エネルギー (kcal)	たんぱく質 (g)	脂質 (g)	調理法など
夕食 (つづき)	す ま し 汁	は ん ぺ ん	20	19	2.0	0.2	
		かいわれだいこん	5	1	0.1	—	
		かつお・昆布だし	120	2	0.4	—	
		塩	0.8	—	—	—	
		こいくちしょうゆ	0.8	1	0.1	—	
		小　　　計		444	12.7	19.5	
		合　　　計		1,283	49.9	34.2	

食品構成（75歳以上・身体活動レベルⅠ）1,400 kcal，たんぱく質 55 g					
食品群	当該献立 (g)	目標値 (g)	食品群	当該献立 (g)	目標値 (g)
穀類	150	200	海藻類	0	5
いも類	47	50	みそ類	8	10
砂糖・甘味料類	7	10	豆類	30	50
種実類	1	5	魚介類	80	50
緑黄色野菜	102	100	肉類	40	40
その他の野菜	147	200	卵類	30	30
果実類	100	100	乳類	180	150
きのこ類	20	20	油脂類	4	8

第8章
スポーツ栄養

スポーツ栄養の特性

　あらゆるスポーツにおいて，パワー，スピード，スタミナの3条件がそろった身体をつくることが不可欠である．

　一般的に青年期におけるスポーツマンの栄養知識は低く，憂慮されている．スポーツドリンクやプロテインによって身体づくりができると錯覚しているものが多い．パワーやスピードのある身体をつくるには筋肉づくりをしなければならないが，筋肉づくりを活発にするトレーニング，効率的に進めるための睡眠，筋肉づくりのための食事，すなわち，たんぱく質の十分な摂取，この3つが組み合わされて初めてスポーツマンの身体づくりができるのである．

スポーツ栄養の基本的考え方

　① 活動量が増すために必要なエネルギー量が多くなる．

　② トレーニングにより筋肉や内臓を発達させるために必要な栄養成分が多くなる．

　③ 活動量が多くなる分，代謝が活発になり，そのために必要な栄養成分が多くなる．

　以上の例を**表**8-1に示す．

表8-1　一般成人とスポーツ選手の栄養量の比較

	20代のサラリーマンとOLの食事摂取基準		スポーツ選手の栄養量（トレーニング期）	
	男性	女性		
エネルギー	2,300 kcal	1,700 kcal	種目に応じて異なる	男性はおよそ2,500〜5,000 kcal 女性はおよそ2,500〜3,000 kcal
たんぱく質	65 g	50 g	約2.5〜4倍	120〜200 g
カルシウム	800 mg	650 mg	約1.5〜2.5倍	1,000〜1,200 mg
鉄	7.5 mg	10.5 mg	2.5〜3.5倍	20〜25 mg
ビタミンA	850 μgRAE	650 μgRAE	2〜2.5倍	1,200〜1,500 μgRAE
ビタミンB$_1$	1.4 mg	1.1 mg	1.5〜2倍	2 mg
ビタミンB$_2$	1.6 mg	1.4 mg	1.5〜2倍	2〜2.5 mg
ビタミンC	100 mg	100 mg	1〜2倍	100〜200 mg

（資料：長嶺：スポーツとエネルギー・栄養．大修館書店より作成）

表8-2 トレーニング期における消費エネルギーとスポーツの種類

消費エネルギー	スポーツの種類
2,500 ～ 3,000 kcal	体操, 卓球, バドミントン, 水泳飛び込み, フェンシング, アーチェリー, スキージャンプ, ヨット, 馬術, 射撃
3,000 ～ 3,500 kcal	陸上（短中距離走, 跳躍）, 野球, テニス, バレーボール, ボクシング（軽, 中量級）
3,500 ～ 4,000 kcal	サッカー, ホッケー, バスケットボール, 陸上（長距離走）, 剣道, 柔道（軽量級）
4,000 ～ 4,500 kcal	陸上（マラソン, 投てき）, 水泳, ラグビー, アメリカンフットボール, 自転車ロード, レスリング（軽量級）, ボクシング（重量級）, 柔道（中量級）
4,500 ～ 5,000 kcal	ボート, スキー, レスリング（中量級）, 柔道（重量級）
5,000 kcal 以上	レスリング（重量級）, 相撲

注：女子の消費エネルギーはおおよそ 2,500 ～ 3,500 kcal の範囲にあり, 上記エネルギーに 0.85 を乗ずるものとする. 　　　　　　　　　　　　　（菊田敬子：スポーツ選手の栄養強化メニュー. 大泉書店, 1991）

給与栄養目標量

エネルギー　　まず第一に, トレーニングや試合で消費するエネルギーを十分に摂取しておかないと不足分は疲労となって蓄積される.

　エネルギー必要量は同一人物でもトレーニング期, 試合期, トレーニングをしない平常期によって異なる. したがって, それぞれの期間中の消費エネルギーを, タイムスタディ, 心拍数, 最大酸素摂取量（$\dot{V}O_{2max}$）まできちんと測定してから目標エネルギーを計算する.

　トレーニング期における消費エネルギーとスポーツの種類を**表8-2**に示す.

　また, エネルギー必要量が同じであっても運動の強度, 持続時間, 頻度, トレーニングの種類, トレーニングレベルなどによってエネルギー源となる基質が異なるため, 有酸素運動を中心とした競技（たとえばサッカー）, 無酸素運動を中心とした競技（たとえばウエイトリフティング）など, エネルギー必要量だけでは対応できない部分もあるので, 国体の各競技を運動の強度と内容から9つのグループに分けて, 運動の特徴により分類した（**表8-3**）.

たんぱく質　　たんぱく質の摂取不足は, 体力, 集中力, 抵抗力を低下させ, 運動性貧血の原因となる. また, たんぱく質の過剰摂取は皮下脂肪となって肥満の原因となり, さらに過剰なたんぱく質の代謝のために肝臓や腎臓障害の原因ともなる.

　適切なたんぱく質量は, 米国スポーツ医学会（ACSM）によると体重当たり 1.2 ～ 2.0 g /日が望ましいとされており, さらに運動後および1日を通して, 適度な量の良質なたんぱく質（0.3 g/kg 体重）を朝昼夕3食の間に摂取することを推奨している. 動物性たんぱく質比を 50% 以上とし, 必須アミノ酸が多くたんぱく価の高い食品を組み合わせる.

脂質　　脂質は, 運動による消費エネルギーの高い場合でもエネルギー比 25 ～ 30% にとどめることが望ましい. 過剰な脂質は強度の高い運動では不利益なエネルギー代謝状態を生じ, 炭水化物やたんぱく質の利用率を低下させる. 一方で, 脂質を極端に制限すると, 必要な食事摂取量が制限される可能性があり, 健康と競技パフォーマンスに対して不利益が生じる可能性がある.

炭水化物　　秒単位の激しい運動では無酸素的エネルギー源によってまかなわれ, 5 ～

表8-3　競技種目別エネルギー消費の特徴

無酸素度 ＼ 有酸素度	低	中	高
低	ライフル射撃 クレー射撃 ボウリング	軟式野球 ソフトテニス 卓球 バレーボール ソフトボール	陸上競技（長距離） テニス サッカー バドミントン ホッケー クロスカントリースキー
中	弓道 アーチェリー 馬術 なぎなた	陸上競技（短距離） フェンシング 剣道 銃剣道 フィギュアスケート 陸上競技（フィールド）	陸上競技（中距離） ハンドボール バスケットボール 水泳 アイスホッケー
高	体操 ウエイトリフティング 相撲 柔道 ヨット 空手道 陸上競技（投てき） 注：このグループはたん ぱく質を多めに摂取する	レスリング スキー（滑降） ラグビーフットボール	自転車 ボクシング 漕艇 山岳 カヌー スピードスケート

（資料：慶応義塾大学スポーツ医学研究センター　大西祥平）
（　　　　神奈川県体育協会スポーツ医学委員会委員　　　）

表8-4　さまざまな運動によるエネルギー産生様式とエネルギー源

運動の負荷様式	エネルギー産生様式	エネルギー源
●瞬発的運動（時間：45秒未満）	完全な嫌気性	高エネルギーリン酸
●短期持久的運動（時間：45秒〜2分）	顕著な嫌気性	糖質（解糖）
●中期持久的運動（時間：2〜8分）	好気性・嫌気性の混合	糖質
●長期持久的運動（時間：8〜60分）	顕著な好気性	糖質・脂肪の混合
●極度持久的運動（時間：1時間以上）	完全な好気性	糖質・脂肪の混合

（Rolf Donath：勝つためのスポーツ栄養学．p41，南江堂，1990）

10分間の激しい運動では無酸素的，有酸素的エネルギーの両方から供給され，長期間の運動では主として有酸素的エネルギー代謝となる．これを表8-4に示す．

　糖質はグリコーゲンとして肝臓および筋肉に蓄えられる．運動量が大きくなると筋肉中のグリコーゲンが大量に消費され，グリコーゲン貯蔵量の多少が筋の運動効率を左右することになる．炭水化物エネルギー比として55〜60%の食事をとれば通常のレベルの筋肉グリコーゲンが解糖できる．グリコーゲンの高騰を目的とした調整期には，エネルギー比として70%が必要な種目もあるが，すべてのものに有効とは限らない．一般的な炭水化物の推奨量は3〜10 g/kg体重/日（長時間の活動では最大12 g/kg体重/日）とされているが，スポーツの種類や強度，またトレーニング前後のタイミングによってその量は異なる．

表 8-5　単位制による食品構成表（スポーツ栄養）

表	食品群	3,500 kcal		3,000 kcal		2,500 kcal		2,500 kcal*	
1	米　飯 いも・糖質の多い食品	20.0単位 2.0	1,000 g 220	18.0単位 1.0	900 g 110	15.0単位 1.0	750 g 110	22.0単位 2.0	1,100 g 220
2	果　実	1.5	300	1.5	300	1.5	300	1.5	300
3	魚　介 肉 卵・チーズ 大豆・大豆製品	2.0 2.5 2.0 2.0	140 150 100 200	1.5 2.5 2.0 1.0	105 150 100 100	1.0 2.0 1.5 1.0	70 120 75 100	0.2 0.5 0.1 0.2	14 30 5 20
4	牛乳・乳製品	4.5	600	3.2	425	3.0	300	1.5	200
5	油脂・多脂性食品	3.5	35	3.0	30	2.7	27	1.0	10
6	野菜・海藻・きのこ	1.5	450	1.5	450	1.0	300	1.5	450
調味料	砂　糖 み　そ	2.0 0.3	40 12	2.0 0.3	40 12	1.5 0.3	30 12	0.7 0.3	14 12
計		43.8		37.5		31.5		31.5	
栄養量	たんぱく質（g）	144.4		125.2		98.9		72.5	
	脂肪（g）	98.1		83.4		68.4		22.5	
	炭水化物（g）	513.1		449.0		378.6		505.0	
エネルギー比	たんぱく質エネルギー比（%）	16.4		16.4		15.6		11.5	
	脂肪エネルギー比（%）	25.1		24.6		24.3		8.1	
	炭水化物エネルギー比（%）	58.4		58.9		60.0		80.3	

注：1単位＝80 kcal
*：グリコーゲンローディングの糖質中心の場合

（日本糖尿病学会，編：糖尿病食事療法のための食品交換表第 7 版，2013）

ミネラル　　ミネラルは運動が激しくなるにつれてエネルギー代謝の同化作用，異化作用の過程に重要な役割を果たす．また，発汗量の多い場合は汗に含まれる塩分（塩化ナトリウム），マグネシウム，カリウム，亜鉛などの損失が多いので十分補給する必要がある．

ミネラルが不足すると競技成績の向上が期待できないといわれている．

摂取量は，トレーニングの質と量に応じて通常の人の 50 ～ 100% 増しが必要とされている．

ビタミン　　運動によってエネルギー代謝が亢進したときにはビタミンの需要が大きくなる．過剰摂取の場合，水溶性ビタミンは尿に排泄されるが，脂溶性ビタミンは代謝障害を起こす場合もありうるので，ビタミン供給食品を適正量組み合わせて摂取することが望ましい．

水　　運動による発汗量が多い場合には，脱水症状を起こし運動能力が低下し，身体機能の異常をきたすことがある．

運動の 30 分前 1 回にコップ 1 杯ずつ，運動中の自由摂取，運動後にも十分の補給が必要である．とくに夏期のトレーニング期は，15 分おきにこまめに補給する必要がある．

食事計画

献立作成上の留意点　　スポーツ選手の場合は単位制の食品構成を作成するほうが合理的である．

その一方法として，**表**8-5に単位制（80 kcal ＝ 1 単位）による食品構成表を示す．

　①献立の目標エネルギーを 1 単位 80 kcal で除し，1 日の総単位を算出する．

　②目標エネルギーの炭水化物エネルギー比（％），たんぱく質エネルギー比（％），脂肪エネルギー比（％）を決定する．目標エネルギーにそれぞれのエネルギー比を用いて，炭水化物，たんぱく質，脂質の目標量を算出しておく．次に総単位を各表に配分し（みそ，砂糖も算出する），再び**表**8-5の数値を用いて，栄養量や各表の単位を調整する．

　③主食は穀類を用い，朝，昼，夕 3 食に配分する．高エネルギーの場合，間食や夜食に穀類を用い，パンやクッキーなど菓子のかたちで供給することもある．また，夏期のトレーニングの後は，冷やしたそばやうどんとおにぎりなどにすると食べやすい．

　④汁は必ず添える．エネルギー摂取量が多くなると副菜の量も増えるので，汁で食事を食べやすくする．また，汁に野菜などを入れて野菜のかさを減らすと，十分な量を摂取するのに有効である．

　⑤主菜：朝食は卵，昼食は肉，夕食は魚を基本として主菜の皿とするが，量が多い場合は主菜を 2 ～ 3 皿に分けて，調理法を変えると食べやすく楽しみでもある．一皿に大きな塊のまま盛ると残飯の原因になることもある．

　⑥副菜：野菜やいもをたっぷり使うが，生野菜は小さく切ったほうが消化がよく，次のトレーニングで胃のもたれが少ない．なるべく煮る料理が望ましい．

　⑦副々菜：主菜，副菜で使わなかった材料で食欲をそそるものがよい．

　⑧漬物：主食の量が多いので添えたほうがよいが，小さめに切る．

　⑨その他：牛乳や果物は，3 時のおやつまたは毎食に食事量をみて添える．牛乳ゼリーやフルーツパンチなどは喜ばれる．

　⑩飲料：番茶，ウーロン茶，紅茶，コーヒー，スポーツドリンクを適宜補給するが，糖分が 2% 程度のものが望ましい．はちみつレモンドリンクなどが喜ばれる．

調整期　　試合前の数日は激しいトレーニングは避け，たんぱく質や炭水化物など競技に合わせて蓄積するようにする．必要エネルギー量によって単位式食品構成を用い，また外食の場合もこの表に合わせて選択できるように訓練しておく．

試合期　　食事は試合時間の 2 ～ 3 時間前に済ませる．試合が食事時間と重なる場合は炭水化物を補給し，血糖値を上昇させておくためにバナナ 1 本，あめ，おにぎりやパンを少量，コーヒー，紅茶などを補給しておくとよいが食べすぎてはいけない．

　このように常にバランスのとれた食品を組み合わせるが，6 つの基礎食品からまんべんなく選んで組み合わせることができるように指導することが必要である．

◀ **参考文献** ▶

1 ）Thomas DT, Erdman KA, Burke LM：American College of Sports Medicine Joint Position Statement. Nutrition and Athletic Performance. Med Sci Sports Exerc, 48（3）：543-568, 2016.

スポーツ選手の食事

	献立名	食品名	1人分分量 (g)	エネルギー (kcal)	たんぱく質 (g)	脂質 (g)	カルシウム (mg)	調理法など
朝食	麦ごはん	精 白 米	130	465	7.9	1.2	7	
		押 麦	10	34	0.6	0.1	2	
		強 化 米	0.7	3	—	—	—	
	み そ 汁	米 み そ	20	38	2.5	1.2	20	
		油 揚 げ	5	21	1.2	1.7	16	
		木 綿 豆 腐	50	36	3.3	2.1	43	
		わ か め	2	2	0.3	—	16	
		ね ぎ	5	2	0.1	—	4	
	ハムエッグ	卵	100	151	12.3	10.3	51	
		ロ ー ス ハ ム	20	39	3.3	2.8	2	
		調 合 油	2	18	—	2.0	—	
		塩	1	—	—	—	—	
	煮 サ ラ ダ	キ ャ ベ ツ	60	14	0.8	0.1	26	煮サラダ
		に ん じ ん	20	7	0.2	—	5	1. キャベツは大きいまま 4〜8つ割りにし，そっと水に浸して形をくずさないように洗う.
		ト マ ト	15	3	0.1	—	1	
		ベ ー コ ン	5	20	0.6	2.0	—	2. にんじんは大きく切る.
		固形ブイヨン	2	5	0.1	0.1	1	3. トマトは，1個のまま芯を取っておく.
		赤 ワ イ ン	50	37	0.1	—	4	4. ベーコンは長ければ2つ切りにする.
	め ざ し	め ざ し	10	26	1.8	1.9	18	5. 鍋に1〜4までを並べ，水をひたひたに入れる.
	漬 物	た か な 漬 け	15	5	0.4	—	23	
		ご ま	1	6	0.2	0.5	12	6. ワインおよび固形ブイヨンを溶かし入れ，汁がなくなるまでことこと煮る.
		こいくちしょうゆ	1	1	0.1	—	—	
	果 物	バ ナ ナ	80	69	0.9	0.2	5	
	牛 乳	牛 乳	200	134	6.6	7.6	220	
		小 計		1,135	43.4	33.8	473	
昼食	冷やしうどん	ゆ で う ど ん	150	189	4.7	0.8	11	
		か ま ぼ こ	30	29	3.6	0.3	8	
		ね ぎ	2	1	—	—	2	
		め ん つ ゆ	100	44	2.2	—	8	
	お に ぎ り	精 白 米	50	179	3.1	0.5	3	
		強 化 米	0.3	1	—	—	—	
		味付けのり	1	4	0.4	—	2	
		塩	0.6	—	—	—	—	
	魚ごまフライ	メ ル ル ー サ	40	31	6.8	0.2	5	魚ごまフライ
		塩	0.4	—	—	—	—	1. メルルーサは2切れにして塩をする.
		薄 力 粉	5	18	0.4	0.1	1	2. パン粉といりごまを混ぜておく.
		卵	8	12	1.0	0.8	4	3. メルルーサに薄力粉，溶き卵，ごまと混ぜたパン粉をまぶし，油で揚げる.
		パ ン 粉	5	19	0.7	0.3	2	
		ご ま	3	18	0.6	1.6	36	
		調 合 油	7	64	—	7.0	—	
	竜 田 揚 げ	豚 肉	50	82	10.7	3.9	2	竜田揚げ
		し ょ う が 汁	1	—	—	—	—	1. 豚肉の薄切りをしょうが汁，こいくちしょうゆ，みりんに漬けておく.
		こいくちしょうゆ	8	6	0.6	—	2	
		み り ん	2	5	—	—	—	2. 軽く水分をきった豚肉にたっぷりのでんぷんをまぶし，軽く粉をはたいて油で揚げる.
		じゃがいもでんぷん	10	33	—	—	1	
		調 合 油	5	46	—	5.0	—	
	生 野 菜	レ タ ス	15	2	0.1	—	3	*魚ごまフライ，竜田揚げに生野菜を添えて盛り付ける.
		キ ャ ベ ツ	10	2	0.1	—	4	
		ト マ ト	25	5	0.2	—	2	
		き ゅ う り	30	4	0.3	—	8	
		フ レ ン チドレッシング	10	41	—	4.2	—	

	献立名	食品名	1人分分量 (g)	エネルギー (kcal)	たんぱく質 (g)	脂質 (g)	カルシウム (mg)	調理法など
昼食（つづき）	ひじき野菜煮	ひ じ き	5	7	0.5	0.2	50	
		こんにゃく	20	1	—	—	9	
		に ん じ ん	10	4	0.1	—	3	
		油 揚 げ	5	21	1.2	1.7	16	
		上 白 糖	5	19	—	—	—	
		こいくちしょうゆ	8	6	0.6	—	2	
		調 合 油	3	28	—	3.0	—	
	漬 物	たくあん漬け	15	10	0.2	—	4	
	果 物	り ん ご	80	46	0.1	0.2	2	
	コーヒーゼリー	普 通 牛 乳	50	34	1.7	1.9	55	
		コ ー ヒ ー	5	14	0.7	—	7	
		（インスタント）						
		砂 糖	8	31	—	—	—	
		ゼ ラ チ ン	1.5	5	1.3	—	—	
		小 計		1,057	41.8	31.8	250	
夕食	麦 ご は ん	精 白 米	130	465	7.9	1.2	7	
		押 麦	10	34	0.6	0.1	2	
		強 化 米	0.7	3	—	—	—	牛肉の小春煮
	牛肉の小春煮	牛 肉	40	57	8.0	2.4	2	1. 牛肉は，一口大に切る.
		し ょ う が	1	—	—	—	—	2. 鍋に水とこいくちしょうゆ，しょうが
		に ん に く	1	1	0.1	—	—	の薄切り，にんにくの薄切りを入れて
		こいくちしょうゆ	5	4	0.4	—	1	煮立たせ，ひと煮立ちしたら牛肉を入
		水	100					れ，またひと煮立ちしたらすぐ火を止
		た ま ね ぎ	30	11	0.3	—	6	めてそのままおく.
		レ タ ス	10	1	0.1	—	2	3. 器に，スライスして水にさらしたたま
		あ さ つ き	2	1	0.1	—	—	ねぎを敷き，2の牛肉を薄く切って盛
		かいわれ菜	2	—	—	—	1	る．レタス，かいわれ菜，刻みあさつき，
		練 り 辛 子	2	9	0.7	0.3	5	しょうゆで溶いた辛子を添える.
		こいくちしょうゆ	2	1	0.2	—	1	（注：牛肉のしょうゆは，吸着量）
	カレームニエル	た ら（生）	40	31	7.0	0.1	13	
		塩	0.4	—	—	—	—	
		カ レ ー 粉	1	4	0.1	0.1	5	
		薄 力 粉	5	18	0.4	0.1	1	
		調 合 油	5	46	—	5.0	—	
	粉ふきいも	じ ゃ が い も	80	61	1.3	0.1	2	
		塩	0.8	—	—	—	—	
		白こしょう	0.01	—	—	—	—	
	ソ テ ー	ほうれんそう	80	16	1.8	0.3	39	
		生 し い た け	10	2	0.3	—	—	
		バ タ ー	2	15	—	1.6	—	
		調 合 油	2	18	—	2.0	—	
		塩	1	—	—	—	—	
		白こしょう	0.01	—	—	—	—	
	野菜スープ	鶏肉（むね）	20	49	3.9	3.4	1	
		た ま ね ぎ	20	7	0.2	—	4	
		に ん じ ん	20	7	0.2	—	5	
		キ ャ ベ ツ	30	7	0.4	0.1	13	
		ピ ー マ ン	10	2	0.1	—	1	
		固形ブイヨン	3.5	8	0.2	0.2	1	
	ジ ュ ー ス	みかんジュース	200	82	1.0	0.2	16	
		小 計		962	35.2	17.3	130	

	献立名	食品名	1人分分量(g)	エネルギー(kcal)	たんぱく質(g)	脂質(g)	カルシウム(mg)	調理法など
間食	ヨーグルト	ヨーグルト(全脂無糖)	200	124	7.2	6.0	240	
	菓　子	ビスケット	15	78	0.9	4.1	3	
		ド　ロ　ッ　プ	15	59	—	—	—	
	果　物	バ　ナ　ナ	100	86	1.1	0.2	6	
		小　　　計		347	9.2	10.3	249	
		合　　　計		3,501	129.6	93.3	1,101	

魚ごまフライ

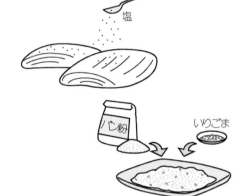

食品構成			
食品群	実施量（g）	食品群	実施量（g）
穀類	496.7	海藻類	8
いも類	110	豆類	60
砂糖・甘味料類	13	魚介類	120
種実類	4	肉類	137
緑黄色野菜	189	卵類	108
その他の野菜	240	乳類	450
果実類	460	油脂類	26

栄養評価	当該献立
穀類エネルギー比　　%	40.7
動物性たんぱく質比　%	58.5
たんぱく質エネルギー比　%	14.8
脂肪エネルギー比　　%	30.0
炭水化物エネルギー比　%	55.2

竜田揚げ

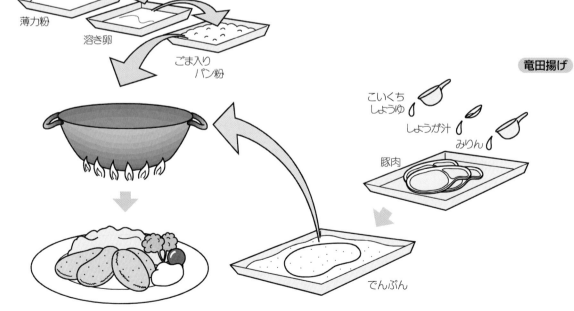

第9章
災害時の栄養

　管理栄養士の卒前教育においても，徐々に「災害栄養」にかかわる内容が盛り込まれるようになってきた．このところ，多くの大規模な自然災害が発生し，現実に直面してきている．誰もが，被災者としての生活を余儀なくされる可能性がある．しかし，いかなる状況においても，食事は欠くことはできない．平常時に災害時の食事を意識して，備蓄する，備蓄食品を活用して，災害時に相応した調理法を取り入れた献立作成と調理を実践し，修得する学習は，万一，災害が発生した場合，管理栄養士，栄養士の災害時支援における食の領域の担い手としての第一歩の行動と考える．

　災害とは，「暴風，竜巻，豪雨，豪雪，洪水，崖崩れ，土石流，高潮，地震，津波，噴火，地滑りその他の異常な自然現象または大規模な火事あるいは爆発その他その及ぼす被害の程度においてこれらに類する政令で定める原因により生じる被害をいう」と，災害対策基本法（法2条1号）に定義されている．

　わが国は，世界の中でも地震や洪水，台風などの自然災害が発生しやすい国土であり，大規模災害時には避難所生活を余儀なくされる．その後も不自由な生活を継続せざるをえない事態を身近に体験をしてきている．助かった命を維持するためにも，発災後から復興期に至るまでの食生活は，健康の維持および疾病の悪化予防に重要な役割を果たしている．

1. 災害発生時に配慮を必要とする人たちの栄養問題とその備え

　乳幼児や妊婦，授乳婦，高齢者，慢性疾患をもつ方，食物アレルギーをもつ方など，特別な配慮が必要な方（要配慮者）に対する自治体の特殊食品（強化米，おかゆ，乳児用ミルク，ベビーフード，濃厚流動食，アレルギー対応食，咀しゃく・嚥下困難対応食，特別用途食品，栄養補助食品など）の備蓄は十分にあるとはいえないため，家庭での備蓄も必要である．特殊食品はとくに災害時には入手が困難な状況になる可能性があるため，2週間分程度の備蓄が推奨されている．

乳幼児

　災害時は急な環境の変化や食事や水分が十分に摂取できないため，母乳の分泌が減る場合がある．また，粉ミルク（乳児用調製粉乳）の備蓄があったとしても，それを調製するお湯や，哺乳瓶を洗浄するための水なども使えなくなる可能性がある．母乳やミルクを飲む量が減ると，脱水やエネルギー不足および栄養素欠乏の危険性が出てくる．

　また，水分のみならず，食物繊維の摂取不足による便秘も起こりうる．そのためにも，飲料水を含め，液体ミルク（調製液状乳）やレトルトの離乳食などの乳幼児用の食品の備

蓄が重要である．さらに，野菜や果物の摂取もむずかしくなる場合があるため，ビタミン類やミネラル類，食物繊維などの栄養機能食品等の備えも必要となる．

妊婦・授乳婦

妊婦および授乳婦は，できるだけ欠食を避け，食事と水分から十分なエネルギーと栄養素を確保するように心がける．妊婦については，母体のみならず，胎児の成長にも影響を及ぼすため，食事から十分な摂取が困難な場合は，栄養機能食品などの利用も視野に入れる．授乳婦は，母乳の分泌量が減ったり，一時的に止まったりしても母乳育児は継続することが重要である．授乳の機会をもつことで，また分泌するようになるばかりではなく，母乳は感染症予防や母子のスキンシップにもなり，災害時のストレスの軽減につながる．

高齢者

家庭や避難所の備蓄食品や支援物資などの中には，高齢者の嗜好に合わないものや，咀しゃく・嚥下しにくいものも多く存在することが問題となる．食事摂取量の減少は，エネルギーや栄養素，水分の摂取不足につながる．日頃から食べ慣れたものや，噛みやすく，飲み込みやすい食品を備蓄し，低栄養やフレイルの予防を視野に入れ，災害時でも十分なエネルギーおよび栄養素の摂取ができるよう備えておく必要がある．

また，こまめな水分補給を心がけて脱水を予防し，便秘予防のためにも，栄養機能食品などの備えが欠かせない．

慢性疾患および食物アレルギー

糖尿病や高血圧などの食事管理が必要な方や食物アレルギーをもつ方は，備蓄食品や支援物資，炊き出しなどでは十分な管理ができない場合や，利用できないこともある．食事管理や食品の選択がおろそかになることで，生命維持に危険を及ぼす可能性がある．

アレルギー対応食などは災害時には，とくに入手が困難になることが想定されるため，家庭における十分な備蓄が必要である．

2. 災害時の備えと栄養支援

発災直後は交通や物の流通がストップすることにより，支援物資などの食品が被災地に届かないことが多い．その間，各家庭や避難所の備蓄食品で生活することになる．

・食品の家庭備蓄……1人当たり最低3日分を準備し，できれば1週間分の備蓄が望ましい．飲料水は飲用と調理用を合わせて1人1日3Lの備えが必要となる．

・発災当日……調理せずにそのまま食べられる食品の備蓄は必要である．レトルトのおかゆや，乾パン，肉や魚，豆などの缶詰，野菜ジュースなど（理由：ライフラインの停止．火が使えない状況になる可能性が大きい）．

・非常時の食事……ライフラインを使用せずにつくることが必要となる．温かい，普段の食事に近い食事が準備できるパッククッキング*がある．

*熱源（カセットコンロなど），水，鍋，耐熱性ポリ袋でできる調理法．

交通の復旧にともない，避難所には各地から支援物資が届く．支援物資の内容は，主食であるおにぎりやパン，カップめんなどの炭水化物を多く含む食品が主であり，たんぱく

質やビタミン類，ミネラル類，食物繊維などを十分に摂取できないため，栄養に偏りが生じる．また，乳児や食物アレルギーをもつ方，食事形態に制限がある方などは，支援物資のみならず，炊き出しなども利用できない問題が出てくる．

被災地の行政や医療機関，福祉施設の栄養部門と日本栄養士会災害支援チーム（JDA-DAT）などと連携し，被災者の食事や栄養摂取状況の問題をいち早く把握し，必要な栄養補給物資を支援することも必要となる．

災害時，緊急時に備えて，ふだんの食品を少し多めに買い置きしておき，賞味期限を考えて古いものから消費し，消費した分を買い足していくローリングストックが推奨される．常に一定量の食品が家庭で備蓄されている状態を保つことになる．

3. 災害時の栄養・食生活の実際

災害時の食事は，備蓄や支援物資も含め，炭水化物の摂取が必然的に多くなることは前述した．実際の災害現場における栄養・食生活支援状況は，災害発生からの時間の経過（フェイズ）とともに進展し，フェイズごとの栄養学的対応が必要となってくる（図9-1）．

フェイズ0～1（災害発生から72時間以内）

災害発生から72時間以内（フェイズ0～1）は野菜や果物が不足し，ビタミン類やミネラル類の補給が十分にできない状況となる．そのような状況の中，ナトリウム（食塩）については24時間以内に基準値に達してしまう報告があり，うす味に心がけ，夏場は適塩に留意する．

フェイズ2～3（災害発生4日目～1か月）

市販のお弁当などの支給もあり，たんぱく質の摂取も可能となってくるが，衛生管理上加熱処理を行った揚げ物が多くなる．十分なエネルギー摂取があったとしても，エネルギー

フェイズ		フェイズ0	フェイズ1	フェイズ2	フェイズ3
		震災発生から24時間以内	72時間以内	4日目～1か月	1か月以降
栄養補給		高エネルギー食品の提供 ——————→		たんぱく質不足への対応 ———————→	
				ビタミン，ミネラルの不足への対応 ——→	
被災者への対応		主食（パン類，おにぎり）を中心	炊き出し ———————————————————→		
				弁当支給 ————————————→	
		水分補給 ——————————————————————————————→			
		※代替食の検討			
		・乳幼児			
		・高齢者（嚥下困難等）			
		・食事制限のある慢性疾患患者	巡回栄養相談 ——————————————————————→		
		糖尿病，腎臓病，心臓病		栄養教育（食事づくりの指導等）——————→	
		肝臓病，高血圧，アレルギー		仮設住宅入居前・入居後	
				被災住宅入居者	
場所	炊き出し	避難所	避難所，給食施設	避難所，給食施設	避難所，給食施設
	栄養相談		避難所，被災住宅	避難所，被災住宅	避難所，被災住宅，仮設住宅

図9-1 災害時の食事や栄養補給の活動のながれ

（国立健康・栄養研究所，日本栄養士会：災害時の栄養士・食生活支援マニュアル．2011より）

表 9-1　避難所における食事提供の計画・評価のための栄養の参照量─エネルギーおよび主な栄養素について

目的	エネルギー・栄養素	1 歳以上，1 人 1 日当たり
エネルギー摂取の過不足の回避	エネルギー	1,800 ~ 2,200 kcal
栄養素の摂取不足の回避	たんぱく質	55 g 以上
	ビタミン B$_1$	0.9 mg 以上
	ビタミン B$_2$	1.0 mg 以上
	ビタミン C	80 mg 以上

日本人の食事摂取基準（2015 年版）で示されているエネルギー及び各栄養素の値をもとに，平成 27 年国勢調査結果（県）で得られた性・年齢階級別の人口構成を用いて加重平均により算出．
（厚生労働省健康課事務連絡：避難所における食事の提供に係る適切な栄養管理の実施について，平成 30 年 8 月）

表 9-2　避難所における食事提供の評価・計画のための栄養の参照量─対象特性に応じて配慮が必要な栄養素について

目的	栄養素	配慮事項
栄養素の摂取不足の回避	カルシウム	骨量がもっとも蓄積される思春期に十分な摂取量を確保する観点から，とくに 6 ～ 14 歳においては，600 mg/日を目安とし，牛乳・乳製品，豆類，緑黄色野菜，小魚など多様な食品の摂取に留意すること
	ビタミン A	欠乏による成長阻害や骨および神経系の発達抑制を回避する観点から，成長期の子ども，とくに 1 ～ 5 歳においては，300 μg RE/日を下回らないよう主菜や副菜（緑黄色野菜）の摂取に留意すること
	鉄	月経がある場合には，十分な摂取に留意するとともに，とくに貧血の既往があるなど個別の配慮を要する場合は，医師・管理栄養士等による専門的評価を受けること
生活習慣病の一次予防	ナトリウム（食塩）	高血圧の予防の観点から，成人においては，目標量（食塩相当量として，男性 8.0 g 未満/日，女性 7.0 g 未満/日）を参考に，過剰摂取を避けること

（厚生労働省健康課事務連絡：避難所における食事の提供に係る適切な栄養管理の実施について，平成 30 年 8 月）

産生栄養素の偏りがあったり，ビタミン類やミネラル類が不足したりすることで，健康の維持が困難となってしまう．

　厚生労働省は，避難所における食事提供について，計画および評価ができるよう，目標とするエネルギーおよび栄養素量の参照量を被災した関係自治体の衛生主管部（局）長宛てに通知している（表9-1）．また，対象特性に応じて配慮が必要な栄養素についても示されている（表9-2）．これらを参考にしながら，栄養量は食事摂取基準 2020 年版に準拠して，避難所における食事計画を立て，評価し，被災者を支援することが必要となる．その際に，支援者自身の健康管理も忘れてはならない．

4. 献立作成の留意点

　①限られた材料や調理器具でつくる工夫が必要とされる．ビニール袋やキッチンバサミを利用し，ボールやまな板，食器などの使用を減らす．熱源を使用するパッククッキン

グ*を行う場合は，耐熱用ポリ袋を使用する．

　②熱源や調理に使う水などはできるだけ最小限にする．熱源を使わない方法や，1つの鍋で複数の料理を同時につくるなど工夫が必要である．乾物をもどした水や，乾麺をゆでた水も捨てずに調理に使用する．乾物や乾麺の食塩が水に溶けだしてくる場合は，そのことを考慮して，調味を行う．

　③食材は調達しやすいものや食べ慣れたものを選ぶよう心がける．

　④缶詰やレトルト食品はあらかじめ味付けされているものが多いため，調理する際の味付けは濃くならないように調整する．備蓄食品として，アレンジしやすいように味付けされてないものや，シンプルな味付けで薄味のものを用意しておくとよい．

　⑤乾燥野菜や乾燥わかめ，ほしひじきなどの乾物は，適度の頻度で適量を使用し，食物繊維の摂取量の不足に対応する．

　⑥災害時は衛生管理には，格段の配慮が必要となる．直接食材に触ることがないよう，使い捨ての手袋やビニール袋を使用して調理する．1回で食べれる量を調理し，調理済みのものはなるべく早く食べ，食べ残しの保存は禁物である．

*パッククッキング……耐熱性ポリ袋に，食材と調味料を入れて，湯煎にかける簡単な調理法である．利点は，①湯煎の水は再利用可能で，水の使用が限られる災害時に適している．②真空調理のため，短時間で火が通り，経済的である．③調味料の浸透がよくなり，少量の調味料で味付けができる．④ゆでる調理操作より栄養素の損失が少ない．⑤一人分ずつ調理し，袋のままで，食器が不要である．⑥1つの鍋で複数の種類の料理を同時につくることも可能であり，災害時の要配慮者の個別対応にも適している．

	献立名	食品名	1人分分量 (g)	エネルギー (kcal)	たんぱく質 (g)	脂質 (g)	食物繊維総量 (g)	ビタミンB₁ (mg)	ビタミンB₂ (mg)	ビタミンC (mg)	食塩相当量 (g)
主菜	さ ば の 煮 物	さば（缶詰）水煮	90	171	18.8	9.6	—	0.14	0.36	—	0.8
		だ い こ ん	35	6	0.1	—	0.5	0.01	0.00	4	—
		に ん じ ん	15	5	0.1	—	0.4	0.01	0.01	1	—
		水	40								
		清酒・普通酒	2	2	—	—	—	—	—	—	—
		みりん・本みりん	2	5	—	—	—	—	—	—	—
		うすくちしょうゆ	0.5	—	—	—	—	—	—	—	0.1
		し ょ う が	1	1	—	—	0.1	—	—	—	—
		葉 ね ぎ	1	—	—	—	—	—	—	—	—
		計		191	19.1	9.7	0.9	0.15	0.37	5	0.9
	調 理 法 な ど	1. だいこんとにんじんは一口大に切り，下ゆでする. 2. 1に缶詰の汁，酒，みりん，うすくちしょうゆを入れて煮る. 3. さばと千切りにしたしょうがを2に入れ，煮る. 4. 器に盛り，葉ねぎを散らす.									
	牛 肉 の 柳 川 風	牛（缶詰）味付け	50	78	9.6	2.2	—	0.17	0.10	—	0.9
		ごぼう（水50 mL）	10	7	0.2	—	0.6	0.01	—	—	—
		に ら	5	1	0.1	—	0.1	—	0.01	1	—
		鶏 卵	25	38	3.1	2.6	—	0.02	0.11	—	0.1
		計		123	12.9	4.8	0.7	0.19	0.21	1	1.0
	調 理 法 な ど	1. ごぼうはささがき，にらは3 cmの長さに切る. 2. ごぼうを分量の水で火が通るまで煮る. 3. 2に缶詰を汁ごと入れさらに煮る. 4. 3ににらを入れ，溶き卵を回し入れ，火を通す.									
	高 野 豆 腐 の ピ ザ	凍 り 豆 腐	16	86	8.1	5.5	0.4	—	—	—	0.2
		固形ブイヨン（水100 mL）	0.5	1	—	—	—	—	—	—	0.2
		た ま ね ぎ	10	4	0.1	—	0.2	—	—	1	—
		青 ピ ー マ ン	10	2	0.1	—	0.2	—	—	8	—
		ト マ ト ソ ー ス	15	7	0.3	—	0.2	0.01	0.01	—	0.1
		プロセスチーズ	10	34	2.3	2.6	—	—	0.04	—	0.3
		計		133	10.9	8.1	1.0	0.03	0.06	8	0.8
	調 理 法 な ど	1. 高野豆腐を水でもどし，表面に格子状に切れ目を入れる. 2. 1の水けを絞り，絞り汁とコンソメを鍋に入れ，火にかける. 3. アルミホイルなどで容器を作り，2の高野豆腐を入れて，トマトソース，たまねぎ，ピーマン，チーズをトッピングし，焼く.									
副菜	か ぼ ち ゃ サ ラ ダ	かぼちゃ（西洋）	50	46	1.0	0.2	1.8	0.04	0.05	22	—
		ほしひじき（鉄釜・乾）	3	4	0.3	0.1	0.8	—	—	—	—
		えだまめ（冷凍）	10	16	1.3	0.8	0.7	0.03	0.01	3	—
		脱 脂 粉 乳	3	11	1.0	—	—	0.01	0.05	—	—
		マヨネーズ（全卵型）	4	28	0.1	3.0	—	—	—	—	0.1
		計		104	3.6	4.1	3.3	0.07	0.11	24	0.1
	調 理 法 な ど	1. かぼちゃと少量の水をポリ袋に入れ，脱気して袋を結ぶ. 2. 沸騰したお湯で1を煮る. 3. 火が通ったかぼちゃをポリ袋の中で潰し，ひじき，えだまめ，脱脂粉乳，マヨネーズを混ぜる.									

	献立名	食品名	1人分分量(g)	エネルギー(kcal)	たんぱく質(g)	脂質(g)	食物繊維総量(g)	ビタミンB₁(mg)	ビタミンB₂(mg)	ビタミンC(mg)	食塩相当量(g)
副菜（つづき）	きゅうりの酢の物	きゅうり―生	50	7	0.5	0.1	0.6	0.02	0.02	7	—
		スイートコーン(缶詰,粒)	30	25	0.7	0.2	1.0	0.01	0.02	1	0.2
		カットわかめ	1	1	0.2	—	0.4	—	—	—	0.2
		穀物酢	5	1	—	—	—	—	—	—	—
		うすくちしょうゆ	0.3	—	—	—	—	—	—	—	—
		ごま（いり）	1	6	0.2	0.5	0.1	—	—	—	—
		計		40	1.6	0.8	2.0	0.03	0.03	8	0.4
	調理法など	1. きゅうりは塩もみして絞る。 2. 1と他の材料をすべてポリ袋に入れ，調味し，混ぜる。 3. コーンの缶詰の汁でわかめが戻ればできあがり。									
	切干しだいこんとあさりの煮物	切干しだいこん―乾	10	30	1.0	0.1	2.1	0.04	0.02	3	0.1
		あさり(缶詰)―水煮	30	34	6.1	0.7	—	—	0.03	—	0.3
		水	50								
		うすくちしょうゆ	0.5	—	—	—	—	—	—	—	0.1
		かいわれだいこん	2	—	—	—	—	—	—	1	—
		計		65	7.1	0.8	2.2	0.04	0.05	4	0.5
	調理法など	1. 切干しだいこんは水でもどし，3cmの長さに切る。 2. 1と戻し汁，あさり，缶詰の液汁（あさりと同量），うすくちしょうゆを鍋に入れ，切干しだいこんが軟らかくなるまで煮る。 3. 2を器に盛り，かいわれだいこんを飾る。									
間食	きな粉入り蒸しパン	豆乳	50	23	1.8	1.0	0.1	0.02	0.01	—	—
		きな粉	5	23	1.8	1.3	0.9	—	0.01	—	—
		上白糖	3	12	—	—	—	—	—	—	—
		薄力粉	40	147	3.3	0.6	1.0	0.04	0.01	—	—
		ベーキングパウダー	0.5	1	—	—	—	—	—	—	0.1
		計		204	7.0	2.9	2.0	0.06	0.03	—	0.1
	調理法など	1. 豆乳，きな粉，砂糖をポリ袋に入れ，よく混ぜる。 2. ふるった薄力粉とベーキングパウダーを1に入れ，よく混ぜ，脱気して袋を結び，沸騰したお湯で20分程度煮る。 ※2人分を1袋で調理すると作りやすい。なお，調理に使用するポリ袋は袋調理用の高密度ポリエチレン製を使用する。									
	フルーツブランマンジェ	脱脂粉乳	10	36	3.4	0.1	—	0.03	0.16	1	0.1
		コンスターチ	9	15	—	—	7.1	—	—	—	—
		上白糖	2	8	—	—	—	—	—	—	—
		水	70								
		もも(缶詰)・液汁	30	24	0.1	—	0.1	—	—	1	—
		もも（缶詰）	30	26	0.2	—	0.4	—	0.01	1	—
		計		108	3.7	0.2	7.6	0.04	0.17	2	0.2
	調理法など	1. 鍋に脱脂粉乳，コンスターチ，砂糖を入れてよく混ぜる。 2. 1に水と缶詰の液汁を入れてよく混ぜ，火にかける。 3. 弱火でよく混ぜ，粘度が増し，全体的にとろみがついてきたら器に入れる。 4. 粗熱がとれたら，最後にももを上に飾る。 ※3人分調理すると作りやすい。									

◀ **参考文献** ▶

1）吉池信男，齋藤長徳，吉岡美子：災害時における栄養・食生活支援と管理栄養士養成施設の役割. 青森保健大雑誌，12：99-103，2011.

2）橘莉里花，須藤紀子：災害時に直面する食の問題を疑似体験させることにより必要な備えに気づかせる教育プログラムの開発. 日本健康学会誌，86：13-26，2020.

3）内閣府：災害対策基本法.
https://elaws.e-gov.go.jp/search/elawsSearch/elaws_search/lsg0500/detail?lawId=336AC0000000223#A

4）国土技術研究センター：国土を知る，意外と知らない日本の国土.
http://www.jice.or.jp/knowledge/japan/commentary09

5）農林水産省：あってよかった！家庭備蓄の実践アイディア「災害時に備えた食品ストックガイド」.
https://www.maff.go.jp/j/zyukyu/foodstock/attach/pdf/guidebook-3.pdf

6）Tsuboyama-Kasaoka N et al.：What factors were important for dietary improvement in emergency shelters after the Great East Japan Earthquake? Asia Pac J Clin Nutr, 23：159-166, 2014.

7）山田佳奈実，須藤紀子，笠岡（坪山）宜代，他：災害時の栄養・食生活支援に対する自治体の準備状況等に関する全国調査. 日本栄養士会雑誌，58：111-120，2015.

8）農林水産省：あってよかった！家庭備蓄の実践アイディア「要配慮者のための災害時に備えた食品ストックガイド」.
https://www.maff.go.jp/j/zyukyu/foodstock/guidebook/pdf/need_consideration_stockguide.pdf

9）国立健康・栄養研究所，日本栄養士会：避難生活を少しでも元気に過ごすために「赤ちゃん，妊婦・授乳婦の方へ（管理栄養士・栄養士向け）」.
https://www.nibiohn.go.jp/eiken/info/pdf/boshi_pro.pdf

10）笠岡（坪山）宜代，近藤明子，原田萌香，他：東日本大震災における栄養士から見た口腔保健問題. 日本摂食嚥下リハビリテーション学会誌，21：191-199，2017.

11）箕浦貴則，柳田紀之，渡邊庸平，他：東日本大震災による宮城県における食物アレルギー患児の被災状況に関する検討. アレルギー，61：642-651，2012.

12）石川県栄養士会，編：必ず役立つ震災食. 北国新聞社，2012.

13）川平秀一：油を使わずヘルシー調理！ポリ袋レシピ. アース・スターエンターテイメント. 2012.

14）国立健康・栄養研究所，日本栄養士会：災害時の栄養・食生活支援マニュアル. 2011.
https://www.dietitian.or.jp/assets/data/learn/marterial/h23evacuation5.pdf

15）板倉弘重，近藤和雄，渡邊昌，編. 日本栄養・食糧学会，監修：災害時の栄養・食糧問題. 建帛社，2011.

16）廣内智子，島田郁子，荻沼一男：発災後の避難所生活における栄養管理に関する研究－東日本大震災の食事画像分析から. 日本災害食学会誌，4：79-93，2017.

17）厚生労働省健康局健康課栄養指導室長事務連絡：避難所における食事の提供に係る適切な栄養管理の実施について. 平成30年8月1日.
https://www.mhlw.go.jp/content/000622197.pdf

年齢等	参照体位（参照身長，参照体重）[1]			
	男性		女性[2]	
	参照身長 (cm)	参照体重 (kg)	参照身長 (cm)	参照体重 (kg)
0～5 （月）	61.5	6.3	60.1	5.9
6～11 （月）	71.6	8.8	70.2	8.1
6～8 （月）	69.8	8.4	68.3	7.8
9～11 （月）	73.2	9.1	71.9	8.4
1～2 （歳）	85.8	11.5	84.6	11.0
3～5 （歳）	103.6	16.5	103.2	16.1
6～7 （歳）	119.5	22.2	118.3	21.9
8～9 （歳）	130.4	28.0	130.4	27.4
10～11 （歳）	142.0	35.6	144.0	36.3
12～14 （歳）	160.5	49.0	155.1	47.5
15～17 （歳）	170.1	59.7	157.7	51.9
18～29 （歳）	171.0	64.5	158.0	50.3
30～49 （歳）	171.0	68.1	158.0	53.0
50～64 （歳）	169.0	68.0	155.8	53.8
65～74 （歳）	165.2	65.0	152.0	52.1
75以上 （歳）	160.8	59.6	148.0	48.8

[1] 0～17歳は，日本小児内分泌学会・日本成長学会合同標準値委員会による小児の体格評価に用いる身長，体重の標準値を基に，年齢区分に応じて，当該月齢及び年齢区分の中央時点における中央値を引用した．ただし，公表数値が年齢区分と合致しない場合は，同様の方法で算出した値を用いた．18歳以上は，平成28年国民健康・栄養調査における当該の性及び年齢区分における身長・体重の中央値を用いた．
[2] 妊婦，授乳婦を除く．

- エネルギーの摂取量及び消費量のバランス（エネルギー収支バランス）の維持を示す指標として BMI 及び体重の変化を用いる．
- BMI については目標とする範囲を定めた．

目標とする BMI の範囲（18歳以上）[1,2]

年齢（歳）	目標とする BMI （kg/m^2）
18～49	18.5～24.9
50～64	20.0～24.9
65～74[3]	21.5～24.9
75以上[3]	21.5～24.9

[1] 男女共通．あくまでも参考として使用すべきである．
[2] 観察疫学研究において報告された総死亡率が最も低かった BMI を基に，疾患別の発症率と BMI の関連，死因と BMI との関連，喫煙や疾患の合併による BMI や死亡リスクへの影響，日本人の BMI の実態に配慮し，総合的に判断し目標とする範囲を設定．
[3] 高齢者では，フレイルの予防及び生活習慣病の発症予防の両者に配慮する必要があることも踏まえ，当面目標とする BMI の範囲を 21.5～24.9 kg/m^2 とした．

（参考）

年齢等	推定エネルギー必要量（kcal/日）					
	男性			女性		
	身体活動レベル[1]			身体活動レベル[1]		
	Ⅰ	Ⅱ	Ⅲ	Ⅰ	Ⅱ	Ⅲ
0～5 （月）	―	550	―	―	500	―
6～8 （月）	―	650	―	―	600	―
9～11 （月）	―	700	―	―	650	―
1～2 （歳）	―	950	―	―	900	―
3～5 （歳）	―	1,300	―	―	1,250	―
6～7 （歳）	1,350	1,550	1,750	1,250	1,450	1,650
8～9 （歳）	1,600	1,850	2,100	1,500	1,700	1,900
10～11 （歳）	1,950	2,250	2,500	1,850	2,100	2,350
12～14 （歳）	2,300	2,600	2,900	2,150	2,400	2,700
15～17 （歳）	2,500	2,800	3,150	2,050	2,300	2,550
18～29 （歳）	2,300	2,650	3,050	1,700	2,000	2,300
30～49 （歳）	2,300	2,700	3,050	1,750	2,050	2,350
50～64 （歳）	2,200	2,600	2,950	1,650	1,950	2,250
65～74 （歳）	2,050	2,400	2,750	1,550	1,850	2,100
75以上 （歳）[2]	1,800	2,100	―	1,400	1,650	―
妊婦[3] 初期				＋ 50	＋ 50	＋ 50
中期				＋250	＋250	＋250
後期				＋450	＋450	＋450
授乳婦				＋350	＋350	＋350

[1] 身体活動レベルは，低い，ふつう，高いの3つのレベルとして，それぞれⅠ，Ⅱ，Ⅲで示した．
[2] レベルⅡは自立している者，レベルⅠは自宅にいてほとんど外出しない者に相当する．レベルⅠは高齢者施設で自立に近い状態で過ごしている者にも適用できる値である．
[3] 妊婦個々の体格や妊娠中の体重増加量及び胎児の発育状況の評価を行うことが必要である．
注1：活用に当たっては，食事摂取状況のアセスメント，体重及び BMI の把握を行い，エネルギーの過不足は，体重の変化又は BMI を用いて評価すること．
注2：身体活動レベルⅠの場合，少ないエネルギー消費量に見合った少ないエネルギー摂取量を維持することになるため，健康の保持・増進の観点からは，身体活動量を増加させる必要がある．

〔編集部注：本資料において，妊婦及び授乳婦の基準値欄で＋（プラス）記号とともに示される値は付加量をさす．〕

年齢等	たんぱく質（g/日, 目標量：%エネルギー）								脂質（%エネルギー）			
	男性				女性				男性		女性	
	推定平均必要量	推奨量	目安量	目標量[1]	推定平均必要量	推奨量	目安量	目標量[1]	目安量	目標量[5]	目安量	目標量[5]
0〜5 （月）	−	−	10	−	−	−	10	−	50	−	50	−
6〜8 （月）	−	−	15	−	−	−	15	−	−	−	−	−
6〜11 （月）	−	−	−	−	−	−	−	−	40	−	40	−
9〜11 （月）	−	−	25	−	−	−	25	−				
1〜2 （歳）	15	20	−	13〜20	15	20	−	13〜20	−	20〜30	−	20〜30
3〜5 （歳）	20	25	−	13〜20	20	25	−	13〜20	−	20〜30	−	20〜30
6〜7 （歳）	25	30	−	13〜20	25	30	−	13〜20	−	20〜30	−	20〜30
8〜9 （歳）	30	40	−	13〜20	30	40	−	13〜20	−	20〜30	−	20〜30
10〜11 （歳）	40	45	−	13〜20	40	50	−	13〜20	−	20〜30	−	20〜30
12〜14 （歳）	50	60	−	13〜20	45	55	−	13〜20	−	20〜30	−	20〜30
15〜17 （歳）	50	65	−	13〜20	45	55	−	13〜20	−	20〜30	−	20〜30
18〜29 （歳）	50	65	−	13〜20	40	50	−	13〜20	−	20〜30	−	20〜30
30〜49 （歳）	50	65	−	13〜20	40	50	−	13〜20	−	20〜30	−	20〜30
50〜64 （歳）	50	65	−	14〜20	40	50	−	14〜20	−	20〜30	−	20〜30
65〜74 （歳）	50[2]	60[2]	−	15〜20[2]	40[2]	50[2]	−	15〜20[2]	−	20〜30	−	20〜30
75以上 （歳）	50[2]	60[2]	−	15〜20[2]	40[2]	50[2]	−	15〜20[2]	−	20〜30	−	20〜30
妊婦 初期					＋0	＋0		−[3]				20〜30
中期					＋5	＋5		−[3]				20〜30
後期					＋20	＋25		−[4]				20〜30
授乳婦					＋15	＋20		−[4]				20〜30

[1] 範囲に関しては，おおむねの値を示したものであり，弾力的に運用すること.
[2] 65歳以上の高齢者について，フレイル予防を目的とした量を定めることは難しいが，身長・体重が参照体位に比べて小さい者や，特に75歳以上であって加齢に伴い身体活動量が大きく低下した者など，必要エネルギー摂取量が低い者では，下限が推奨量を下回る場合があり得る．この場合でも，下限は推奨量以上とすることが望ましい.
[3] 妊婦（初期・中期）の目標量は，13〜20%エネルギーとした.
[4] 妊婦（後期）及び授乳婦の目標量は，15〜20%エネルギーとした.
[5] 範囲に関しては，おおむねの値を示したものである.

年齢等	飽和脂肪酸(%エネルギー)[1,2]		n-6系脂肪酸（g/日）		n-3系脂肪酸（g/日）		炭水化物(%エネルギー)		食物繊維(g/日)	
	男性	女性	男性	女性	男性	女性	男性	女性	男性	女性
	目標量	目標量	目安量	目安量	目安量	目安量	目標量[3,4]	目標量[3,4]	目標量	目標量
0〜5 （月）	−	−	4	4	0.9	0.9	−	−	−	−
6〜11 （月）	−	−	4	4	0.8	0.8	−	−	−	−
1〜2 （歳）	−	−	4	4	0.7	0.8	50〜65	50〜65	−	−
3〜5 （歳）	10以下	10以下	6	6	1.1	1.0	50〜65	50〜65	8以上	8以上
6〜7 （歳）	10以下	10以下	8	7	1.5	1.3	50〜65	50〜65	10以上	10以上
8〜9 （歳）	10以下	10以下	8	7	1.5	1.3	50〜65	50〜65	11以上	11以上
10〜11 （歳）	10以下	10以下	10	8	1.6	1.6	50〜65	50〜65	13以上	13以上
12〜14 （歳）	10以下	10以下	11	9	1.9	1.6	50〜65	50〜65	17以上	17以上
15〜17 （歳）	8以下	8以下	13	9	2.1	1.6	50〜65	50〜65	19以上	18以上
18〜29 （歳）	7以下	7以下	11	8	2.0	1.6	50〜65	50〜65	21以上	18以上
30〜49 （歳）	7以下	7以下	10	8	2.0	1.6	50〜65	50〜65	21以上	18以上
50〜64 （歳）	7以下	7以下	10	8	2.2	1.9	50〜65	50〜65	21以上	18以上
65〜74 （歳）	7以下	7以下	9	8	2.2	2.0	50〜65	50〜65	20以上	17以上
75以上 （歳）	7以下	7以下	8	7	2.1	1.8	50〜65	50〜65	20以上	17以上
妊婦		7以下		9		1.6		50〜65		18以上
授乳婦		7以下		10		1.8		50〜65		18以上

[1] 飽和脂肪酸と同じく，脂質異常症及び循環器疾患に関与する栄養素としてコレステロールがある．コレステロールに目標量は設定しないが，これは許容される摂取量に上限が存在しないことを保証するものではない．また，脂質異常症の重症化予防の目的からは，200 mg/日未満に留めることが望ましい.
[2] 飽和脂肪酸と同じく，冠動脈疾患に関与する栄養素としてトランス脂肪酸がある．日本人の大多数は，トランス脂肪酸に関する世界保健機関（WHO）の目標（1%エネルギー未満）を下回っており，トランス脂肪酸の摂取による健康への影響は，飽和脂肪酸の摂取によるものと比べて小さいと考えられる．ただし，脂質に偏った食事をしている者では，留意する必要がある．トランス脂肪酸は人体にとって不可欠な栄養素ではなく，健康の保持・増進を図る上で積極的な摂取は勧められないことから，その摂取量は1%エネルギー未満に留めることが望ましく，1%エネルギー未満でもできるだけ低く留めることが望ましい.
[3] 範囲に関しては，おおむねの値を示したものである.
[4] アルコールを含む．ただし，アルコールの摂取を勧めるものではない.

年齢等	エネルギー産生栄養素バランス（%エネルギー）							
	男性				女性			
	目標量[1,2]				目標量[1,2]			
	たんぱく質[3]	脂質[4]		炭水化物[5,6]	たんぱく質[3]	脂質[4]		炭水化物[5,6]
		脂質	飽和脂肪酸			脂質	飽和脂肪酸	
0〜11 （月）	—	—	—	—	—	—	—	—
1〜2 （歳）	13〜20	20〜30	—	50〜65	13〜20	20〜30	—	50〜65
3〜5 （歳）	13〜20	20〜30	10以下	50〜65	13〜20	20〜30	10以下	50〜65
6〜7 （歳）	13〜20	20〜30	10以下	50〜65	13〜20	20〜30	10以下	50〜65
8〜9 （歳）	13〜20	20〜30	10以下	50〜65	13〜20	20〜30	10以下	50〜65
10〜11 （歳）	13〜20	20〜30	10以下	50〜65	13〜20	20〜30	10以下	50〜65
12〜14 （歳）	13〜20	20〜30	10以下	50〜65	13〜20	20〜30	10以下	50〜65
15〜17 （歳）	13〜20	20〜30	8以下	50〜65	13〜20	20〜30	8以下	50〜65
18〜29 （歳）	13〜20	20〜30	7以下	50〜65	13〜20	20〜30	7以下	50〜65
30〜49 （歳）	13〜20	20〜30	7以下	50〜65	13〜20	20〜30	7以下	50〜65
50〜64 （歳）	14〜20	20〜30	7以下	50〜65	14〜20	20〜30	7以下	50〜65
65〜74 （歳）	15〜20	20〜30	7以下	50〜65	15〜20	20〜30	7以下	50〜65
75以上 （歳）	15〜20	20〜30	7以下	50〜65	15〜20	20〜30	7以下	50〜65
妊婦 　初期					13〜20			
中期					13〜20	20〜30	7以下	50〜65
後期					15〜20			
授乳婦					15〜20			

[1] 必要なエネルギー量を確保した上でのバランスとすること.
[2] 範囲に関しては，おおむねの値を示したものであり，弾力的に運用すること.
[3] 65歳以上の高齢者について，フレイル予防を目的とした量を定めることは難しいが，身長・体重が参照体位に比べて小さい者や，特に75歳以上であって加齢に伴い身体活動量が大きく低下した者では，必要エネルギー摂取量が低い者では，下限が推奨量を下回る場合があり得る．この場合でも，下限は推奨量以上とすることが望ましい.
[4] 脂質については，その構成成分である飽和脂肪酸など，質への配慮を十分に行う必要がある.
[5] アルコールを含む．ただし，アルコールの摂取を勧めるものではない.
[6] 食物繊維の目標量を十分に注意すること.

◎脂溶性ビタミン

年齢等	ビタミン A （μgRAE/日）[1]							
	男性				女性			
	推定平均必要量[2]	推奨量[2]	目安量[3]	耐容上限量[3]	推定平均必要量[2]	推奨量[2]	目安量[3]	耐容上限量[3]
0〜5 （月）	—	—	300	600	—	—	300	600
6〜11 （月）	—	—	400	600	—	—	400	600
1〜2 （歳）	300	400	—	600	250	350	—	600
3〜5 （歳）	350	450	—	700	350	500	—	850
6〜7 （歳）	300	400	—	950	300	400	—	1,200
8〜9 （歳）	350	500	—	1,200	350	500	—	1,500
10〜11 （歳）	450	600	—	1,500	400	600	—	1,900
12〜14 （歳）	550	800	—	2,100	500	700	—	2,500
15〜17 （歳）	650	900	—	2,500	500	650	—	2,800
18〜29 （歳）	600	850	—	2,700	450	650	—	2,700
30〜49 （歳）	650	900	—	2,700	500	700	—	2,700
50〜64 （歳）	650	900	—	2,700	500	700	—	2,700
65〜74 （歳）	600	850	—	2,700	500	700	—	2,700
75以上 （歳）	550	800	—	2,700	450	650	—	2,700
妊婦 　初期					＋0	＋0	—	—
中期					＋0	＋0	—	—
後期					＋60	＋80	—	—
授乳婦					＋300	＋450	—	—

[1] レチノール活性当量 （μgRAE）
＝レチノール （μg）＋β-カロテン （μg）×1/12＋α-カロテン （μg）×1/24
＋β-クリプトキサンチン （μg）×1/24＋その他のプロビタミン A カロテノイド （μg）×1/24
[2] プロビタミン A カロテノイドを含む.
[3] プロビタミン A カロテノイドを含まない.

| 年齢等 | ビタミン D (μg/日)[1] | | | | ビタミン E (mg/日)[2] | | | | ビタミン K (μg/日) | |
| | 男性 | | 女性 | | 男性 | | 女性 | | 男性 | 女性 |
	目安量	耐容上限量	目安量	耐容上限量	目安量	耐容上限量	目安量	耐容上限量	目安量	目安量
0～5（月）	5.0	25	5.0	25	3.0	－	3.0	－	4	4
6～11（月）	5.0	25	5.0	25	4.0	－	4.0	－	7	7
1～2（歳）	3.0	20	3.5	20	3.0	150	3.0	150	50	60
3～5（歳）	3.5	30	4.0	30	4.0	200	4.0	200	60	70
6～7（歳）	4.5	30	5.0	30	5.0	300	5.0	300	80	90
8～9（歳）	5.0	40	6.0	40	5.0	350	5.0	350	90	110
10～11（歳）	6.5	60	8.0	60	5.5	450	5.5	450	110	140
12～14（歳）	8.0	80	9.5	80	6.5	650	6.0	600	140	170
15～17（歳）	9.0	90	8.5	90	7.0	750	5.5	650	160	150
18～29（歳）	8.5	100	8.5	100	6.0	850	5.0	650	150	150
30～49（歳）	8.5	100	8.5	100	6.0	900	5.5	700	150	150
50～64（歳）	8.5	100	8.5	100	7.0	850	6.0	700	150	150
65～74（歳）	8.5	100	8.5	100	7.0	850	6.5	650	150	150
75 以上（歳）	8.5	100	8.5	100	6.5	750	6.5	650	150	150
妊　婦			8.5	－			6.5	－		150
授乳婦			8.5	－			7.0	－		150

[1] 日照により皮膚でビタミン D が産生されることを踏まえ，フレイル予防を図る者はもとより，全年齢区分を通じて，日常生活において可能な範囲内での適度な日光浴を心掛けるとともに，ビタミン D の摂取については，日照時間を考慮に入れることが重要である．
[2] α-トコフェロールについて算定した．α-トコフェロール以外のビタミン E は含んでいない．

◎水溶性ビタミン

| 年齢等 | ビタミン B₁ (mg/日)[1,2] | | | | | | ビタミン B₂ (mg/日)[3] | | | | | |
| | 男性 | | | 女性 | | | 男性 | | | 女性 | | |
	推定平均必要量	推奨量	目安量	推定平均必要量	推奨量	目安量	推定平均必要量	推奨量	目安量	推定平均必要量	推奨量	目安量
0～5（月）	－	－	0.1	－	－	0.1	－	－	0.3	－	－	0.3
6～11（月）	－	－	0.2	－	－	0.2	－	－	0.4	－	－	0.4
1～2（歳）	0.4	0.5	－	0.4	0.5	－	0.5	0.6	－	0.5	0.5	－
3～5（歳）	0.6	0.7	－	0.6	0.7	－	0.7	0.8	－	0.6	0.8	－
6～7（歳）	0.7	0.8	－	0.7	0.8	－	0.8	0.9	－	0.7	0.9	－
8～9（歳）	0.8	1.0	－	0.8	0.9	－	0.9	1.1	－	0.9	1.0	－
10～11（歳）	1.0	1.2	－	0.9	1.1	－	1.1	1.4	－	1.0	1.3	－
12～14（歳）	1.2	1.4	－	1.1	1.3	－	1.3	1.6	－	1.2	1.4	－
15～17（歳）	1.3	1.5	－	1.0	1.2	－	1.4	1.7	－	1.2	1.4	－
18～29（歳）	1.2	1.4	－	0.9	1.1	－	1.3	1.6	－	1.0	1.2	－
30～49（歳）	1.2	1.4	－	0.9	1.1	－	1.3	1.6	－	1.0	1.2	－
50～64（歳）	1.1	1.3	－	0.9	1.1	－	1.2	1.5	－	1.0	1.2	－
65～74（歳）	1.1	1.3	－	0.9	1.1	－	1.2	1.5	－	1.0	1.2	－
75 以上（歳）	1.0	1.2	－	0.8	0.9	－	1.1	1.3	－	0.9	1.0	－
妊　婦				+0.2	+0.2	－				+0.2	+0.3	－
授乳婦				+0.2	+0.2	－				+0.5	+0.6	－

[1] チアミン塩化物塩酸塩（分子量＝337.3）の重量として示した．
[2] 身体活動レベルⅡの推定エネルギー必要量を用いて算定した．
　特記事項：推定平均必要量は，ビタミン B₁ の欠乏症である脚気を予防するに足る最小必要量からではなく，尿中にビタミン B₁ の排泄量が増大し始める摂取量（体内飽和量）から算定．
[3] 身体活動レベルⅡの推定エネルギー必要量を用いて算定した．
　特記事項：推定平均必要量は，ビタミン B₂ の欠乏症である口唇炎，口角炎，舌炎などの皮膚炎を予防するに足る最小量からではなく，尿中にビタミン B₂ の排泄量が増大し始める摂取量（体内飽和量）から算定．

年齢等	ナイアシン（mgNE/日）[1,2]								ビタミン B6（mg/日）[5]							
	男性				女性				男性				女性			
	推定平均必要量	推奨量	目安量	耐容上限量[3]	推定平均必要量	推奨量	目安量	耐容上限量[3]	推定平均必要量	推奨量	目安量	耐容上限量[6]	推定平均必要量	推奨量	目安量	耐容上限量[6]
0〜5（月）	−	−	2[4]	−	−	−	2[4]	−	−	−	0.2	−	−	−	0.2	−
6〜11（月）	−	−	3	−	−	−	3	−	−	−	0.3	−	−	−	0.3	−
1〜2（歳）	5	6	−	60(15)	4	5	−	60(15)	0.4	0.5	−	10	0.4	0.5	−	10
3〜5（歳）	6	8	−	80(20)	6	7	−	80(20)	0.5	0.6	−	15	0.5	0.6	−	15
6〜7（歳）	7	9	−	100(30)	7	8	−	100(30)	0.7	0.8	−	20	0.6	0.7	−	20
8〜9（歳）	9	11	−	150(35)	8	10	−	150(35)	0.8	0.9	−	25	0.8	0.9	−	25
10〜11（歳）	11	13	−	200(45)	10	10	−	150(45)	1.0	1.1	−	30	1.0	1.1	−	30
12〜14（歳）	12	15	−	250(60)	12	14	−	250(60)	1.2	1.4	−	40	1.0	1.3	−	40
15〜17（歳）	14	17	−	300(70)	11	13	−	250(65)	1.2	1.5	−	50	1.0	1.3	−	45
18〜29（歳）	13	15	−	300(80)	9	11	−	250(65)	1.1	1.4	−	55	1.0	1.1	−	45
30〜49（歳）	13	15	−	350(85)	10	12	−	250(65)	1.1	1.4	−	60	1.0	1.1	−	45
50〜64（歳）	12	14	−	350(85)	9	11	−	250(65)	1.1	1.4	−	55	1.0	1.1	−	45
65〜74（歳）	12	14	−	300(80)	9	11	−	250(65)	1.1	1.4	−	50	1.0	1.1	−	40
75以上（歳）	11	13	−	300(75)	9	10	−	250(60)	1.1	1.4	−	50	1.0	1.1	−	40
妊　婦					+0	+0	−	−					+0.2	+0.2	−	−
授乳婦					+3	+3	−	−					+0.3	+0.3	−	−

[1] ナイアシン当量（NE）＝ナイアシン＋1/60 トリプトファンで示した.
[2] 身体活動レベルⅡの推定エネルギー必要量を用いて算定した.
[3] ニコチンアミドの重量（mg/日），（　）内はニコチン酸の重量（mg/日）.
[4] 単位は mg/日.
[5] たんぱく質の推奨量を用いて算定した（妊婦・授乳婦の付加量は除く）.
[6] ピリドキシン（分子量＝169.2）の重量として示した.

年齢等	ビタミン B12（μg/日）[1]						葉酸（μg/日）[2]							
	男性			女性			男性				女性			
	推定平均必要量	推奨量	目安量	推定平均必要量	推奨量	目安量	推定平均必要量	推奨量	目安量	耐容上限量[3]	推定平均必要量	推奨量	目安量	耐容上限量[3]
0〜5（月）	−	−	0.4	−	−	0.4	−	−	40	−	−	−	40	−
6〜11（月）	−	−	0.5	−	−	0.5	−	−	60	−	−	−	60	−
1〜2（歳）	0.8	0.9	−	0.8	0.9	−	80	90	−	200	90	90	−	200
3〜5（歳）	0.9	1.1	−	0.9	1.1	−	90	110	−	300	90	110	−	300
6〜7（歳）	1.1	1.3	−	1.1	1.3	−	110	140	−	400	110	140	−	400
8〜9（歳）	1.3	1.6	−	1.3	1.6	−	130	160	−	500	130	160	−	500
10〜11（歳）	1.6	1.9	−	1.6	1.9	−	160	190	−	700	160	190	−	700
12〜14（歳）	2.0	2.4	−	2.0	2.4	−	200	240	−	900	200	240	−	900
15〜17（歳）	2.0	2.4	−	2.0	2.4	−	220	240	−	900	200	240	−	900
18〜29（歳）	2.0	2.4	−	2.0	2.4	−	240	240	−	900	200	240	−	900
30〜49（歳）	2.0	2.4	−	2.0	2.4	−	200	240	−	1,000	200	240	−	1,000
50〜64（歳）	2.0	2.4	−	2.0	2.4	−	200	240	−	1,000	200	240	−	1,000
65〜74（歳）	2.0	2.4	−	2.0	2.4	−	200	240	−	900	200	240	−	900
75以上（歳）	2.0	2.4	−	2.0	2.4	−	200	240	−	900	200	240	−	900
妊　婦				+0.3	+0.4	−					+200[4,5]	+240[4,5]	−	−
授乳婦				+0.7	+0.8	−					＋80	+100	−	−

[1] シアノコバラミン（分子量＝1,355.37）の重量として示した.
[2] プテロイルモノグルタミン酸（分子量＝441.40）の重量として示した.
[3] 通常の食品以外の食品に含まれる葉酸（狭義の葉酸）に適用する.
[4] 妊娠を計画している女性，妊娠の可能性がある女性及び妊娠初期の妊婦は，胎児の神経管閉鎖障害のリスク低減のために，通常の食品以外の食品に含まれる葉酸（狭義の葉酸）を 400 μg/日摂取することが望まれる.
[5] 付加量は，中期及び後期にのみ設定した.

年齢等	パントテン酸(mg/日) 男性 目安量	女性 目安量	ビオチン (μg/日) 男性 目安量	女性 目安量	ビタミンC (mg/日)[1] 男性 推定平均必要量	推奨量	目安量	女性 推定平均必要量	推奨量	目安量
0～5（月）	4	4	4	4	－	－	40	－	－	40
6～11（月）	5	5	5	5	－	－	40	－	－	40
1～2（歳）	3	4	20	20	35	40	－	35	40	－
3～5（歳）	4	4	20	20	40	50	－	40	50	－
6～7（歳）	5	5	30	30	50	60	－	50	60	－
8～9（歳）	6	5	30	30	60	70	－	60	70	－
10～11（歳）	6	6	40	40	70	85	－	70	85	－
12～14（歳）	7	6	50	50	85	100	－	85	100	－
15～17（歳）	7	6	50	50	85	100	－	85	100	－
18～29（歳）	5	5	50	50	85	100	－	85	100	－
30～49（歳）	5	5	50	50	85	100	－	85	100	－
50～64（歳）	6	5	50	50	85	100	－	85	100	－
65～74（歳）	6	5	50	50	80	100	－	80	100	－
75以上（歳）	6	5	50	50	80	100	－	80	100	－
妊　婦		5		50				＋10	＋10	－
授乳婦		6		50				＋40	＋45	－

[1] L-アスコルビン酸（分子量＝176.12）の重量で示した.
特記事項：推定平均必要量は，ビタミンCの欠乏症である壊血病を予防するに足る最小量からではなく，心臓血管系の疾病予防効果及び抗酸化作用の観点から算定.

◎多量ミネラル

年齢等	ナトリウム（mg/日，（　）は食塩相当量 [g/日]）[1] 男性 推定平均必要量	目安量	目標量	女性 推定平均必要量	目安量	目標量	カリウム（mg/日） 男性 目安量	目標量	女性 目安量	目標量
0～5（月）	－	100（0.3）	－	－	100（0.3）	－	400	－	400	－
6～11（月）	－	600（1.5）	－	－	600（1.5）	－	700	－	700	－
1～2（歳）	－	－	(3.0未満)	－	－	(3.0未満)	900	－	900	－
3～5（歳）	－	－	(3.5未満)	－	－	(3.5未満)	1,000	1,400以上	1,000	1,400以上
6～7（歳）	－	－	(4.5未満)	－	－	(4.5未満)	1,300	1,800以上	1,200	1,800以上
8～9（歳）	－	－	(5.0未満)	－	－	(5.0未満)	1,500	2,000以上	1,500	2,000以上
10～11（歳）	－	－	(6.0未満)	－	－	(6.0未満)	1,800	2,200以上	1,800	2,000以上
12～14（歳）	－	－	(7.0未満)	－	－	(6.5未満)	2,300	2,400以上	1,900	2,400以上
15～17（歳）	－	－	(7.5未満)	－	－	(6.5未満)	2,700	3,000以上	2,000	2,600以上
18～29（歳）	600（1.5）	－	(7.5未満)	600（1.5）	－	(6.5未満)	2,500	3,000以上	2,000	2,600以上
30～49（歳）	600（1.5）	－	(7.5未満)	600（1.5）	－	(6.5未満)	2,500	3,000以上	2,000	2,600以上
50～64（歳）	600（1.5）	－	(7.5未満)	600（1.5）	－	(6.5未満)	2,500	3,000以上	2,000	2,600以上
65～74（歳）	600（1.5）	－	(7.5未満)	600（1.5）	－	(6.5未満)	2,500	3,000以上	2,000	2,600以上
75以上（歳）	600（1.5）	－	(7.5未満)	600（1.5）	－	(6.5未満)	2,500	3,000以上	2,000	2,600以上
妊　婦				600（1.5）	－	(6.5未満)			2,000	2,600以上
授乳婦				600（1.5）	－	(6.5未満)			2,200	2,600以上

[1] 高血圧及び慢性腎臓病（CKD）の重症化予防のための食塩相当量の量は，男女とも6.0g/日未満とした.

年齢等	カルシウム（mg/日）								マグネシウム（mg/日）							
	男性				女性				男性				女性			
	推定平均必要量	推奨量	目安量	耐容上限量	推定平均必要量	推奨量	目安量	耐容上限量	推定平均必要量	推奨量	目安量	耐容上限量[1]	推定平均必要量	推奨量	目安量	耐容上限量[1]
0～5（月）	−	−	200	−	−	−	200	−	−	−	20	−	−	−	20	−
6～11（月）	−	−	250	−	−	−	250	−	−	−	60	−	−	−	60	−
1～2（歳）	350	450	−	−	350	400	−	−	60	70	−	−	60	70	−	−
3～5（歳）	500	600	−	−	450	550	−	−	80	100	−	−	80	100	−	−
6～7（歳）	500	600	−	−	450	550	−	−	110	130	−	−	110	130	−	−
8～9（歳）	550	650	−	−	600	750	−	−	140	170	−	−	140	160	−	−
10～11（歳）	600	700	−	−	600	750	−	−	180	210	−	−	180	220	−	−
12～14（歳）	850	1,000	−	−	700	800	−	−	250	290	−	−	240	290	−	−
15～17（歳）	650	800	−	−	550	650	−	−	300	360	−	−	260	310	−	−
18～29（歳）	650	800	−	2,500	550	650	−	2,500	280	340	−	−	230	270	−	−
30～49（歳）	600	750	−	2,500	550	650	−	2,500	310	370	−	−	240	290	−	−
50～64（歳）	600	750	−	2,500	550	650	−	2,500	310	370	−	−	240	290	−	−
65～74（歳）	600	750	−	2,500	550	650	−	2,500	290	350	−	−	230	280	−	−
75以上（歳）	600	700	−	2,500	500	600	−	2,500	270	320	−	−	220	260	−	−
妊　婦					+0	+0	−	−					+30	+40	−	−
授乳婦					+0	+0	−	−					+0	+0	−	−

[1] 通常の食品以外からの摂取量の耐容上限量は，成人の場合 350 mg/日，小児では 5 mg/kg 体重/日とした．それ以外の通常の食品からの摂取の場合，耐容上限量は設定しない．

◎微量ミネラル

年齢等	リン（mg/日）				鉄（mg/日）									
	男性		女性		男性				女性					
									月経なし		月経あり			
	目安量	耐容上限量	目安量	耐容上限量	推定平均必要量	推奨量	目安量	耐容上限量	推定平均必要量	推奨量	推定平均必要量	推奨量	目安量	耐容上限量
0～5（月）	120	−	120	−	−	−	0.5	−	−	−	−	−	0.5	−
6～11（月）	260	−	260	−	3.5	5.0	−	−	3.5	4.5	−	−	−	−
1～2（歳）	500	−	500	−	3.0	4.5	−	25	3.0	4.5	−	−	−	20
3～5（歳）	700	−	700	−	4.0	5.5	−	25	4.0	5.5	−	−	−	25
6～7（歳）	900	−	800	−	5.0	5.5	−	30	4.5	5.5	−	−	−	30
8～9（歳）	1,000	−	1,000	−	6.0	7.0	−	35	6.0	7.5	−	−	−	35
10～11（歳）	1,100	−	1,000	−	7.0	8.5	−	35	7.0	8.5	10.0	12.0	−	35
12～14（歳）	1,200	−	1,000	−	8.0	10.0	−	40	7.0	8.5	10.0	12.0	−	40
15～17（歳）	1,200	−	900	−	8.0	10.0	−	50	5.5	7.0	8.5	10.5	−	40
18～29（歳）	1,000	3,000	800	3,000	6.5	7.5	−	50	5.5	6.5	8.5	10.5	−	40
30～49（歳）	1,000	3,000	800	3,000	6.5	7.5	−	50	5.5	6.5	9.0	10.5	−	40
50～64（歳）	1,000	3,000	800	3,000	6.5	7.5	−	50	5.5	6.5	9.0	11.0	−	40
65～74（歳）	1,000	3,000	800	3,000	6.0	7.5	−	50	5.0	6.0	−	−	−	40
75以上（歳）	1,000	3,000	800	3,000	6.0	7.0	−	50	5.0	6.0	−	−	−	40
妊　婦　初期			800	−					+2.0	+2.5	−	−	−	−
中期・後期									+8.0	+9.5	−	−	−	−
授乳婦			800	−					+2.0	+2.5	−	−	−	−

年齢等	亜鉛 (mg/日)								銅 (mg/日)								マンガン (mg/日)			
	男性				女性				男性				女性				男性		女性	
	推定平均必要量	推奨量	目安量	耐容上限量	推定平均必要量	推奨量	目安量	耐容上限量	推定平均必要量	推奨量	目安量	耐容上限量	推定平均必要量	推奨量	目安量	耐容上限量	目安量	耐容上限量	目安量	耐容上限量
0〜5 (月)	−	−	2	−	−	−	2	−	−	−	0.3	−	−	−	0.3	−	0.01	−	0.01	−
6〜11 (月)	−	−	3	−	−	−	3	−	−	−	0.3	−	−	−	0.3	−	0.5	−	0.5	−
1〜2 (歳)	3	3	−	−	2	3	−	−	0.3	0.3	−	−	0.2	0.3	−	−	1.5	−	1.5	−
3〜5 (歳)	3	4	−	−	3	3	−	−	0.3	0.4	−	−	0.3	0.3	−	−	1.5	−	1.5	−
6〜7 (歳)	4	5	−	−	3	4	−	−	0.4	0.4	−	−	0.4	0.4	−	−	2.0	−	2.0	−
8〜9 (歳)	5	6	−	−	4	5	−	−	0.4	0.5	−	−	0.4	0.5	−	−	2.5	−	2.5	−
10〜11 (歳)	6	7	−	−	5	6	−	−	0.5	0.6	−	−	0.5	0.6	−	−	3.0	−	3.0	−
12〜14 (歳)	9	10	−	−	7	8	−	−	0.7	0.8	−	−	0.6	0.8	−	−	4.0	−	4.0	−
15〜17 (歳)	10	12	−	−	7	8	−	−	0.8	0.9	−	−	0.6	0.7	−	−	4.5	−	3.5	−
18〜29 (歳)	9	11	−	40	7	8	−	35	0.7	0.9	−	7	0.6	0.7	−	7	4.0	11	3.5	11
30〜49 (歳)	9	11	−	45	7	8	−	35	0.7	0.9	−	7	0.6	0.7	−	7	4.0	11	3.5	11
50〜64 (歳)	9	11	−	45	7	8	−	35	0.7	0.9	−	7	0.6	0.7	−	7	4.0	11	3.5	11
65〜74 (歳)	9	11	−	40	7	8	−	35	0.7	0.9	−	7	0.6	0.7	−	7	4.0	11	3.5	11
75以上 (歳)	9	10	−	40	6	8	−	30	0.7	0.8	−	7	0.6	0.7	−	7	4.0	11	3.5	11
妊婦					+1	+2	−	−					+0.1	+0.1	−	−			3.5	−
授乳婦					+3	+4	−	−					+0.5	+0.6	−	−			3.5	−

年齢等	ヨウ素 (μg/日)								セレン (μg/日)							
	男性				女性				男性				女性			
	推定平均必要量	推奨量	目安量	耐容上限量	推定平均必要量	推奨量	目安量	耐容上限量	推定平均必要量	推奨量	目安量	耐容上限量	推定平均必要量	推奨量	目安量	耐容上限量
0〜5 (月)	−	−	100	250	−	−	100	250	−	−	15	−	−	−	15	−
6〜11 (月)	−	−	130	250	−	−	130	250	−	−	15	−	−	−	15	−
1〜2 (歳)	35	50	−	300	35	50	−	300	10	10	−	100	10	10	−	100
3〜5 (歳)	45	60	−	400	45	60	−	400	10	15	−	100	10	10	−	100
6〜7 (歳)	55	75	−	550	55	75	−	550	15	15	−	150	15	15	−	150
8〜9 (歳)	65	90	−	700	65	90	−	700	15	20	−	200	15	20	−	200
10〜11 (歳)	80	110	−	900	80	110	−	900	20	25	−	250	20	25	−	250
12〜14 (歳)	95	140	−	2,000	95	140	−	2,000	25	30	−	350	25	30	−	300
15〜17 (歳)	100	140	−	3,000	100	140	−	3,000	30	35	−	400	20	25	−	350
18〜29 (歳)	95	130	−	3,000	95	130	−	3,000	25	30	−	450	20	25	−	350
30〜49 (歳)	95	130	−	3,000	95	130	−	3,000	25	30	−	450	20	25	−	350
50〜64 (歳)	95	130	−	3,000	95	130	−	3,000	25	30	−	450	20	25	−	350
65〜74 (歳)	95	130	−	3,000	95	130	−	3,000	25	30	−	450	20	25	−	350
75以上 (歳)	95	130	−	3,000	95	130	−	3,000	25	30	−	400	20	25	−	350
妊婦					+75	+110	−	−[1]					+5	+5	−	−
授乳婦					+100	+140	−	−[1]					+15	+20	−	−

[1] 妊婦及び授乳婦の耐容上限量は, 2,000 μg/日とした.

年齢等	クロム（μg/日）				モリブデン（μg/日）							
	男性		女性		男性				女性			
	目安量	耐容上限量	目安量	耐容上限量	推定平均必要量	推奨量	目安量	耐容上限量	推定平均必要量	推奨量	目安量	耐容上限量
0〜5（月）	0.8	−	0.8	−	−	−	2	−	−	−	2	−
6〜11（月）	1.0	−	1.0	−	−	−	5	−	−	−	5	−
1〜2（歳）	−	−	−	−	10	10	−	−	10	10	−	−
3〜5（歳）	−	−	−	−	10	10	−	−	10	10	−	−
6〜7（歳）	−	−	−	−	10	15	−	−	10	15	−	−
8〜9（歳）	−	−	−	−	15	20	−	−	15	15	−	−
10〜11（歳）	−	−	−	−	15	20	−	−	15	20	−	−
12〜14（歳）	−	−	−	−	20	25	−	−	20	25	−	−
15〜17（歳）	−	−	−	−	25	30	−	−	20	25	−	−
18〜29（歳）	10	500	10	500	20	30	−	600	20	25	−	500
30〜49（歳）	10	500	10	500	25	30	−	600	20	25	−	500
50〜64（歳）	10	500	10	500	25	30	−	600	20	25	−	500
65〜74（歳）	10	500	10	500	20	30	−	600	20	25	−	500
75以上（歳）	10	500	10	500	20	25	−	600	20	25	−	500
妊　婦			10	−					+0	+0	−	−
授乳婦			10	−					+3	+3	−	−

幼児食の基本

A. 幼児食	幼児食は，身体発育と精神発達が盛んな幼児に対して，必要な栄養を，幼児の心理および食行動に応じて，供給する食物をいう
B. 幼児期と幼児食	1. 幼児期を前期（1～2歳）と後期（3～5歳）に，さらに前期を前半（1歳）と後半（2歳）に分ける．幼児食もこれに対応させる 2. 前期の幼児食は，離乳食の連続である．このころの幼児は，単純に食べたいという気持ちによって食べる．手づかみで食べようとするときは，これを体験させることが大切である．この時期は甘えや依存性が強く，情緒が不安定なことにも配慮する 3. 後期になると，食べることを意識する．言葉や動作で意思を表現するようになる．食物，調理，味などの好みに個人差が出てくる．3歳ごろには乳歯が生えそろい，口の形態や機能の変化により，摂取機能が発達する．いろいろの食具を使うようになる
C. 幼児食の要件	1. 幼児食の栄養摂取量は，不足あるいは過剰にならないようにする．栄養素は単独でなく，栄養素のあいだの調和も考慮する 2. 幼児食は，幼児の摂取機能に応じて，量，大きさ，硬さ，粘りなどを考慮する．硬さは，力を加えて嚙めるものと弱い力で嚙めるものを取り混ぜる 3. 幼児食は，味に変化をもたせる．甘味や塩味などが強すぎてはいけないが，甘さ，塩辛さ，辛さ，酸っぱさなど，いろいろの味に慣れさせていく 4. 幼児食は，色や形などが幼児の興味をひくように配慮する 5. 幼児食は，「六つの基礎食品」（厚生省，1981年）を参考として，各種の食品を取り合わせる 6. 幼児食は，スプーン，フォーク，箸などの食具や食器を幼児の使い方に合わせて考える 7. 幼児食は，家庭における場合のほか，集団保育や災害時にも対応できるように配慮する
D. 幼児の食事	1. 食生活：幼児の食事は，広く食生活として配慮する．また親の生活や仕事および家庭の食事も参考にする 2. 食習慣：幼児の食事は，生活習慣の中心になるから，よい食習慣をつけるように配慮する．手洗いやよく嚙んで食べること，そのほか日常の食事マナーなどを覚えさせる 3. 楽しみ：幼児の食事は，幼児の楽しみである．食事のあいだの家族との会話も大切である 4. 個人差：幼児の食事は，個人差を考える．食べる量，好み，食べる速さなどを理解する．ことに集団生活の食事のときに，均一化しないようにする 5. 構　成：幼児の食事は，1日3回の食事とおやつで構成する．食事の栄養量の配分は，朝・昼・夕の差を少なくし，おやつは全体の栄養量の10～20％程度を目安とする 6. おやつ：おやつは，栄養に配慮すると同時に，幼児に楽しみを与えるようにする．菓子や清涼飲料などに偏らないようにし，牛乳，ヨーグルト，果物なども利用する 7. 献　立：幼児の好みや選択に任せるのではなく，個性や生活などを考慮し，適切な栄養の摂取や著しい偏食の防止を図る 8. 調　理：幼児食の調理は，多種類の材料を組み合わせ，煮る・焼く・蒸す・炒めるなど，いろいろの調理法によって変化をもたせる．食器の調和と変化を工夫する 9. 安　全：食品や調理の衛生に気をつける．手洗いを励行し，食品や食器の汚染に気をつけ，感染が起こらないようにする．誤飲しやすい食品，熱過ぎる食品は避ける 10. 市販品：栄養，味，硬さ，安全性などを考えて利用する

（幼児食懇話会 編：幼児食の基本．日本小児医事出版社，1998）

幼児期と幼児食

区分	離乳食 後期（9〜11か月）	完了期（1〜1歳半）	幼児食 前期（前半）1歳	幼児食 前期（後半）2歳	幼児食 後期（3・4・5歳）
発達	はいはい		2本足歩行・手指を洗う		自我の発達
生歯		前歯，第1乳臼歯		乳歯が生えそろう，第2乳臼歯	安定した時期
口腔機能発達段階		咬断期・一口量学習期		乳臼歯咀しゃく学習期	咀しゃく機能成熟期
食具使用機能発達段階		食具使用学習開始期		食具使用学習期	食具使用成熟期
食べ方 - 手づかみ	遊び食べ，こぼす				
食べ方 - スプーン／フォーク／箸			すくう，口などで食べる		
食品 - 形		手づかみしやすいかたち		スプーンやフォークで扱いやすいもの	
食品 - 大きさ	1cm角くらいの大きさ	前歯で噛み切れる大きさ 平らで大きい		小さいもの，大きいもの などいろいろな大きさ	
食品 - 硬さ	歯ぐきでつぶせる	前歯で噛み切れる，奥歯でつぶせる煮物程度のもの		奥歯ですりつぶせる しんなり炒め物程度	大人より少し軟らかめ
食品 - 香辛料・酸味	できるだけひかえる	できるだけひかえる		みりん，料理酒，ワインは火をよく通す	にんにく，しょうが，マスタードなども少量使って慣らす
食品 - 生もの	果物以外はひかえる	冷奴など 夏は衛生に気をつける		新鮮な刺身など	ローストビーフ，とろろいも，生野菜サラダなど
食品 - 油もの	お菓子などの油ものはひかえる	お菓子などの油ものはできるだけひかえる		お菓子・動物性油脂・油はひかえる	お菓子・動物性油脂・油はできるだけひかえる
食品 - 冷たいもの		アイスクリーム			アイスキャンディ
食品 - 味	甘味，塩分はごく薄味	マヨネーズ，ケチャップ，粉チーズ，はちみつ，カレー粉など		ウスターソース，しょうがなど	酢豚風，ポン酢，みつばなど香り野菜なども少しずつ
回数 - 主食	3	3		3	3
回数 - おやつ	0	0〜2		2	1
回数 - 母乳・ミルク（mL）	300〜400	フォローアップミルク，牛乳400		フォローアップミルク，牛乳400	フォローアップミルク，牛乳400
食生活	乳汁以外の食事	食への意欲・興味		食を楽しむ 味わう 比較する	残す・分ける・ためておく・ゆずる 食事のマナー 社会食べ
集団保育	保育者と1対1の介助・援助	一人一人の意欲を中心に食事に取り組む		友だちとともに楽しく食べる	健康教育，調理保育などを取り入れ食生活を豊かに

（ビーンスターク・スノー株式会社）

幼児期の具体的な食事の基本

食品分類	1日の目安量(g)	前期 前半1歳児〔回数：3食＋おやつ0～2回〕 食べ方の例	注意するポイント	前期 後半2歳児〔回数：3食＋おやつ2回〕 食べ方の例	注意するポイント	1日の目安量(g)	後期 3～5歳児〔回数：3食＋おやつ1回〕 食べ方の例	注意するポイント
穀類	200～300	軟らかめのご飯 サンドイッチ うどん	大人の食事より水分を含ませて軟らかく仕上げる	焼きそば 焼きビーフン 白玉だんご	もちはまだ早すぎる	300～400	スパゲティ ラーメン そば もち	大人の食事より薄味にこころがける
いも類	50	肉じゃが シチュー ポテトサラダ	いもだけで煮るとパサパサしているので，野菜やたんぱく質の食品と一緒に調理する	いも天ぷら コロッケ	衣の香ばしさで，パサパサしているものでも食べられる	70	スイートポテト 大学いも 里いも煮 とろろいも	いろいろないも料理を利用する
牛乳・乳製品	400	クリームシチュー グラタン ヨーグルト和え	料理やおやつに使用するととりやすい	チーズはさみ揚げ ピザトースト	料理やおやつに使用するととりやすい	400	チーズキャッチ あさりのチャウダー	料理やおやつに使用するととりやすい
卵類	30～40	茶碗蒸し スクランブルエッグ 卵サラダ 卵サンドイッチ 卵焼き	卵に具を入れるときは，できるだけ卵に近い軟らかさに統一する	かに玉あんかけ 野菜の卵とじ	硬い食品と一緒に調理するときは，軟らかめに下ごしらえする	50	親子丼 ゆで卵 スコッチエッグ	卵と一緒の具は硬いものが入ってもよい．硬さの強弱をつける
魚類	30～40	あじ，ひらめ，たらなどの白身魚 生鮭，金目鯛などの煮魚 フライ ムニエル	身がほぐれやすく軟らかい魚を調理する．小さな骨がない魚を使う	しじみ，あさりをみそ汁にしてうま味を味わう ツナサンド	いか，たこ，かまぼこはまだ十分に噛めないので，食べやすいようにかくし包丁を入れる	50	かきフライ わかさぎフライ 焼き魚 干物 さつま揚げ	焼き魚も食べられる．塩分に気をつける
肉類	30～40	ハンバーグ 鶏肉レバー揚げ ひき肉と野菜煮	硬くならないように，ひき肉料理は卵やパン粉のつなぎを多めに使う	薄切り肉と野菜煮 細切り肉いため	薄切り肉はおよそ1cm程度のこま切れにして調理する	40～50	ロールキャベツ 焼き肉 豚カツ ウインナー	薄切り肉が軟らかくなるように調理する
大豆・豆製品	30～35	みそ汁 納豆汁 マーボー豆腐 いんげん豆煮	納豆はさらに包丁でたたいて抵抗なく食べられるようにする．豆は皮まで軟らかくなるまで煮込む	ポークビーンズ そら豆甘煮 大豆の五目煮	大豆は，缶詰を使うと軟らかく手間が省ける．納豆は包丁で荒みじんにすると食べやすい	40～50	厚揚げ煮物 いなり寿司 いり豆腐 うの花いり	おからやがんもどきなどは適度な硬さで噛みごたえがあるので，じょうずに利用する
野菜類	200	切干大根煮つけ 青菜ごま和え 煮込物	レタスやキャベツなどの葉物は食べにくいから少しひかえる．熱を加えて軟らかくする工夫を	油いため かき揚げ	ピーマンなどににおいの強いものは，下ゆでしてから使うと食べやすい	240	生野菜ドレッシング和え きのこご飯 お好み焼き 筑前煮 ポトフ	においのきついものや，あくの強いものは食べにくいこともあるが，ほとんどの野菜やきのこ類は食べられる
海藻類	2～5	ひじきの煮物 わかめスープ	軟らかくトロトロに調理する	ひじきご飯 わかめご飯 のり巻き	ご飯に混ぜると食べやすい	2～5	切り昆布の煮物 海藻サラダ もずく酢	大人より少し軟らかく料理する
果物類	100～150	りんごの重ね煮 フルーツ入り蒸しパン	りんごなど口の中でごろごろするものは，すりおろしてもかまわない	フルーツサラダ フルーツポンチ	りんごは薄切りにすれば食べられる	150～200	パインアップル はっさく さくらんぼ	りんごなどは食べられる．基本的には何でも食べられる
油脂類	10	揚げ物 いためものは植物性オイルで	新鮮な油で調理する	ピーナッツバター ごま油 オリーブオイル	いろいろな油を使える	20	ごまペースト カシューナッツなど種実類	いろいろな油を使える
調味料		みりん，料理酒，ワイン等は火をよく通して使う．マヨネーズ，カレー粉は少量	用途に合わせて少量利用する	マヨネーズ，カレー粉，ウスターソースは少量	少しずつ慣らしていく		レモン煮きんとん ドレッシング ポン酢しょうゆ	酢は慣れにくいので，レモンやポン酢しょうゆなど少量ずつ慣らしていく

注：これらの表は「基準」ではなく，参考となる「目安」を示す

（ビーンスターク・スノー株式会社）

1. 食生活指針（2016）

1. **食事を楽しみましょう**
   - 毎日の食事で，健康寿命をのばしましょう
   - おいしい食事を，味わいながらゆっくりよく噛んで食べましょう
   - 家族の団らんや人との交流を大切に，また，食事づくりに参加しましょう
2. **1日の食事のリズムから，健やかな生活リズムを**
   - 朝食で，いきいきした1日を始めましょう
   - 夜食や間食はとりすぎないようにしましょう
   - 飲酒はほどほどにしましょう
3. **適度な運動とバランスのよい食事で，適正体重の維持を**
   - 普段から体重を量り，食事量に気をつけましょう
   - 普段から意識して身体を動かすようにしましょう
   - 無理な減量はやめましょう
   - 特に若年女性のやせ，高齢者の低栄養にも気をつけましょう
4. **主食，主菜，副菜を基本に食事のバランスを**
   - 多様な食品を組み合わせましょう
   - 調理方法が偏らないようにしましょう
   - 手作りと外食や加工食品・調理食品を上手に組み合わせましょう
5. **ごはんなどの穀類をしっかりと**
   - 穀類を毎食とって，糖質からのエネルギー摂取を適正に保ちましょう
   - 日本の気候・風土に適している米などの穀類を利用しましょう
6. **野菜・果物，牛乳・乳製品，豆類，魚なども組み合わせて**
   - たっぷり野菜と毎日の果物で，ビタミン，ミネラル，食物繊維をとりましょう
   - 牛乳・乳製品，緑黄色野菜，豆類，小魚などで，カルシウムを十分にとりましょう
7. **食塩は控えめに，脂肪は質と量を考えて**
   - 食塩の多い食品や料理を控えめにしましょう．食塩摂取量の目標値は，男性で1日8g未満，女性で7g未満とされています
   - 動物，植物，魚由来の脂肪をバランスよくとりましょう
   - 栄養成分表を見て，食品や外食を選ぶ習慣を身につけましょう
8. **日本の食文化や地域の産物を活かし，郷土の味の継承を**
   - 「和食」をはじめとした日本の食文化を大切にして，日々の食生活に活かしましょう
   - 地域の産物や旬の素材を使うとともに，行事食を取り入れながら，自然の恵みや四季の変化を楽しみましょう
   - 食材に関する知識や料理技術を身につけましょう
   - 地域や家庭で受け継がれてきた料理や作法を伝えていきましょう
9. **食料資源を大切に，無駄や廃棄の少ない食生活を**
   - まだ食べられるのに廃棄されている食品ロスを減らしましょう
   - 調理や保存を上手にして，食べ残しのない適量を心がけましょう
   - 賞味期限や消費期限を考えて利用しましょう
10. **「食」に関する理解を深め，食生活を見直してみましょう**
    - 子供のころから，食生活を大切にしましょう
    - 家庭や学校，地域で，食品の安全を含めた「食」に関する知識や理解を深め，望ましい習慣を身につけましょう
    - 家族や仲間と，食生活を考えたり，話し合ったりしてみましょう
    - 自分たちの健康目標をつくり，よりよい食生活を目指しましょう

2. 妊産婦のための食生活指針（2006）

1. **妊娠前から，健康なからだづくりを**
   - 妊娠前にやせすぎ，肥満はありませんか．健康な子どもを生み育てるためには，妊娠前からバランスのよい食事と適正な体重を目指しましょう

2. **「主食」を中心に，エネルギーをしっかりと**
   - 妊娠期・授乳期は，食事のバランスや活動量に気を配り，食事量を調節しましょう．また体重の変化も確認しましょう

3. **不足しがちなビタミン・ミネラルを，「副菜」でたっぷりと**
   - 緑黄色野菜を積極的に食べて葉酸などを摂取しましょう．特に妊娠を計画していたり，妊娠初期の人には神経管閉鎖障害発症のリスク低減のために，葉酸の栄養機能食品を利用することも勧められます

4. **からだづくりの基礎となる「主菜」は適量を**
   - 肉，魚，大豆料理をバランスよくとりましょう．赤身の肉や魚などを上手に取り入れて，貧血を防ぎましょう．ただし，妊娠初期にはビタミンAの過剰摂取に気をつけて

5. **牛乳・乳製品などの多様な食品を組み合わせて，カルシウムを十分に**
   - 妊娠期・授乳期には，必要とされる量のカルシウムが摂取できるように，偏りのない食習慣を確立しましょう

6. **妊娠中の体重増加は，お母さんと赤ちゃんにとって望ましい量に**
   - 体重の増え方は順調ですか．望ましい体重増加量は，妊娠前の体型によっても異なります

7. **母乳育児も，バランスのよい食生活のなかで**
   - 母乳育児はお母さんにも赤ちゃんにも最良の方法です．バランスのよい食生活で，母乳育児を継続しましょう

8. **たばことお酒の害から赤ちゃんを守りましょう**
   - 妊娠・授乳中の喫煙，受動喫煙，飲酒は，胎児や乳児の発育，母乳分泌に影響を与えます．禁煙，禁酒に努め，周囲にも協力を求めましょう

9. **お母さんと赤ちゃんの健やかな毎日は，からだと心にゆとりのある生活から生まれます**
   - 赤ちゃんや家族との暮らしを楽しんだり，毎日の食事を楽しむことは，からだと心の健康につながります

3. 健康づくりのための休養指針（1994）

1. **生活にリズムを**
   - 早めに気づこう，自分のストレスに
   - 睡眠は気持ちよい目覚めがバロメーター
   - 入浴で，身体もこころもリフレッシュ
   - 旅に出かけて，こころの切り換えを
   - 休養と仕事のバランスで能率アップと過労防止

2. **ゆとりの時間でみのりある休養を**
   - 1日30分，自分の時間をみつけよう
   - 生かそう休暇を，真の休養に
   - ゆとりの中に，楽しみや生きがいを

3. **生活の中にオアシスを**
   - 身近な中にもいこいの大切さ
   - 食事空間にもバラエティを
   - 自然とのふれあいで感じよう，健康のいぶきを

4. **出会いときずなで豊かな人生を**
   - 見出そう，楽しく無理のない社会参加
   - きずなの中で育む，クリエイティブ・ライフ

4. 健康づくりのための睡眠指針2014
～睡眠12箇条～（2014）

1. 良い睡眠で，からだもこころも健康に
   - 良い睡眠で，からだの健康づくり
   - 良い睡眠で，こころの健康づくり
   - 良い睡眠で，事故防止
2. 適度な運動，しっかり朝食，ねむりとめざめのメリハリを
   - 定期的な運動や規則正しい食生活は良い睡眠をもたらす
   - 朝食はからだとこころのめざめに重要
   - 睡眠薬代わりの寝酒は睡眠を悪くする
   - 就寝前の喫煙やカフェイン摂取を避ける
3. 良い睡眠は，生活習慣病予防につながります
   - 睡眠不足や不眠は生活習慣病の危険を高める
   - 睡眠時無呼吸は生活習慣病の原因になる
   - 肥満は睡眠時無呼吸のもと
4. 睡眠による休養感は，こころの健康に重要です
   - 眠れない，睡眠による休養感が得られない場合，こころのSOSの場合あり
   - 睡眠による休養感がなく，日中もつらい場合，うつ病の可能性も
5. 年齢や季節に応じて，ひるまの眠気で困らない程度の睡眠を
   - 必要な睡眠時間は人それぞれ
   - 睡眠時間は加齢で徐々に短縮
   - 年をとると朝型化　男性でより顕著
   - 日中の眠気で困らない程度の自然な睡眠が一番
6. 良い睡眠のためには，環境づくりも重要です
   - 自分にあったリラックス法が眠りへの心身の準備となる
   - 自分の睡眠に適した環境づくり

7. 若年世代は夜更かし避けて，体内時計のリズムを保つ
   - 子どもには規則正しい生活を
   - 休日に遅くまで寝床で過ごすと夜型化を促進
   - 朝目が覚めたら日光を取り入れる
   - 夜更かしは睡眠を悪くする
8. 勤労世代の疲労回復・能率アップに，毎日十分な睡眠を
   - 日中の眠気が睡眠不足のサイン
   - 睡眠不足は結果的に仕事の能率を低下させる
   - 睡眠不足が蓄積すると回復に時間がかかる
   - 午後の短い昼寝で眠気をやり過ごし能率改善
9. 熟年世代は朝晩メリハリ，ひるまに適度な運動で良い睡眠
   - 寝床で長く過ごしすぎると熟睡感が減る
   - 年齢にあった睡眠時間を大きく超えない習慣を
   - 適度な運動は睡眠を促進
10. 眠くなってから寝床に入り，起きる時間は遅らせない
    - 眠たくなってから寝床に就く，就床時刻にこだわりすぎない
    - 眠ろうとする意気込みが頭を冴えさせ寝つきを悪くする
    - 眠りが浅いときは，むしろ積極的に遅寝・早起きに
11. いつもと違う睡眠には，要注意
    - 睡眠中の激しいいびき・呼吸停止，手足のぴくつき・むずむず感や歯ぎしりは要注意
    - 眠っても日中の眠気や居眠りで困っている場合は専門家に相談
12. 眠れない，その苦しみをかかえずに，専門家に相談を
    - 専門家に相談することが第一歩
    - 薬剤は専門家の指示で使用

5. 健康づくりのための身体活動指針
（アクティブガイド）（2013）

ここから+10分（プラス・テン）

プラス・テンで健康寿命をのばしましょう！
ふだんから元気にからだを動かすことで，糖尿病，心臓病，脳卒中，がん，ロコモ，うつ，認知症などになるリスクを下げることができます．例えば，今より10分多く，毎日からだを動かしてみませんか．

健康のための第一歩を踏み出そう！

1．気づく！　からだを動かす機会や環境は，身の回りにたくさんあります．それが「いつなのか？」「どこなのか？」，ご自身の生活や環境を振り返ってみましょう．

2．始める！　今より少しでも長く，少しでも元気にからだを動かすことが健康への第一歩です．+10から始めましょう．

3．達成する！　目標は，1日合計60分，元気にからだを動かすことです．高齢の方は，1日合計40分が目標です．これらを通じて，体力アップを目指しましょう．

4．つながる！　一人でも多くの家族や仲間と+10を共有しましょう．一緒に行うと，楽しさや喜びが一層増します．

毎日をアクティブに暮らすために　こうすれば+10

■地域で

・家の近くに，散歩に適した歩道やサイクリングを楽しめる自転車レーンはありませんか？
・家の近くの公園や運動施設を見つけて，利用しましょう．
・地域のスポーツイベントに積極的に参加しましょう．
・ウィンドウショッピングなどに出かけて，楽しみながらからだを動かしましょう．

■職場で

・自転車や徒歩で通勤してみませんか？
・職場環境を見直しましょう．からだを動かしやすい環境ですか？
・健診や保健指導をきっかけに，からだを動かしましょう．

■人々と

・休日には，家族や友人と外出を楽しんでみては？
・困ったことや知りたいことがあったら，市町村の健康増進センターや保健所に相談しましょう．
・電話やメールだけでなく，顔をあわせたコミュニケーションを心がけると自然にからだも動きます．

【編著者略歴】

城田知子（しろたともこ）
1960 年　中村栄養短期大学栄養科卒業
1960 年　中村栄養短期大学助手
1967 年　中村学園短期大学講師
1980 年　中村学園短期大学助教授
1991 年　医学博士（東邦大学）
1993 年　中村学園短期大学教授
1998 年　中村学園大学短期大学部教授
2008 年　中村学園大学名誉教授

林辰美（はやしたつみ）
1974 年　中村学園大学家政学部食物栄養学科卒業
1974 年　名古屋保健衛生大学病院
1977 年　賢明女子学院短期大学助手，講師
1985 年　中村学園大学・短期大学講師，准教授
2010 年　東亜大学教授
2014 年　九州栄養福祉大学教授
2018 年　下関市立大学非常勤講師

ライフステージ実習栄養学
—健康づくりのための栄養と食事—　第 7 版　ISBN 978-4-263-70809-5

1998 年 11 月 20 日　第 1 版第 1 刷発行（実習栄養学）
2001 年 9 月 1 日　第 2 版第 1 刷発行
2006 年 3 月 10 日　第 3 版第 1 刷発行（改題）
2010 年 2 月 10 日　第 4 版第 1 刷発行
2015 年 2 月 10 日　第 5 版第 1 刷発行
2017 年 3 月 20 日　第 6 版第 1 刷発行
2021 年 1 月 20 日　第 7 版第 1 刷発行
2023 年 1 月 10 日　第 7 版第 4 刷発行

編著者　城　田　知　子
　　　　林　　　辰　美
発行者　白　石　泰　夫
発行所　医歯薬出版株式会社
〒 113-8612　東京都文京区本駒込 1—7—10
TEL.（03）5395-7626（編集）・7616（販売）
FAX.（03）5395-7624（編集）・8563（販売）
https://www.ishiyaku.co.jp/
郵便振替番号 00190-5-13816

乱丁・落丁の際はお取り替えいたします　　　印刷・壮光舎印刷／製本・榎本製本

© Ishiyaku Publishers, Inc., 1998, 2021.　Printed in Japan